重粒子線治療・陽子線治療
完全ガイドブック

研友企画出版 出版企画部 編著

編集協力

辻 比呂志

国立研究開発法人 量子科学技術研究開発機構 臨床研究クラスタ 重粒子線治療研究部 部長

櫻井 英幸

筑波大学医学医療系 放射線腫瘍学教授、筑波大学附属病院 副病院長、陽子線治療センター 部長

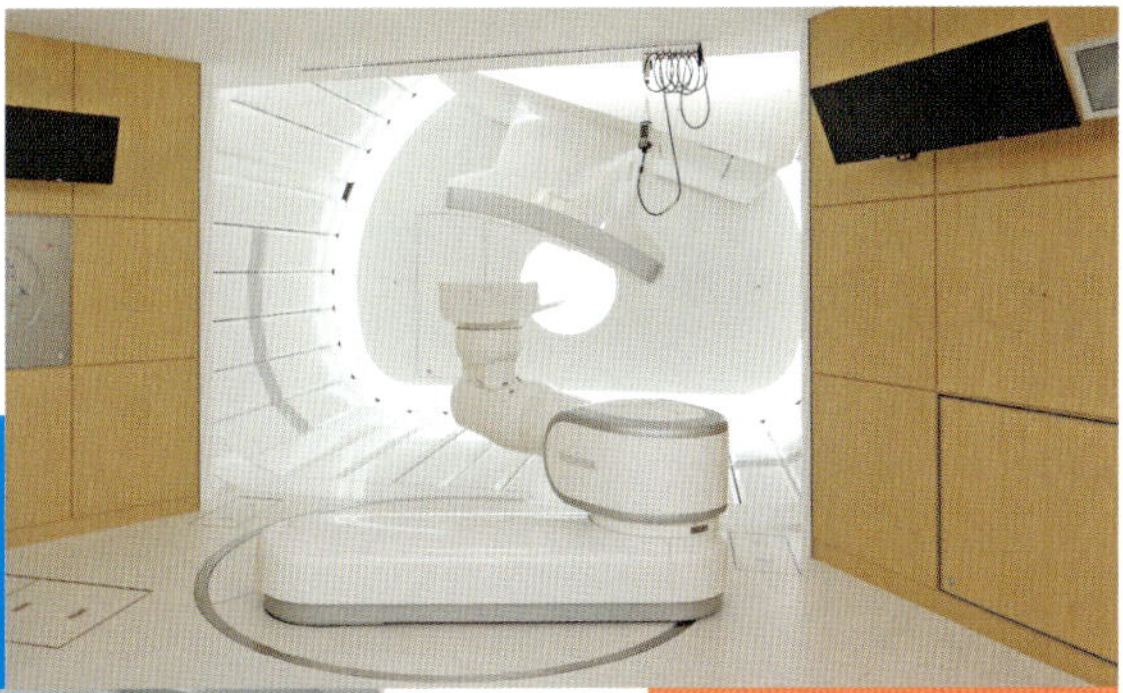

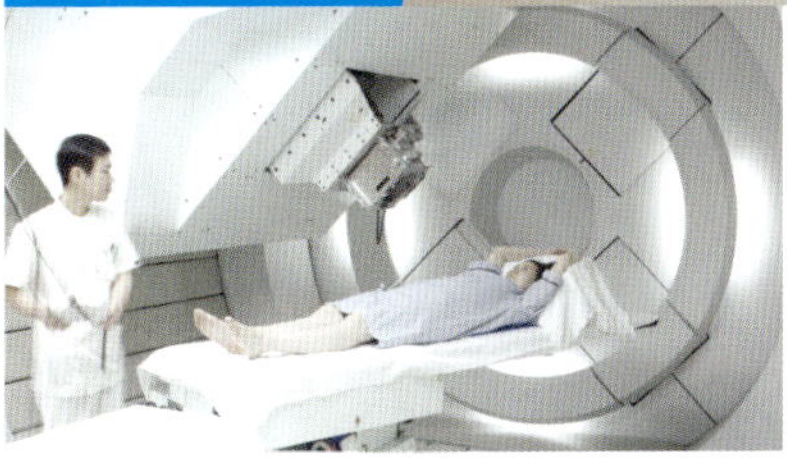

●重粒子線・陽子線治療の進め方

（20～25ページ、66～71ページ）

がんと診断される

↓

医師と治療法について相談

↓

重粒子線治療、陽子線治療を希望

↓

治療施設へ
（診療を予約し、必要な書類等を持参）

↓

●治療の主な流れ

1. 問診
2. 医師による診察
3. 説明と同意
4. 治療の準備
5. 固定具の製作
6. 治療計画を作成
7. 治療リハーサル
8. 照射
9. 終了時の効果判定／外来での経過観察

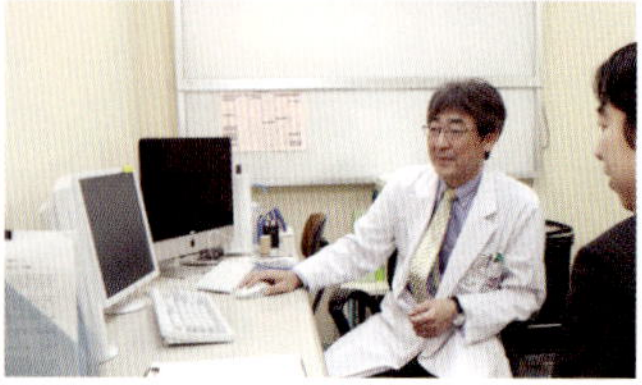

1 2 3
医師の問診、診察
（写真は筑波大学附属病院の櫻井英幸先生）

4

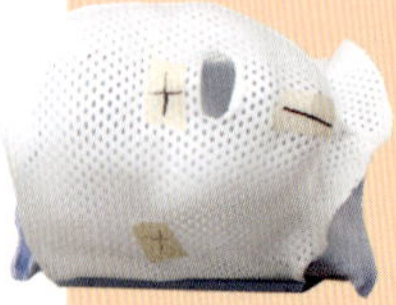

写真は頭部を固定するためのもの

5 照射時に必要な固定具などを患者さんごとに製作する

6 CTやMRI画像を元に治療計画を立てる

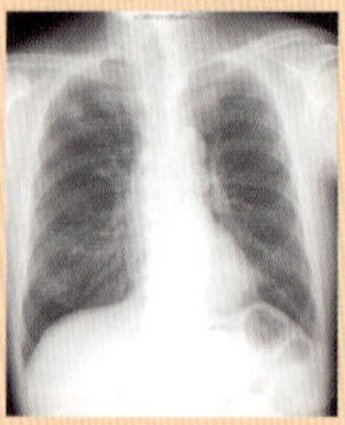

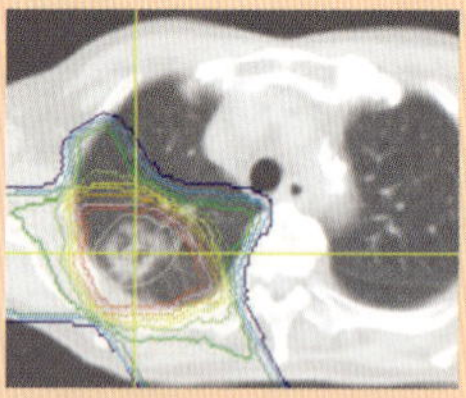

がんの部位や形状に合わせて照射範囲を決定

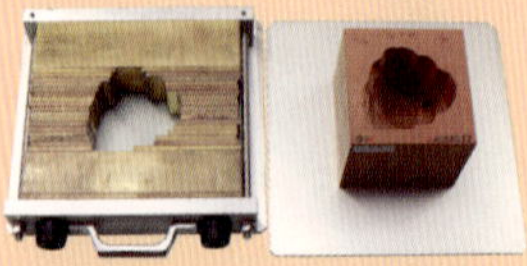

病巣の深さと形に合わせて照射するためのコリメータ（左）とボーラス（右）を製作

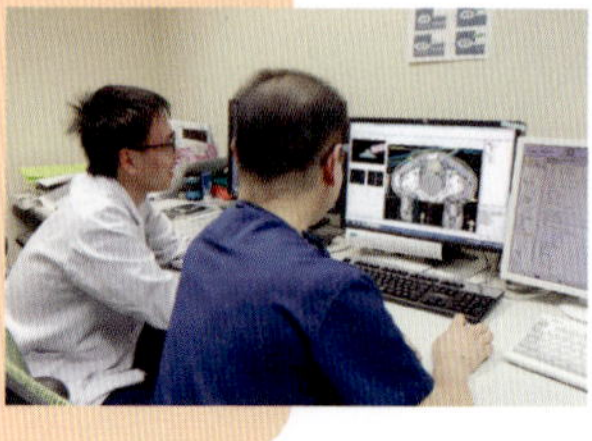

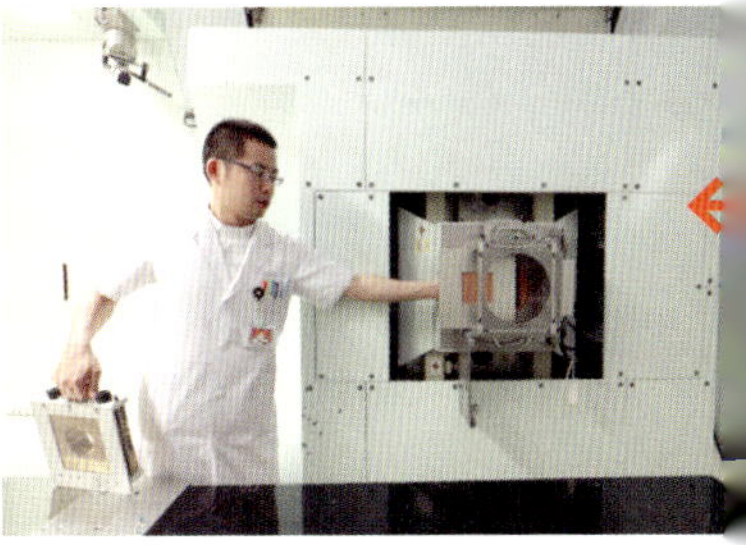

照射口に
ボーラスと
コリメータを
セットする

7 8 年齢や病状に合った治療室で治療リハーサルをして、照射へ

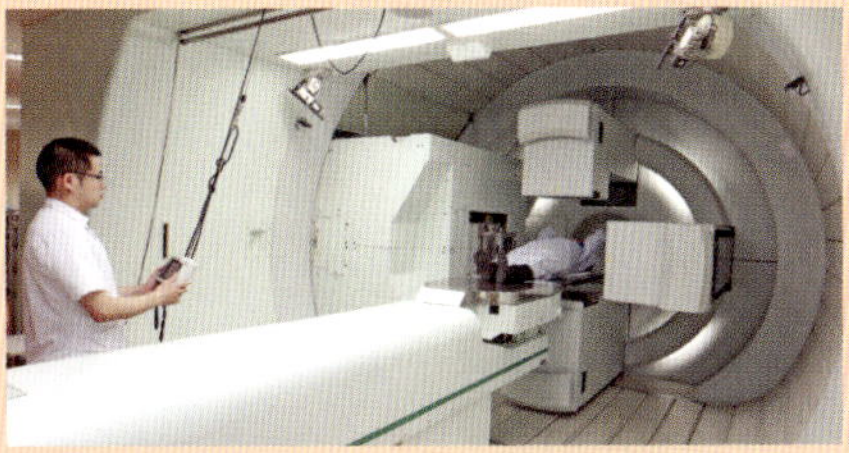

●回転ガントリー治療室

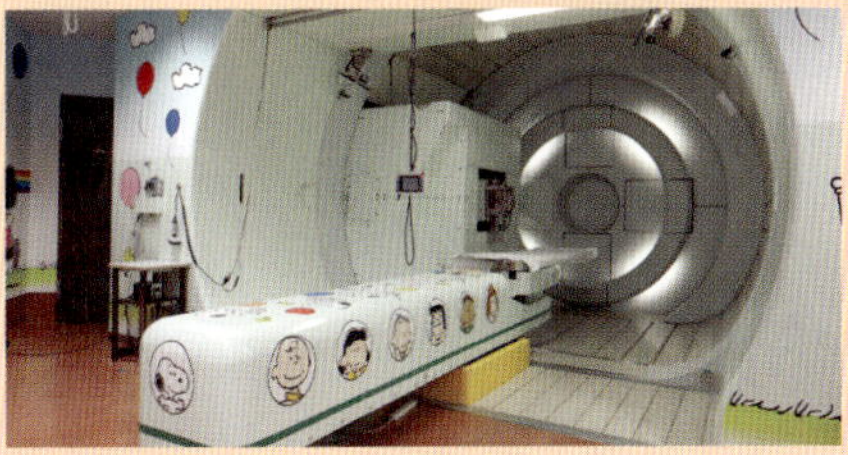

●子どものための治療室

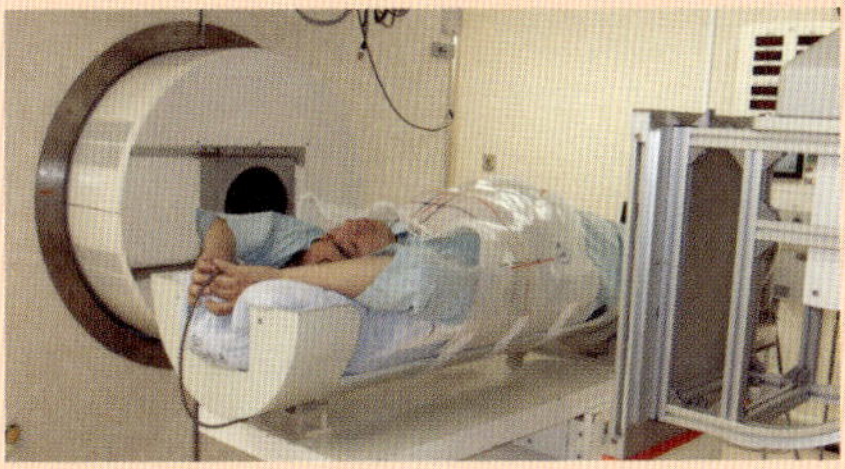

●水平照射の治療室※

照射

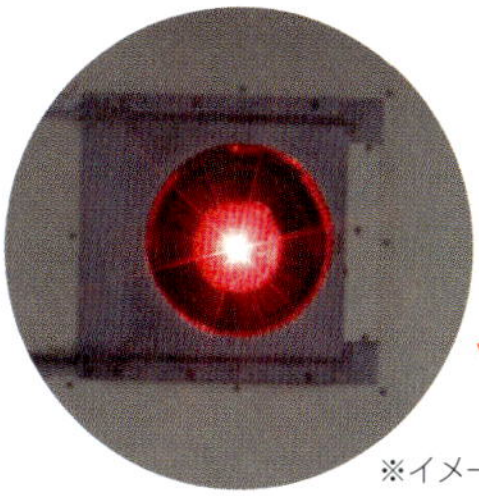

※イメージ

9

●治療前、治療後を比較

●非小細胞肺がん

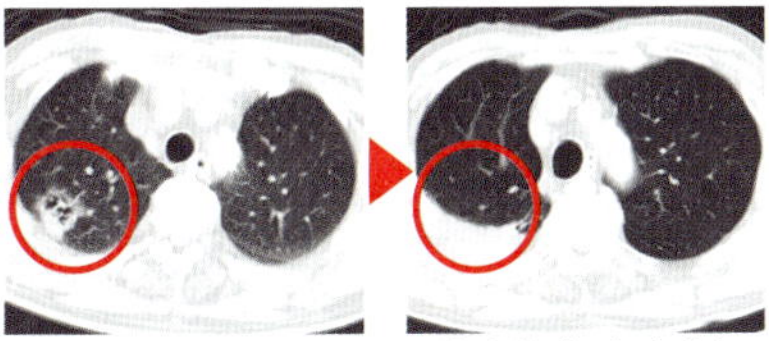

治療前　　治療後（2年半後）

●副鼻腔がん（篩骨洞扁平上皮がん）

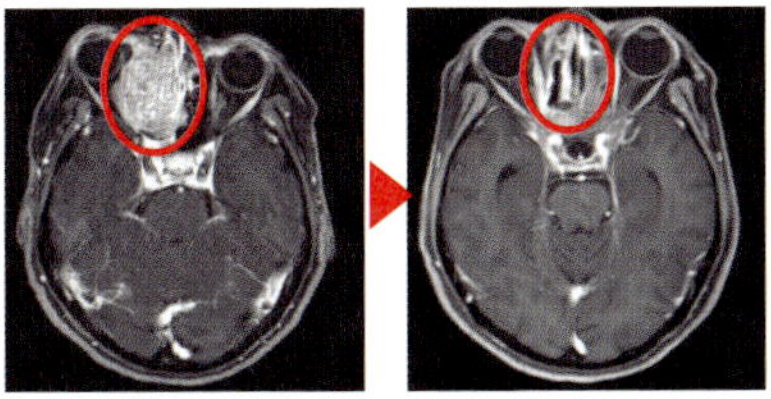

治療前　　治療後（1年後）

（上下の画像資料：筑波大学附属病院陽子線治療センター）

※印のみ放射線医学総合研究所病院、
それ以外は筑波大学附属病院 陽子線治療センターにて撮影

●重粒子線・陽子線治療に用いる粒子の大きさを比較 （15、61 ページ）

重粒子は、ヘリウム以上の重さをもつ粒子（原子核）の総称で、炭素（C）、ネオン（Ne）、シリコン（Si）、アルゴン（Ar）などの粒子が高速で飛んでいるものを重粒子線といいます。がん治療には炭素の原子核を利用した重粒子線を使っています。一方、陽子線は、水素（H）の原子核（陽子）が高速で飛んでいるもので、どちらも放射線の一種です。重粒子線は、陽子線の２～３倍の攻撃力があります。

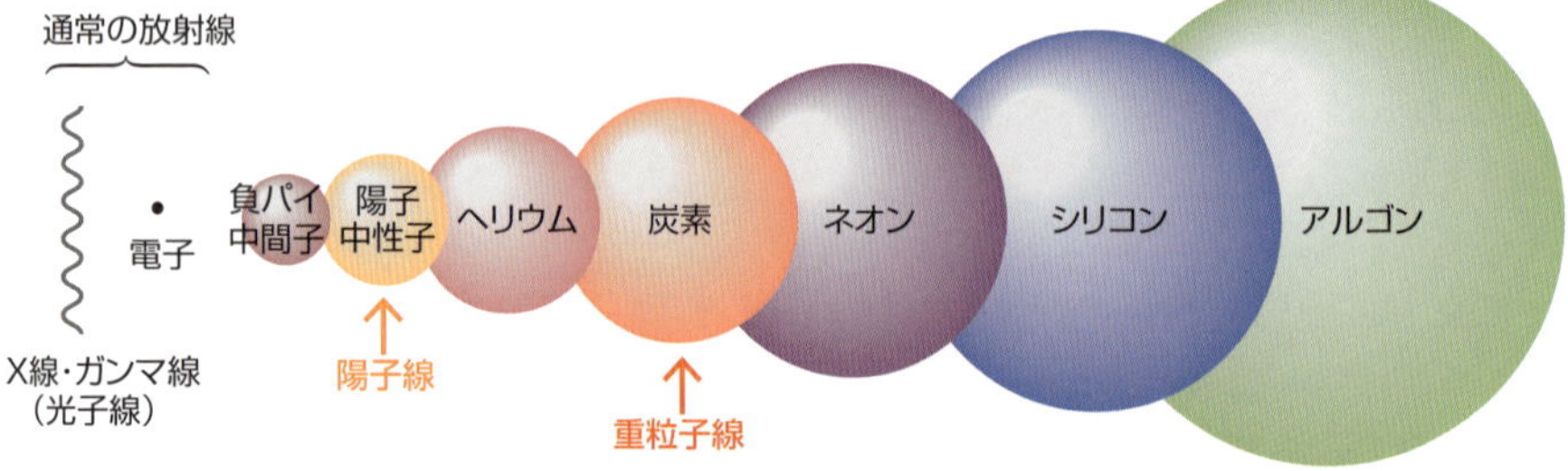

●重粒子線、陽子線はがん細胞のDNAを破壊する力がある （７ページ）

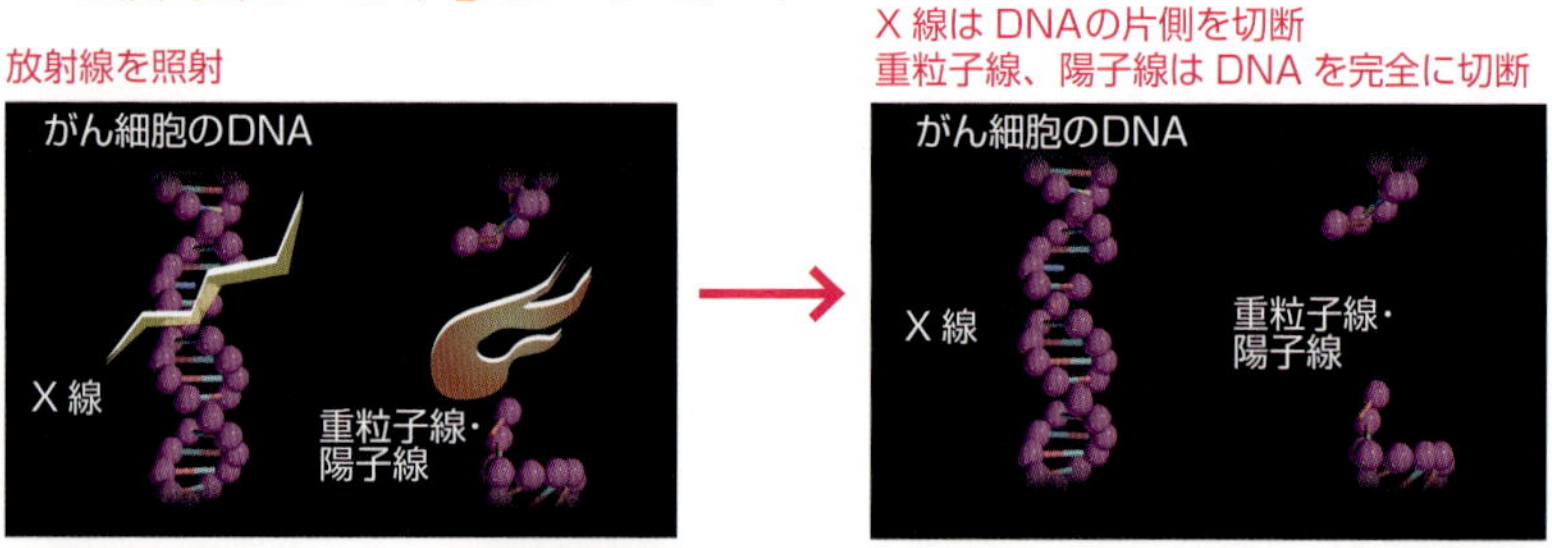

※イメージ図　※イメージ図

●実際の治療を比較する （９ページ）

●X 線治療の場合

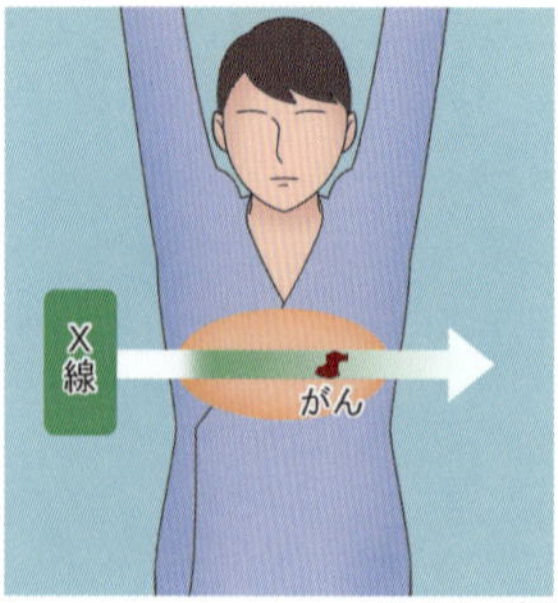

※イメージ図

がん病巣以外の正常な臓器や組織にも影響を与えてしまう。

●重粒子線治療、陽子線治療の場合

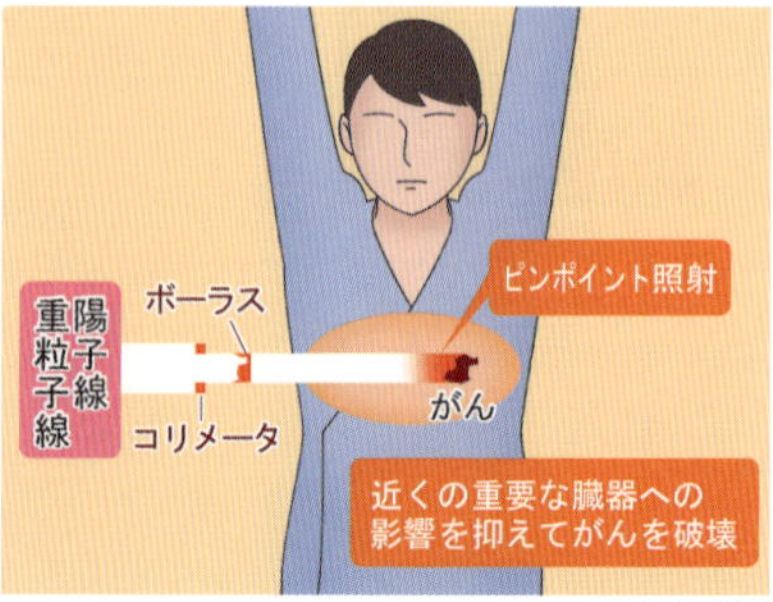

※イメージ図

がんの形や位置に合わせてビームを発射しているので、正常な臓器や組織への影響が最小限に抑えられる。

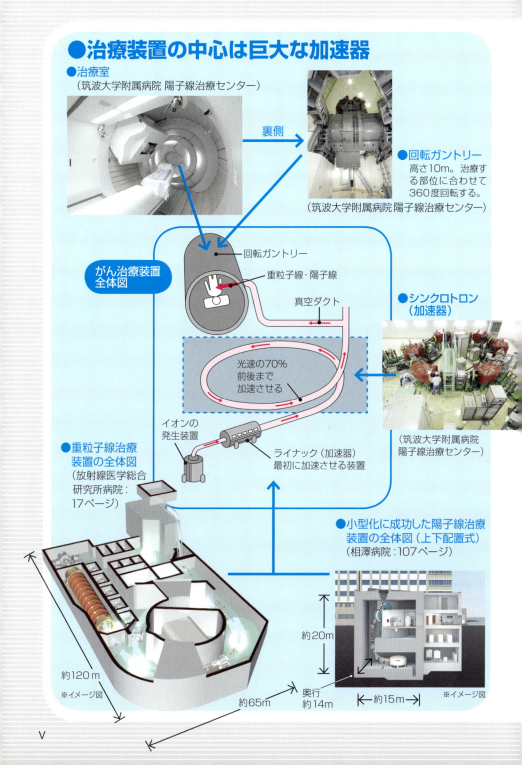

●治療装置の中心は巨大な加速器

●治療室
（筑波大学附属病院 陽子線治療センター）

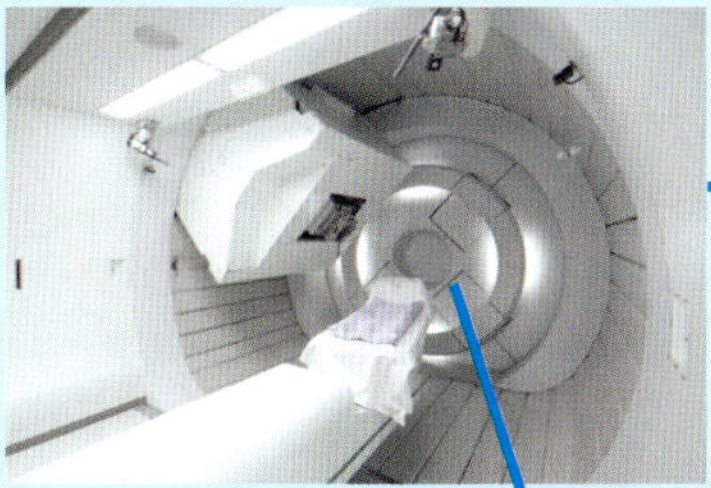

●回転ガントリー
高さ10m。治療する部位に合わせて360度回転する。
（筑波大学附属病院 陽子線治療センター）

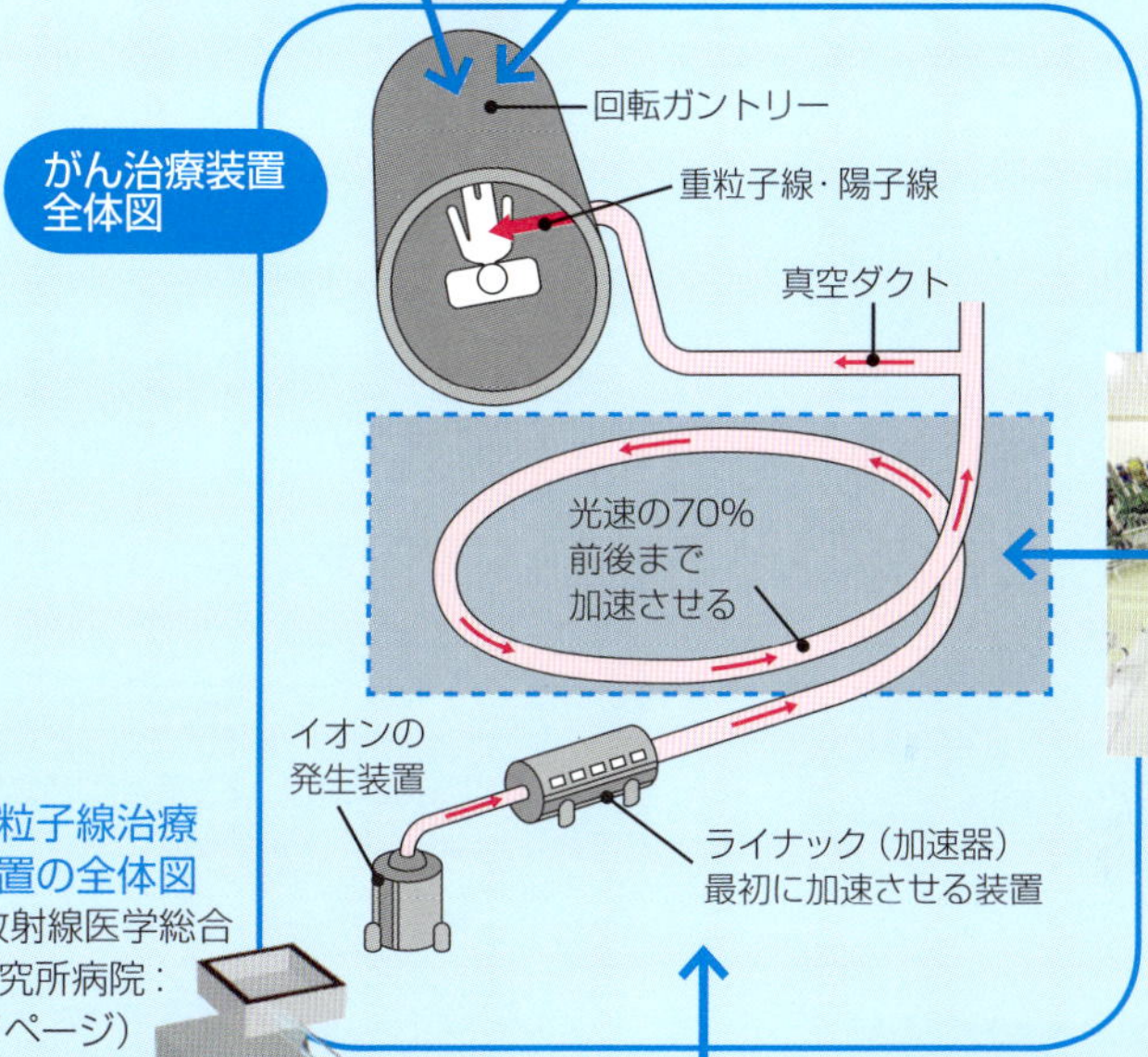

●シンクロトロン（加速器）

（筑波大学附属病院 陽子線治療センター）

●重粒子線治療装置の全体図
（放射線医学総合研究所病院：17ページ）

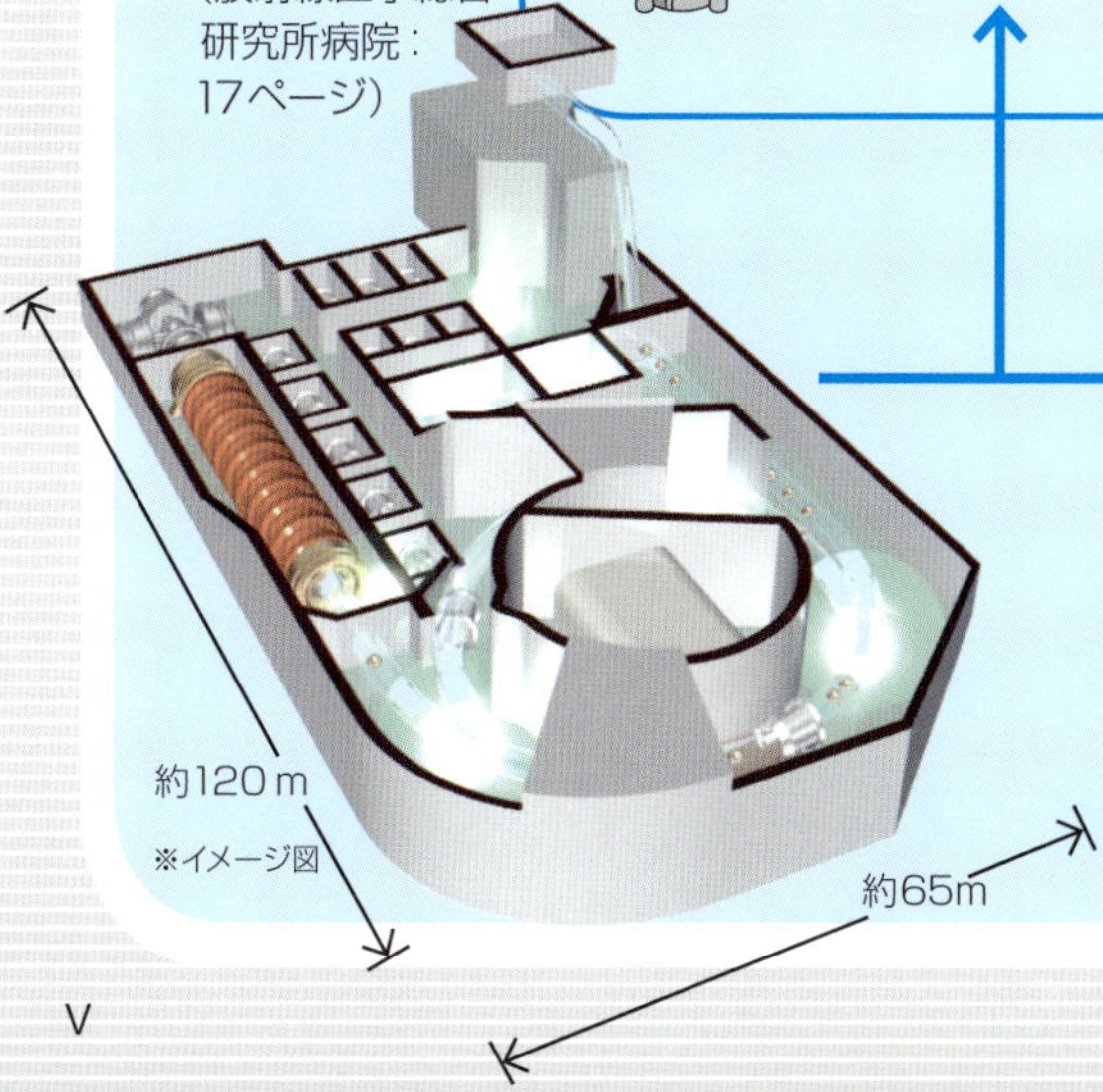

●小型化に成功した陽子線治療装置の全体図（上下配置式）
（相澤病院：107ページ）

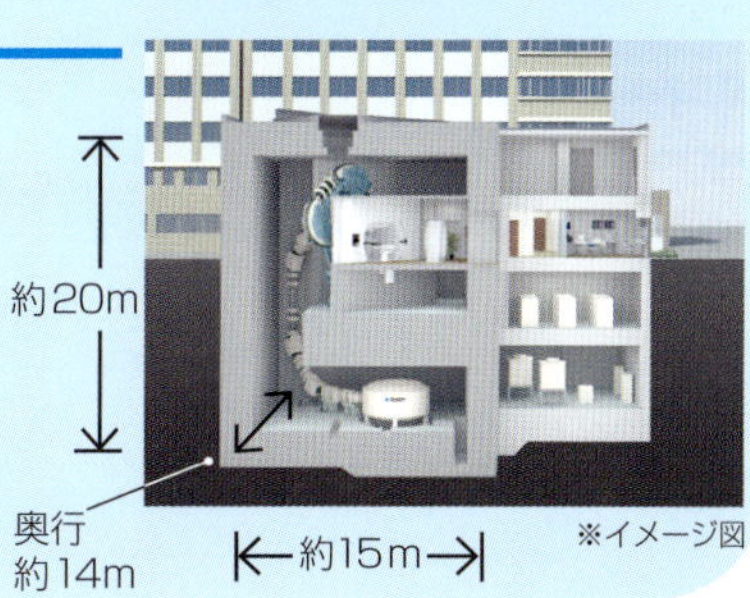

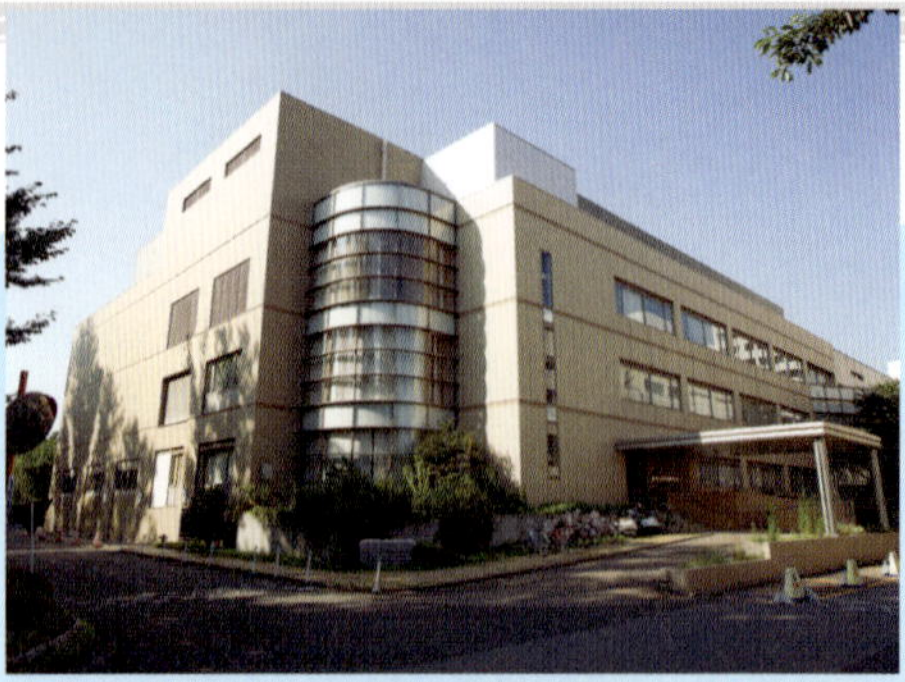

施設外観

●筑波大学附属病院 陽子線治療センター

（茨城県つくば市）

…陽子線治療ページ、施設データ133 ページ

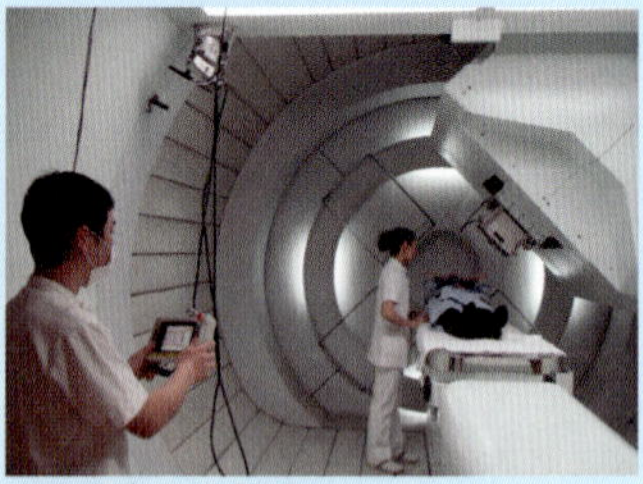

治療室内のようす

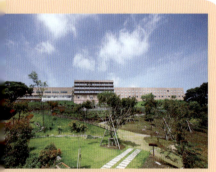

隣接する宿泊施設の
指宿ベイテラス HOTEL & SPA

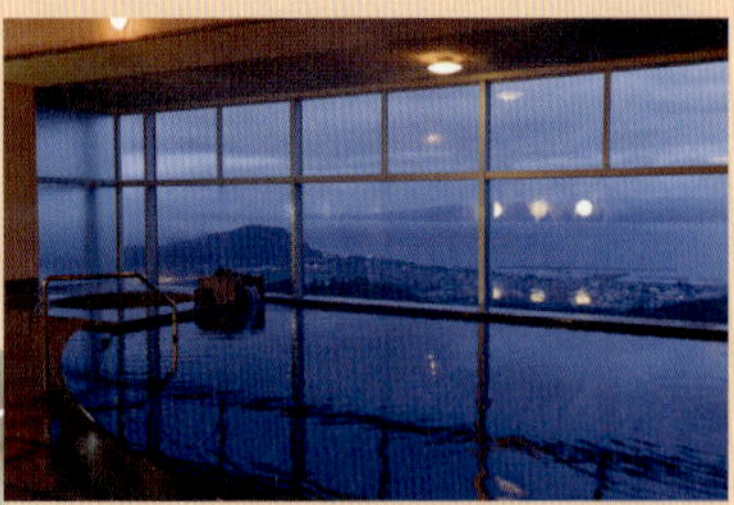

宿泊施設の大浴場から
眺める景色はGOOD

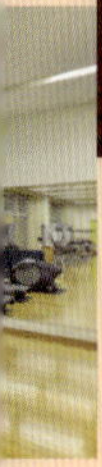

宿泊施設敷地内には、ジムや
グラウンド、体育館、プール、
テニスコートなどを設置。

●北海道大学病院 陽子線治療センター

（北海道札幌市）

…コラム104ページ、施設データ129 ページ

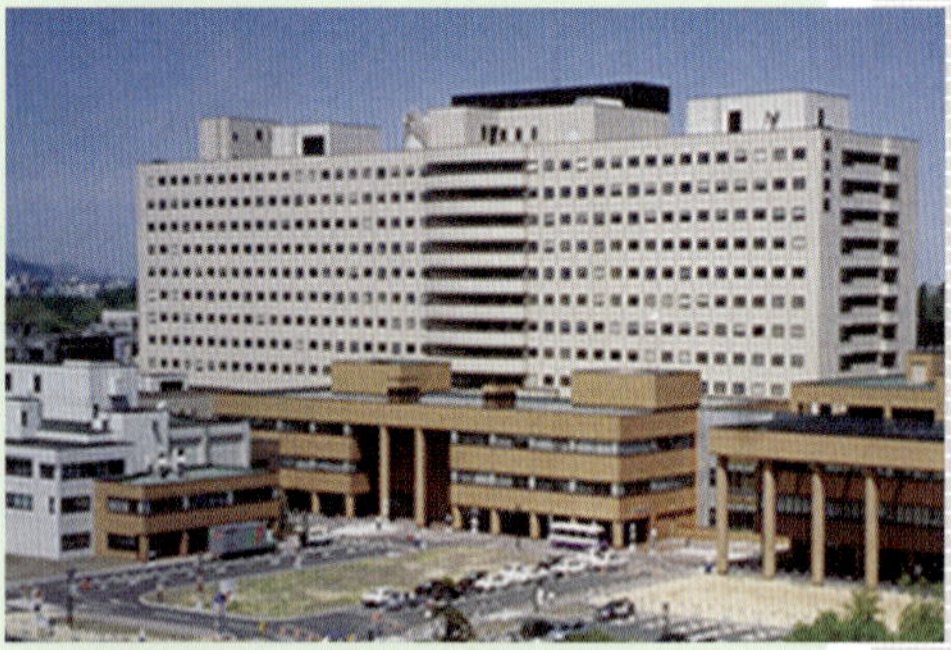

病院施設外観

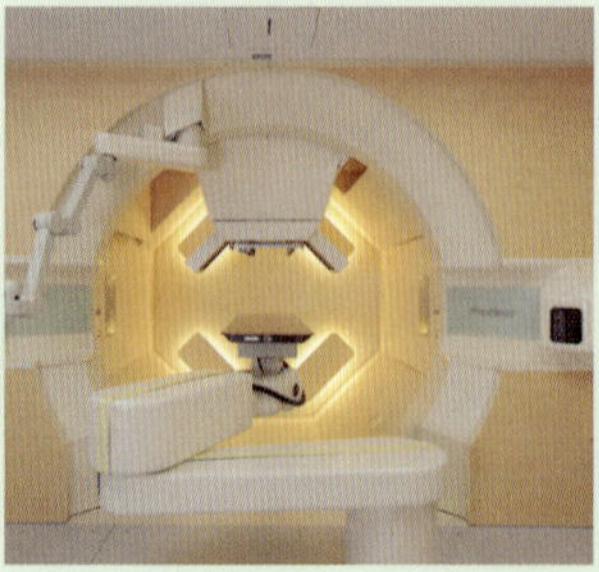

治療室

●国内の施設をピックアップ

●放射線医学総合研究所病院
（千葉県千葉市）

…重粒子線治療ページ、施設データ121ページ

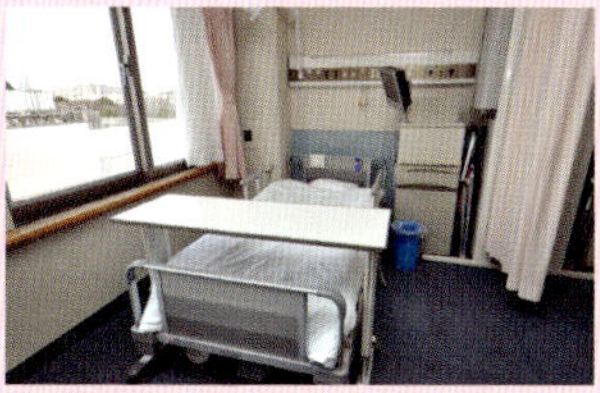
入院時使用する病室

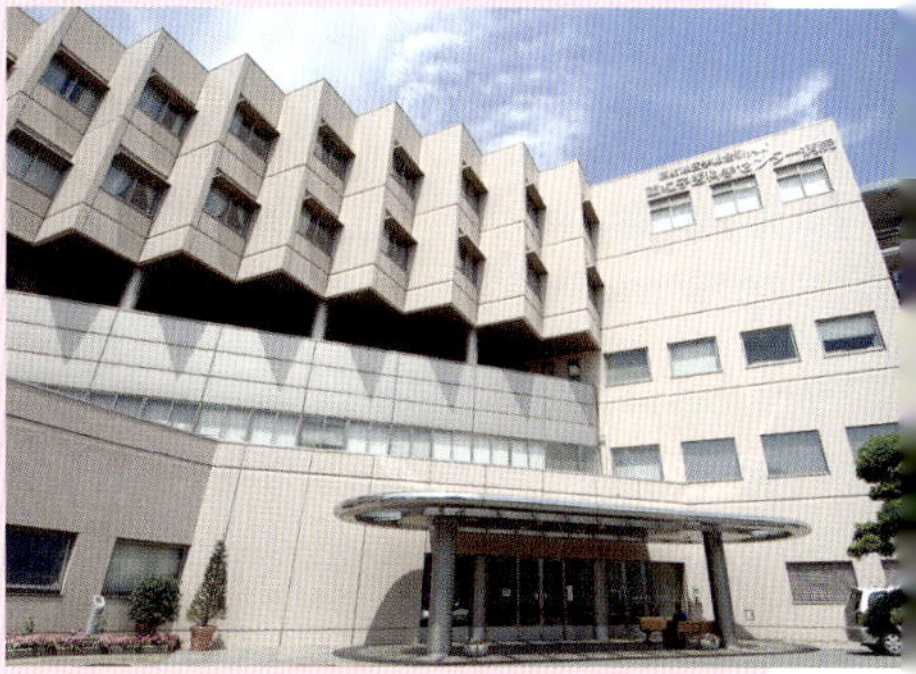
病院正面から

●相澤病院（長野県松本市）

…コラム 106 ページ、
施設データ 137 ページ

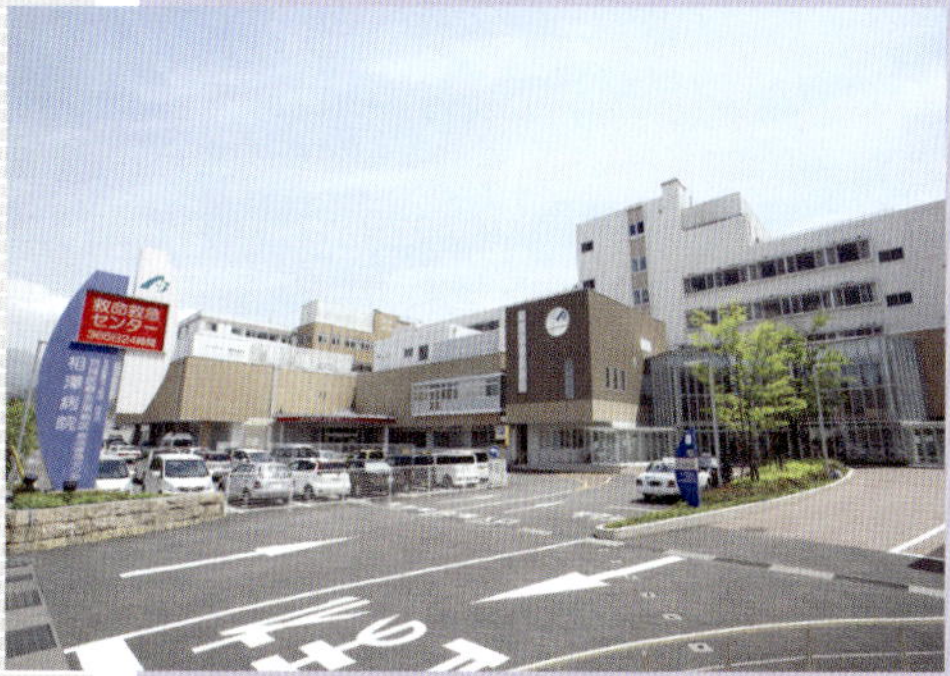
病院正面から

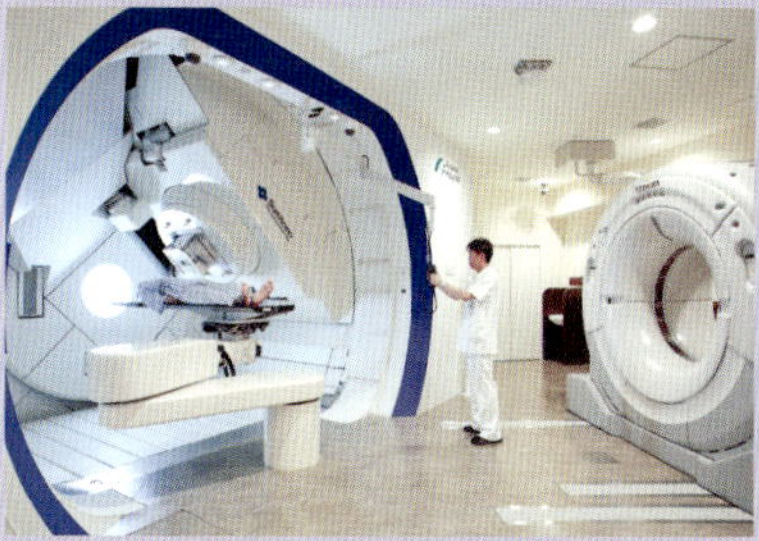
インルーム CT（右）を設置した
ガントリー治療室

●メディポリス国際陽子線治療センター
（鹿児島県指宿市）

…コラム 102 ページ、
施設データ 147 ページ

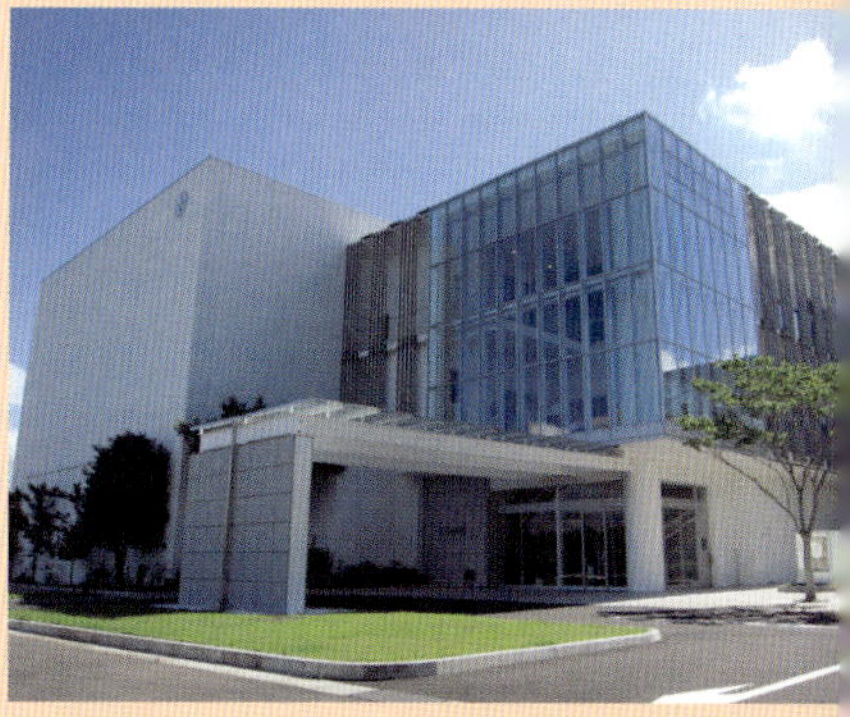
施設外観

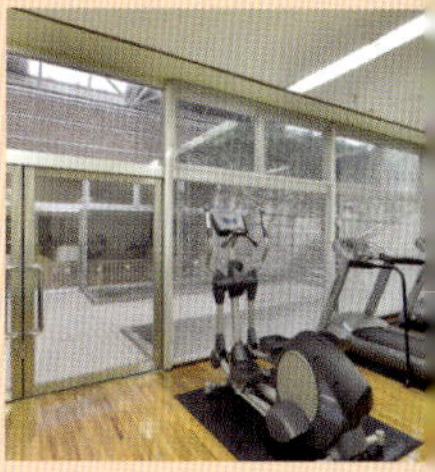

●照射方法の違い

重粒子線や陽子線の治療室で、がん病巣を標的に照射する方法は、主に下の3つがあります。がんの部位や形状に応じて使い分けられています。

※各施設で用いられている照射方法です。施設紹介（118ページ～）を見る際の参考にしてください。

●ブロードビーム照射法

重粒子線、陽子線の照射領域をがん病巣の形に合わせ、広げて照射。照射中に患者さんの動きなどの影響を受けにくいのが長所です。

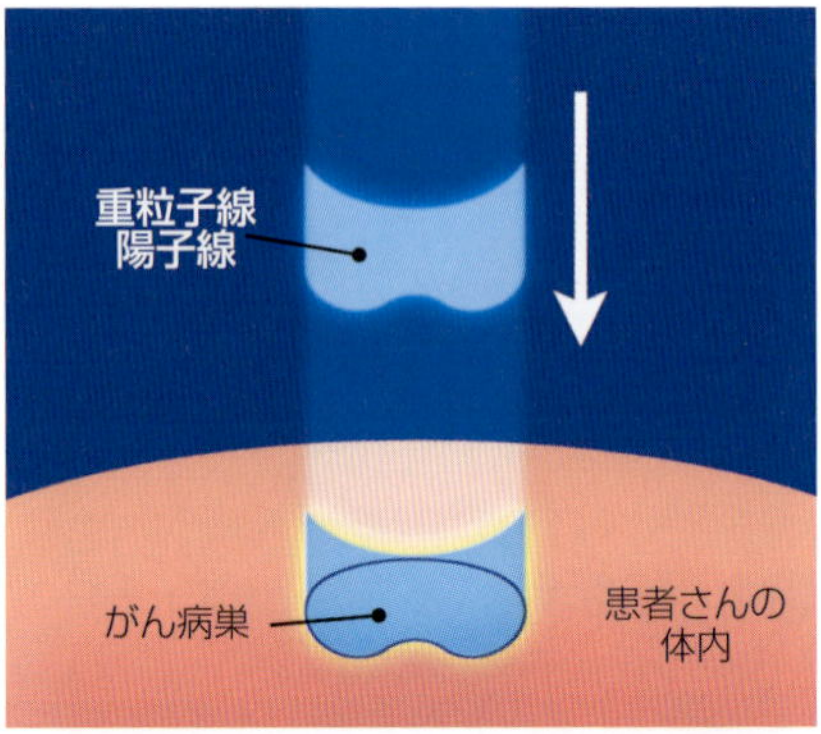

●スポットスキャニング照射法

重粒子線、陽子線を点状にして照射。これを一定の順序でたどり、がん病巣を塗りつぶします。線状に照射するラインスキャニング照射法などもあります。

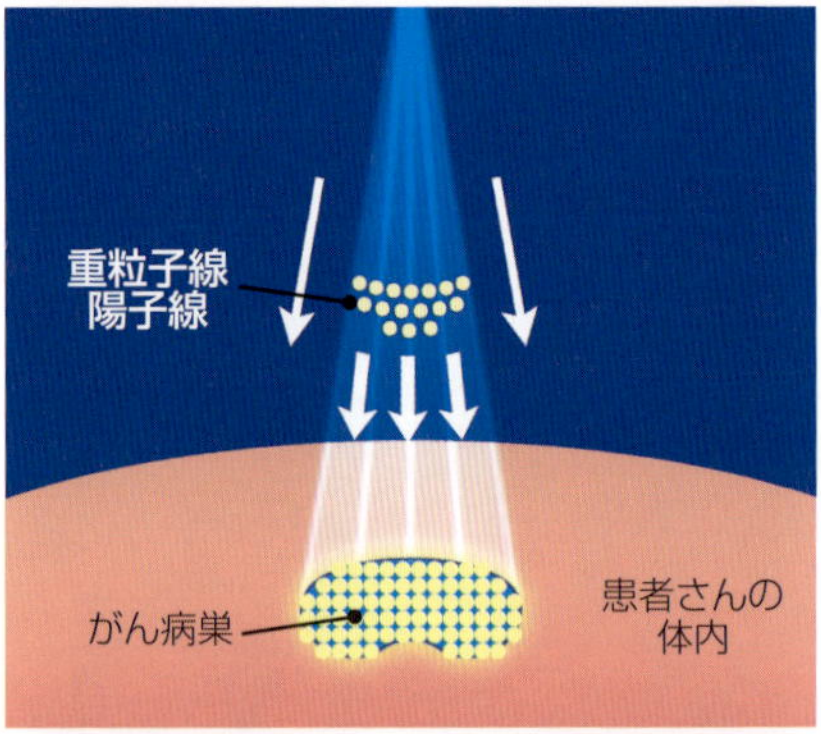

●積層原体照射法

照射領域を薄い層状にし、均一に照射。この照射を繰り返し、層を重ねてがん病巣を塗りつぶします。

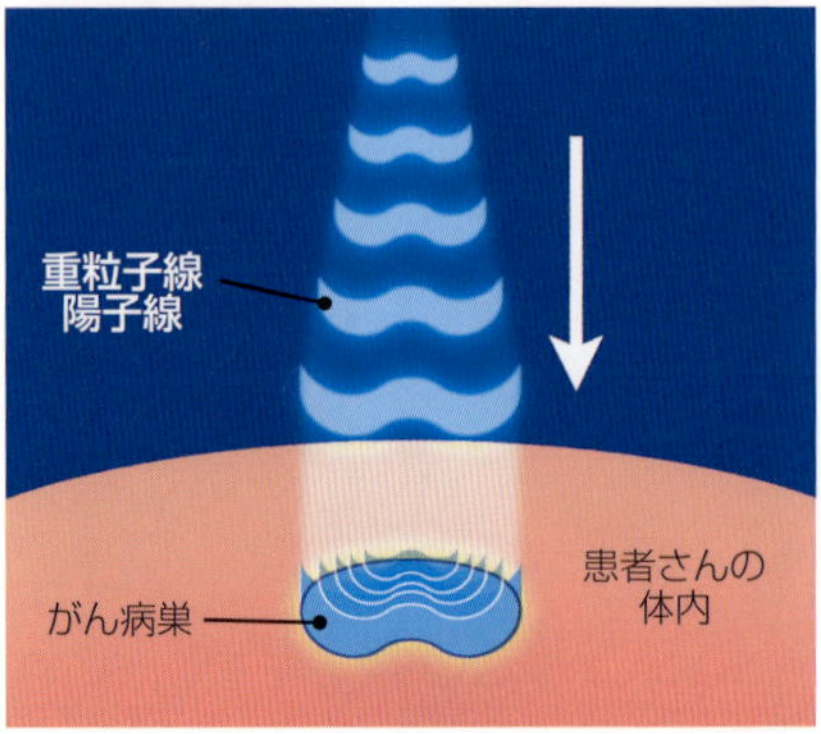

はじめに

切らずに治すがん治療として、いま、重粒子線、陽子線といった粒子線を用いる治療が非常に注目されています。従来の放射線治療（X線など）より、集中度が高く、まるでメスで切り取るかのように病巣を捉え、照射する技術が開発され、がんに対する攻撃力をさらに高めています。苦痛をほとんど伴わず、治療期間も短く、さまざまな意味で患者さんに優しい治療であり、子どもや高齢者、働き盛りの中高年の患者さんなど、いろいろな層の患者さんにとって大きなメリットをもたらす、新たながん治療の選択肢といえます。

しかし、対象となるがんや病期、治療施設が限られていることなどから、一般の人にとっては身近な治療法として定着しているとはいえません。

本書は、重粒子線、陽子線の治療の特徴とともに、どんながんに有効であるかなどをわかりやすく解説しました。巻末には、全国の施設の紹介ページも設けています。重粒子線治療、陽子線治療を選択肢の一つとして検討する際にお役立ていただければ幸いです。

２０１６年６月

研友企画出版 出版企画部

もくじ

【協力者一覧】
カバー・本文デザイン／川畑一男
イラスト／市川　宏
編集協力／渡辺百合・はせべみちこ・竹内義朗・目崎純子
ＤＴＰ／Ｄ・Ｆｒｅｅ

●本書に掲載の内容は、すべて２０１６年６月現在のものです。

●アプローチ

重粒子線・陽子線治療で知っておきたいこと

●重粒子線・陽子線治療で知っておきたいこと

がんに対する放射線治療

２０１４年の人口動態統計によると、日本で１年間に死亡した人の数は約１２７万人でした。死因別では第1位が悪性新生物（がん）で約36万人（全死亡者数に占める割合は28・9％）、第2位は心疾患で約19万人（同15・5％）、第3位は肺炎で約11万人（同9・4％）です。

死亡者のおよそ3・5人に1人が、がんが原因で亡くなっています。また、主な死因別にみた死亡率の年次推移のグラフを見ると、がんの死亡率が一貫して増え続けていることがわかります。がん対策は国民的課題といえます。

放射線治療はがん細胞とその周辺を治療する局所療法

がんの放射線治療は、手術療法、化学療法とともに、がん治療の三本柱の一つとして重要な役割を果たしています。放射線治療は手術療法と同様、がんとその周辺のみを治療する局所療法ですが、臓器の形や機能をもとのまま温存できるメリットがあります。

放射線は空間や物質の中を通り抜けてエネルギーを伝えるものを総称する言葉です。医療に用いる放射線には大きく分けて、光子線と粒子線の2種類があります。光子線にはX線、ガンマ線などが、粒子線には重粒子線、陽子線、中性子線などがあります。

放射線は細胞のＤＮＡに直接作用し、細胞が分裂して増殖する能力を破壊したり、細胞が自ら死んでいく過程であるアポトーシスという現象を増強するなどして、細胞を死に至らしめます。放射線はがん細胞だけでなく正常細胞にも同じ作用をするので、放射線のエネルギーをがん細胞だけに当て、正常細胞に当たる量を少なくする工夫が必要です。本書で扱う重粒子線・陽子線治療は、線種のもつ特性から、こうした工夫が施された新しい治療法です。

増え続けるがんの死亡率

主な死因別に死亡率の変化を見ていくと、がんは1981年に脳血管疾患を抜いて1位になって以来、増加し続けている。

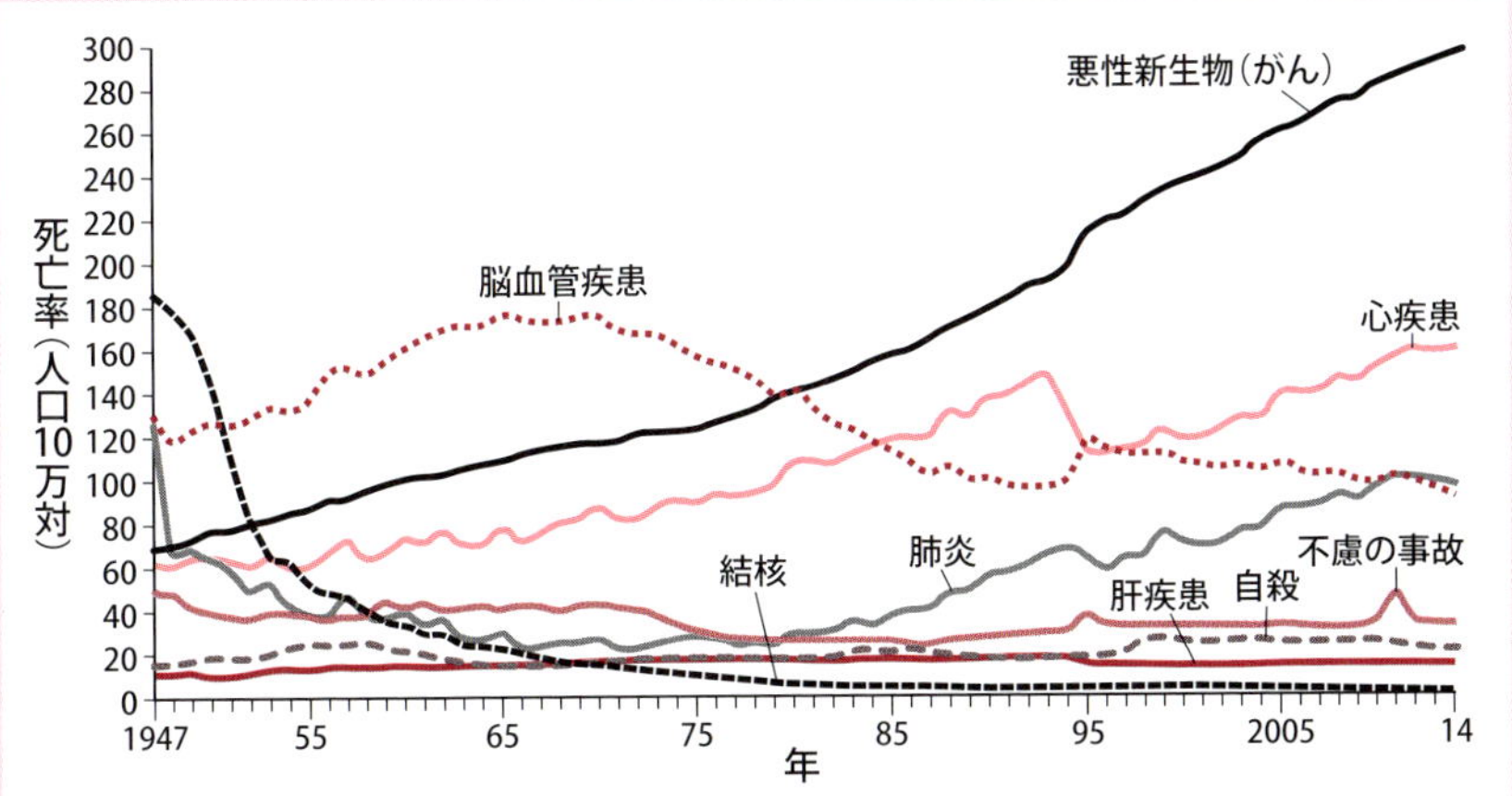

平成26年人口動態統計月報年計（概数）の概況（厚生労働省）

医療に用いられる主な放射線

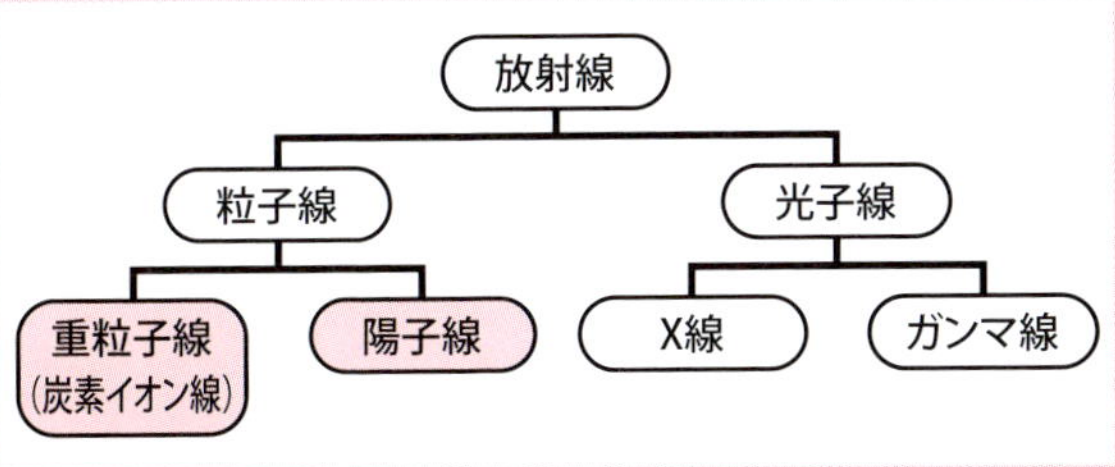

放射線はがん細胞を破壊する

放射線は細胞の核の中のDNAに傷をつけるため、細胞は分裂・増殖する能力を失う。

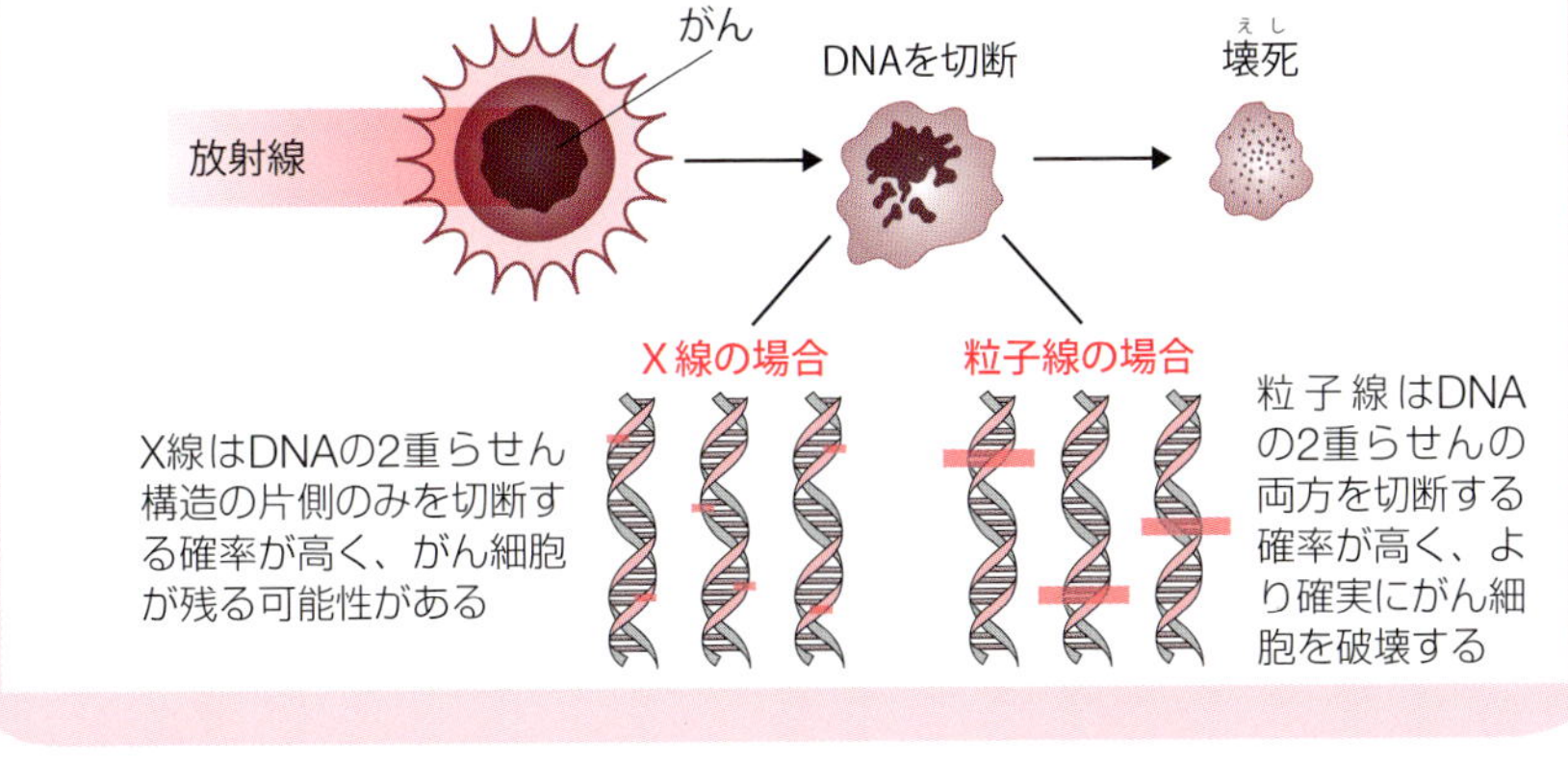

注目される優れた効果

放射線治療には、大きく分けてX線やガンマ線などによる光子線治療と、重粒子線や陽子線による粒子線治療があります。

従来から使われてきたX線やガンマ線は、体外から照射すると、体の表面近くでエネルギーが最大となり、体の奥に入るほどエネルギーが減少していき、病巣を越えて体を突き抜けていきます。このため、病巣に十分なダメージを与えようとすると、正常細胞にも少なからずダメージを与えてしまうという難点がありました。

病巣に十分なダメージを与え正常細胞へのダメージは少ない

粒子線は体の外から照射しても、「一定の深さでエネルギーが最大となり、そこで停止する」性質があります。病巣の深さに合わせて最大線量を設定できるので、病巣に十分なダメージを与えることができ、正常細胞へのダメージを少なくすることができます。また、臓器への損傷を少なくして温存を可能にし、治療そのものにほとんど苦痛を伴わないため、治療後のＱＯＬ（生活の質）も高く保つことができます。

粒子線治療には、現在、重粒子線治療と陽子線治療があります。重粒子線は炭素イオン、陽子線は水素の原子核を加速させたものです。両者は、従来のX線より集中度が高くピンポイントでがんを狙い撃ちすることができる、がん細胞に対する破壊力（生物学的効果）が大きいなど非常に似た性質をもっています。これらの性質を両者で比べてみると、重粒子線のほうが陽子線より破壊力が2〜3倍強いとされます。ただし、重粒子線は質量が重い分狙いたい方向に曲げにくく、陽子線と比べ照射できる方向が限定され、自由度は低くなります。

こうした両者の性質を生かし、適切な部位や大きさのがんに対して治療が行われています。

各放射線の線量分布の特徴

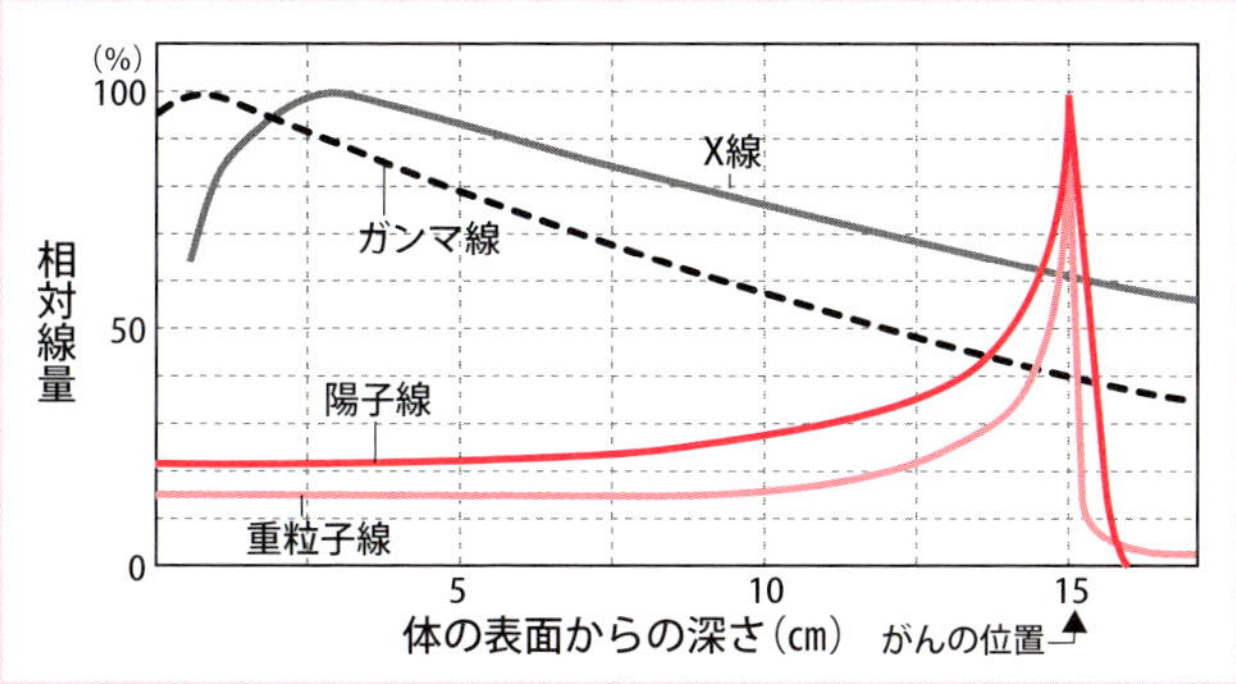

X線、ガンマ線は体表面付近のエネルギー（線量）が最大で徐々に低下し、目標のがんの背後まで通り抜けてしまう。一方、重粒子線、陽子線は低いエネルギー（線量）で入って目標のがんのところでピークとなり、急激に低下させることができる。

従来の放射線治療と粒子線治療の照射の違い

●従来のX線による治療

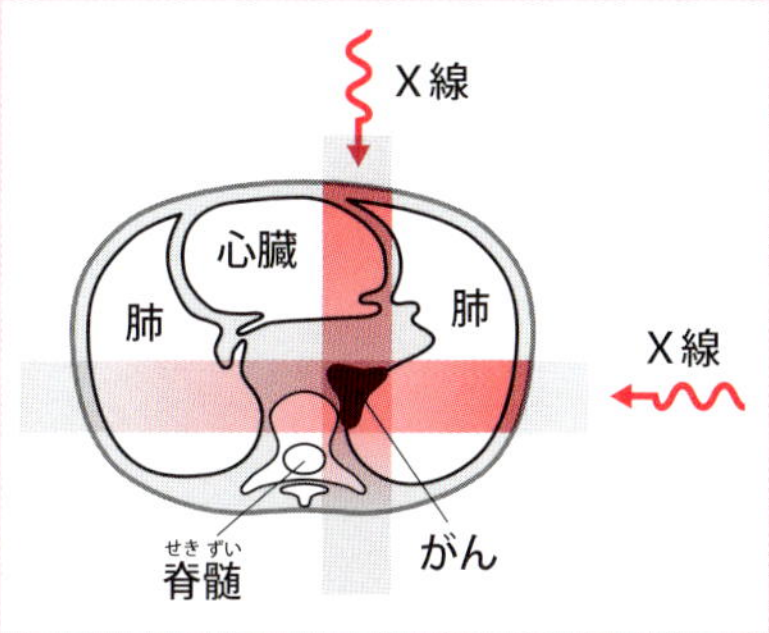

最大線量ががん病巣に当たらず、X線が通り抜け、病巣周囲の正常臓器や組織にも影響を与えてしまう

●粒子線による治療

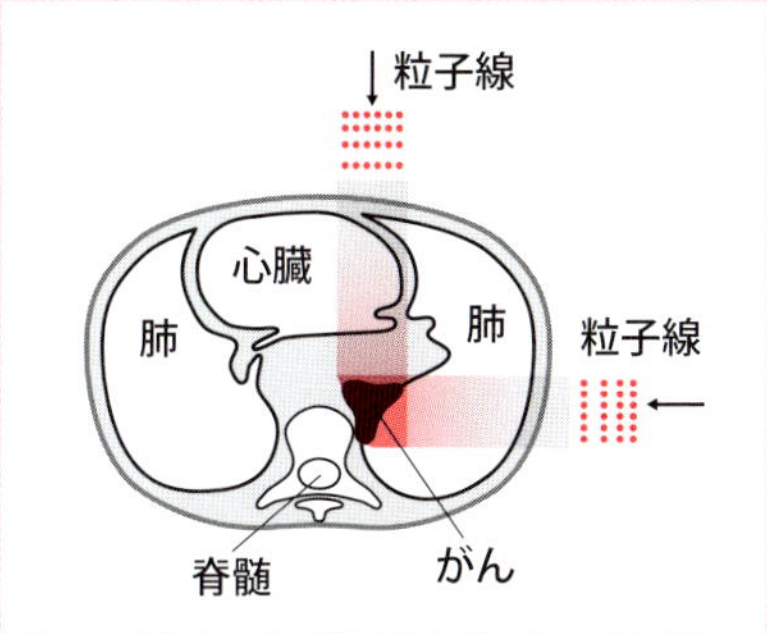

最大線量をがん病巣に集中させ、正常臓器や組織への影響を最小限に抑えることができる

量研機構 放射線医学総合研究所 資料より作成

粒子線治療のメリット

○早期であれば根治が可能である
○従来、治療が困難とされるがんにも適用される
○対象臓器の機能や形態を温存できる可能性が高い
○がん周辺の臓器への影響を抑えることができる
○合併症のリスクが低い
○照射による痛みがほとんどない
○体への負担が少ないので、高齢者も治療が受けやすい
○治療期間が短く、社会復帰がしやすい

臨床試験と先進医療

臨床試験とは、実際の患者さんに新しい治療を行い、その安全性や有効性について科学的に確かめるものです。行われる治療内容には、薬や手術、放射線などさまざまなものがあり、これらを組み合わせる場合もあります。臨床試験のうち、厚生労働省から新薬としての承認を得ることを目的としたものを治験といいます。治験とは別に、医師・研究者が、すでに厚生労働省から承認された薬、治療法、診断法から、最良の治療法や診断法を確立することを目的に行う医師・研究者主導臨床試験もあります。

重粒子線・陽子線治療の一部が健康保険適用に

重粒子線治療と陽子線治療は、こうした臨床試験で実績を積むことにより、がんの治療法として、安全性と一定の効果が期待できるとされ、先進医療に認可されました。

先進医療とはおもに大学病院や研究施設などによって研究・開発され、臨床試験を行うことで確立してきた最新の治療法のうち、標準的な治療法として公的医療保険（健康保険など）を適用するかどうか検討中の医療です。

これまで先進医療として行われてきた、切除できないと判断される骨軟部腫瘍（＊）に対する重粒子線治療と、小児がんに対する陽子線治療については、他の治療法よりも優れているという研究実績が認められ、２０１６年４月から健康保険が適用になりました。

主に先進医療として実施臨床試験でさらなる実績を目指す

現在、重粒子線治療、陽子線治療は主に先進医療として実施されています。日本放射線腫瘍学会ではこれまでの実績から、がんの疾患別に統一した治療方針を定め（155ページ参照）、ど

（＊）113ページ参照

この施設でも共通した治療が受けられるよう連携を進めています。

先進医療として認められた治療を、一定の条件に適合した医療施設で受けると、治療自体にかかる費用は全額患者さんの負担となりますが、治療に伴って必要となる診察、検査、入院、薬代などについては、通常の保険診療と同様に、健康保険を使うことができます。

なお、重粒子線治療施設は約１２０億円、陽子線治療施設は約80億円と、建設に巨額の費用を要するため、両治療とも費用は高額で、およそ２５０～３００万円かかります。民間の保険会社では、こうした高額の治療費をカバーする商品を販売していて、ふつうの医療保険商品に特約の形で加入できるものが多いようです。

また、重粒子線治療施設、陽子線治療施設では、治療機器や技術の進歩にともない、さらなる治療の安全性や効果、これまで治療が難しかったがんの治療法開発などの進展を目指し、臨床試験による治療も行われています。

新しい医療の提供まで

新しい治療法の研究・開発

↓

臨床試験　安全性・有効性の確認

↓

先進医療　公的医療保険適用検討中

↓

公的医療保険適用　標準的な治療法となる

先進医療を受けた場合の医療費の一例

先進医療部分〈全額自己負担〉250万円

公的医療保険適用部分 80万円
- 保険給付〈7割〉56万円
- 自己負担〈3割負担の場合〉24万円

自己負担分　２７４万円

全体の医療費　３３０万円

＊公的医療保険には健康保険、国民健康保険、船員保険、共済組合が含まれる

＊公的医療保険適用部分の自己負担額が高額になり、一定の限度額を超えた場合は、高額療養費制度による払い戻しが受けられる（先進医療部分は適用外）

1 章
重粒子線治療

・重粒子線治療とは
・治療の実際
・これからの治療
・部位別に見るがんの治療

●重粒子線治療とは

どんな治療法か

強い破壊力で狙い撃ち 悪性度の高いがんに効果

重粒子線治療とは、放射線の一種である炭素イオン線を使った治療のことです。目には見えない小さな粒である炭素の原子核を、加速器と呼ばれる大型の装置を使って光速の約80％というスピードに加速し、これをがん細胞にぶつけます。すると、がん細胞のＤＮＡが傷ついて増殖できなくなり、がんが死滅するというしくみです。

重粒子線治療のメリットは、照射した際に、がん細胞のある位置に最大のエネルギーを発揮できることです。ふつうの放射線治療で使われるＸ線を照射した場合、体の表面で放射線量が最も高く、体の内部に入るに従って放射線量が低下していきます。このため、Ｘ線の場合は、がん細胞以外の正常細胞を避けて照射することが難しく、これが治療の合併症の原因となっています。

ところが、重粒子線の場合、体内に入ると放射線量が低いまま進み、ある一定の深さで急に線量が高くなるピークがあって、そこより深い部分には進まないという設定が可能です。つまり、当てたくない部分を避けて、がん細胞だけを狙い撃ちすることができるわけです。そのため、正常細胞へのダメージを低く抑えて、治療の合併症を少なくすることができます。

また、重粒子線は細胞を破壊する力が強く、Ｘ線や陽子線に比べて2～3倍の威力があります。このため、重粒子線治療は、合併症を抑えながら、通常の放射線治療では治りにくいとされるがんにも効果を発揮する治療法になっています。また、1回の照射で得られる効果が大きいため、他の放射線治療に比べて治療期間を短くすることもできます。

重粒子線治療の特徴

○重粒子線（炭素イオン線）を用いる治療である

○がん細胞を破壊する力が放射線治療中、最大である

○がん細胞に到達したところで最大のエネルギーを発揮できる
→がんを狙い撃ちできる

○正常細胞へのダメージが低く、合併症が少ない

○がんの縮小、再発を抑える効果が高い

○治療期間が短い

炭素イオンを用いる治療法

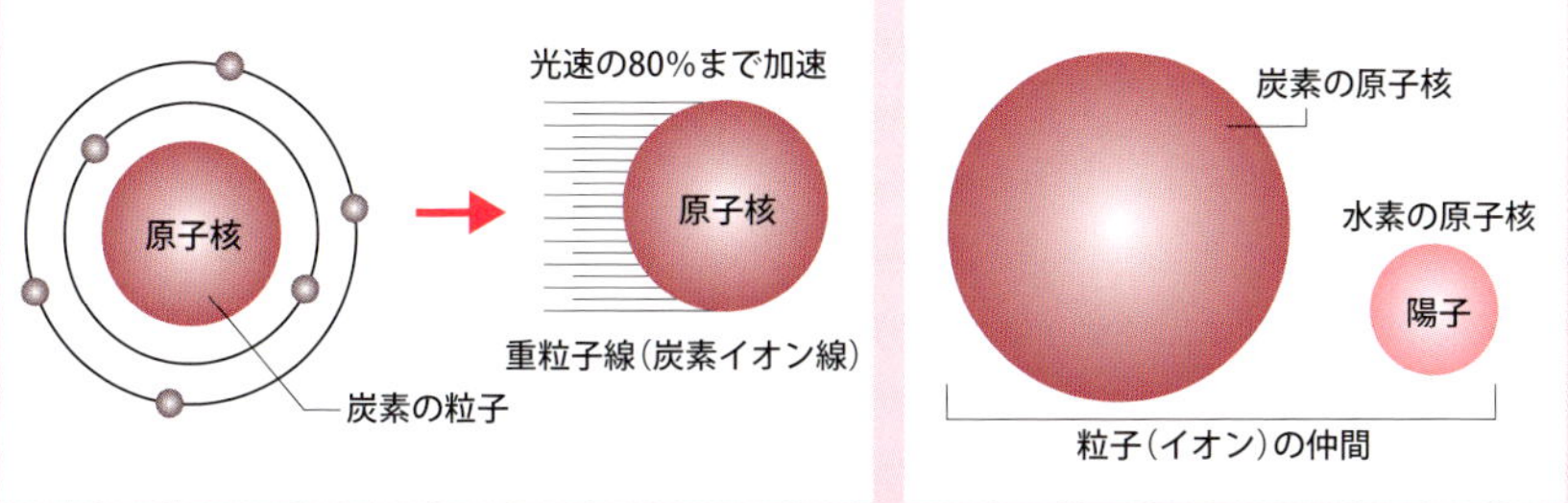

炭素の粒子は質量が大きいのでがん細胞への攻撃力も高く、陽子線の2～3倍となる

がん細胞に当たる部分で最大の効果を発揮

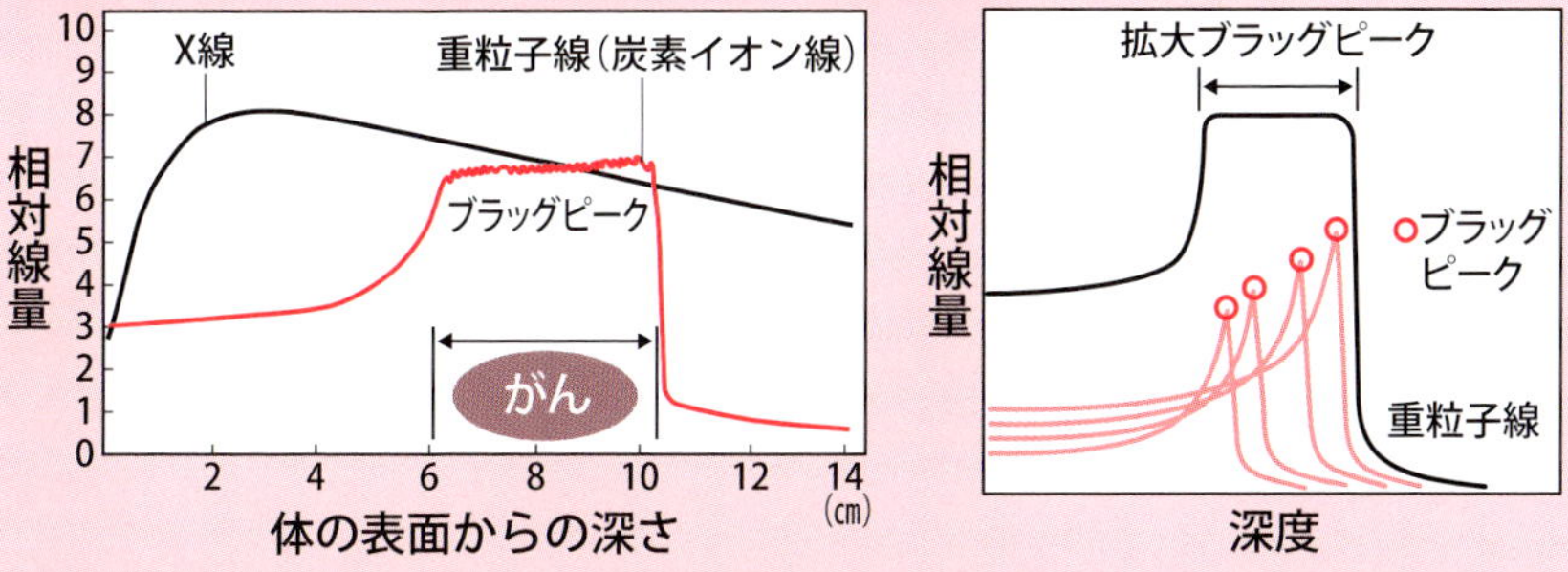

重粒子線は体表付近では線量が低く、体内のがんに到達したところで最大の線量（ブラッグピーク）となり、そこで止まる。入射速度の調整でブラッグピークを重ね合わせ、ピークの深さや幅をがんに合わせることができる

量研機構 放射線医学総合研究所 資料より作成

重粒子線を発生させる装置

超高速に加速する巨大装置
小型で安価な施設も登場

重粒子線を発生させるためには、巨大な装置・施設が必要です。１９７０年代にアメリカのローレンスバークレイ研究所が、世界で初めて重粒子線治療の研究に取り組みましたが、このときの装置は物理学の基礎研究用の施設の一部を借りていました。この研究は十分な成果を上げることができず、資金難もあって、93年に打ち切られています。

日本では、国立研究開発法人量子科学技術研究開発機構（以下量研機構）放射線医学総合研究所が、１９９３年に世界初の医療専用重粒子線がん治療装置（ＨＩＭＡＣ《ハイマック》）を完成させ、翌年から臨床研究の形で治療を開始しました。

ＨＩＭＡＣは、原子からイオン（電気を帯びた原子）を作る「イオン源室」、イオンを一定速度まで加速させる「線形加速器」、イオンを光速の約80％に加速させる「シンクロトロン」、治療のための照射を行う「治療室」などから構成されています。主加速器である「シンクロトロン」の直径は約42ｍあり、施設全体でサッカー場くらいの大きさがあります。

２００３年10月から、「固形がんに対する重粒子線治療」が先進医療に認められました。これを機に、より小型で安価な重粒子線がん治療施設を建設し、重粒子線治療を全国に普及させていく動きが活発になりました。

現在では複数の重粒子線がん治療施設が稼働していますが、いずれもＨＩＭＡＣに比べ、面積にして約３分の１以下の小型で安価な施設となっています。

また、照射装置も小型・軽量かつ高性能に改良されて、治療がより簡単で、より正確に行えるものが導入されています。

重粒子線がん治療装置〈HIMAC〉

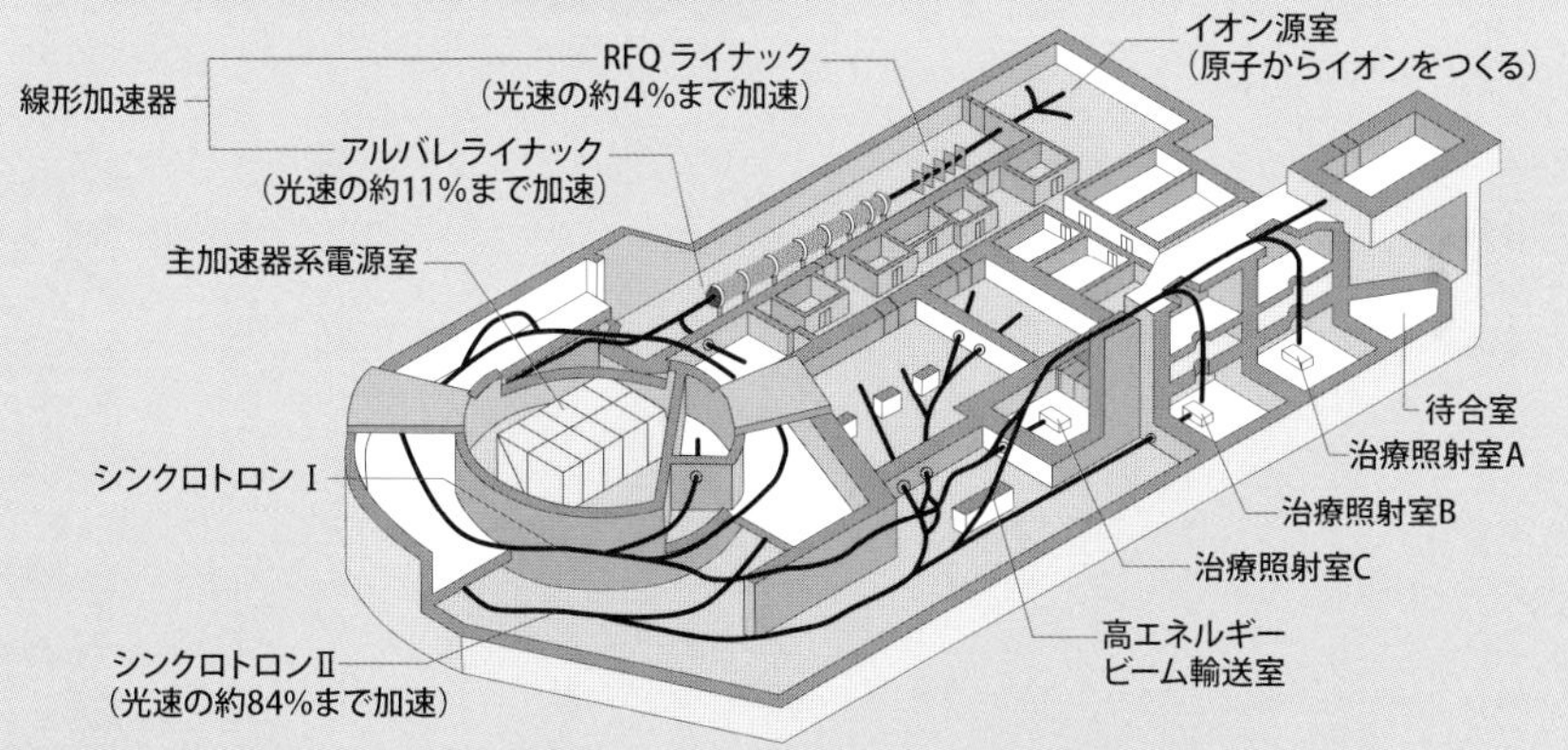

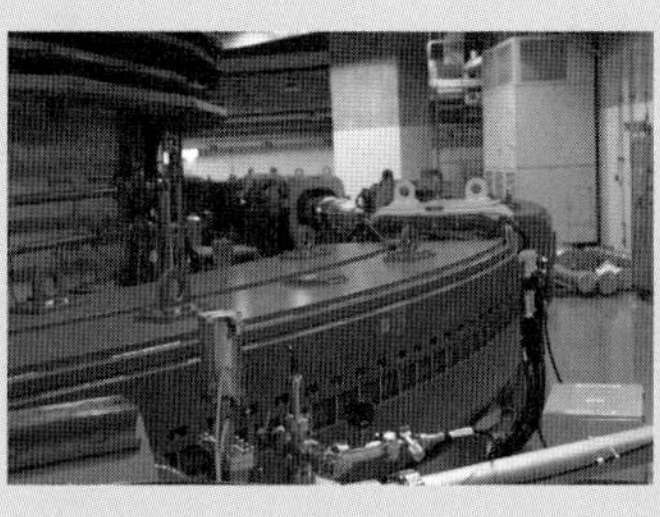

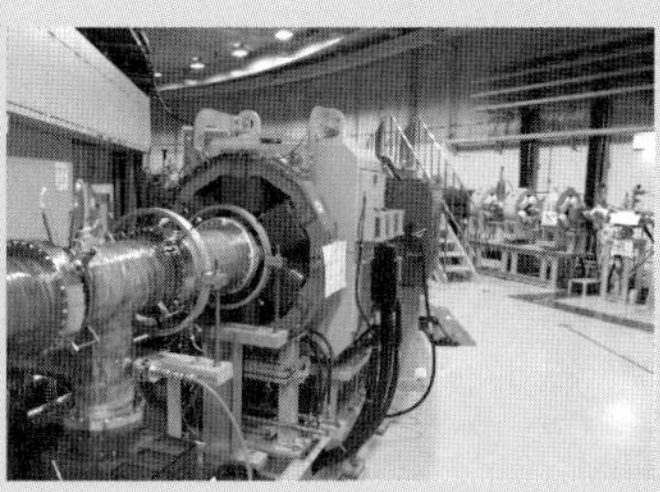

炭素イオンのスピードを上げる主加速器のシンクロトロンは直径約42m、周長約130mという巨大なもの（写真はシンクロトロンの一部）

資料・写真提供：量研機構 放射線医学総合研究所

重粒子線治療を受けた患者数の推移

量研機構 放射線医学総合研究所調べ

20年を超える放医研の歩みの中で、重粒子線治療を受ける患者数は増加してきている。

1994年6月～2016年3月

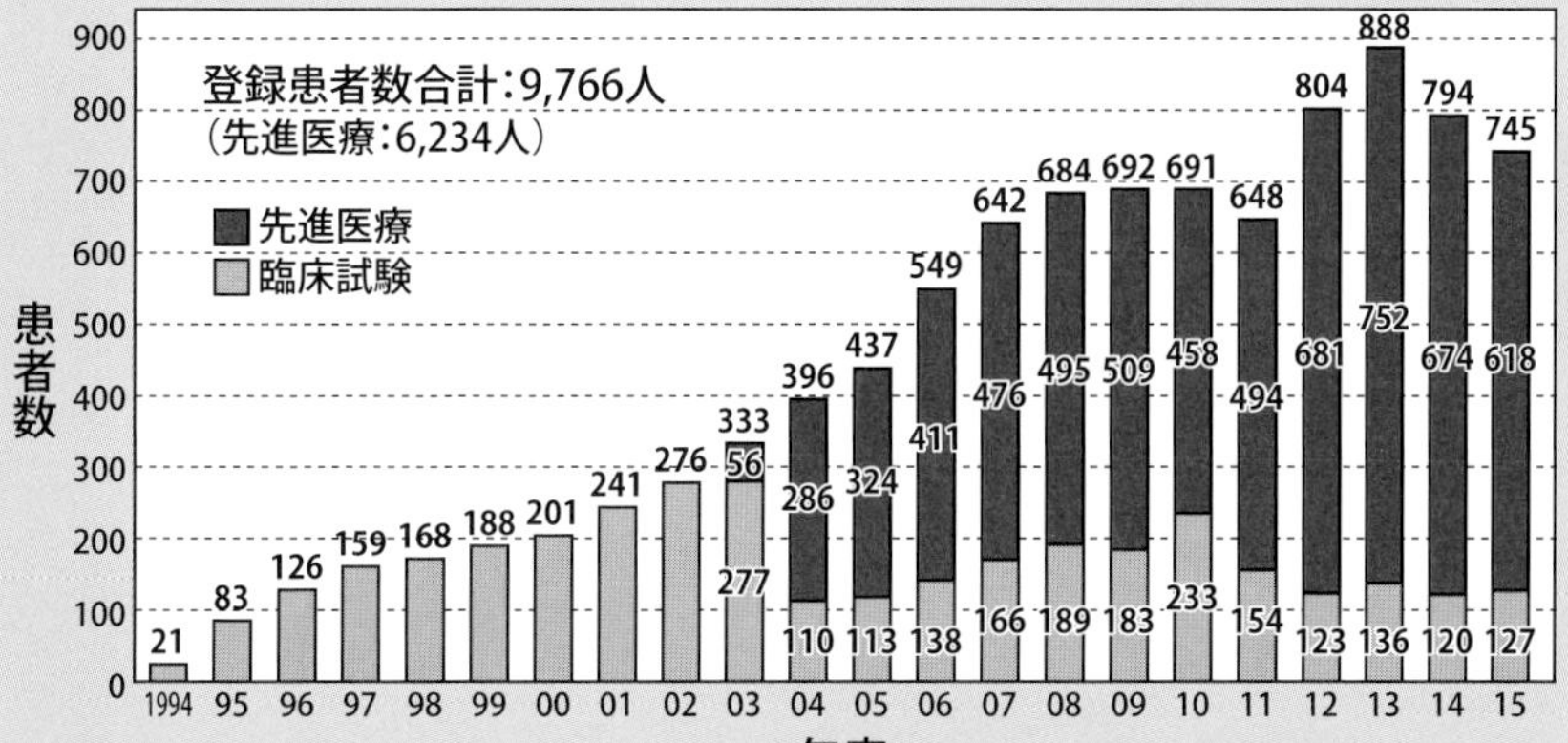

●重粒子線治療とは

対象となるがん

一つの部位にとどまっている固形がんに有効

重粒子線治療の対象となるのは、「一つの部位にとどまっている固形がん」で、がんの周りにある重要な臓器や放射線に弱い組織への照射を避けて強力な治療を行えます。

重粒子線治療は、意志とは関係なく不随意に動く胃や袋状・管状の臓器の場合、がんの狙い撃ちが困難だったり、臓器に孔を開けてしまう危険があったりするため、不向きとされています。また、白血病などの血液のがん、広く転移のあるがん、過去に放射線治療を受けているがんの場合も原則として使えません。

重粒子線治療が使える主ながんの部位は、頭《とう》頸《けい》部《ぶ》腫瘍、肺がん、肝がん、膵がん、子宮がん、直腸がん（骨盤内再発）、前立腺がん、骨軟部腫瘍（＊）、眼球腫瘍、涙腺がん、食道がんなどになります。

ただし、これらのがんであっても、重粒子線治療を受けるためには、さまざまな条件があります。まず、患者さん自身が、がんと認識していることが必要です。また、ほかに良好な治療法が確立されている場合は、原則として重粒子線治療の対象となりません。したがって、多くは治療の難しいがんに用いられることになります。病気の進み具合（病期）にも条件があり、原則として腫瘍の最大径が15㎝を超えないなど細かな決まりがあります。

また、がんの種類によっては年齢制限を設けている場合もあります。患者さんが歩行可能で、ある程度、日常生活の活動能力を保持していることも条件となります。

重粒子線治療を受けるには、専門医に相談するなどして、治療の対象となるがんかどうかを診断してもらう必要があります。

（＊）113ページ参照

治療の対象となる主ながんの部位

ここに示された部位でも、定められた治療の手続きや実施計画（プロトコール）に合わないがんは対象とならない場合がある。

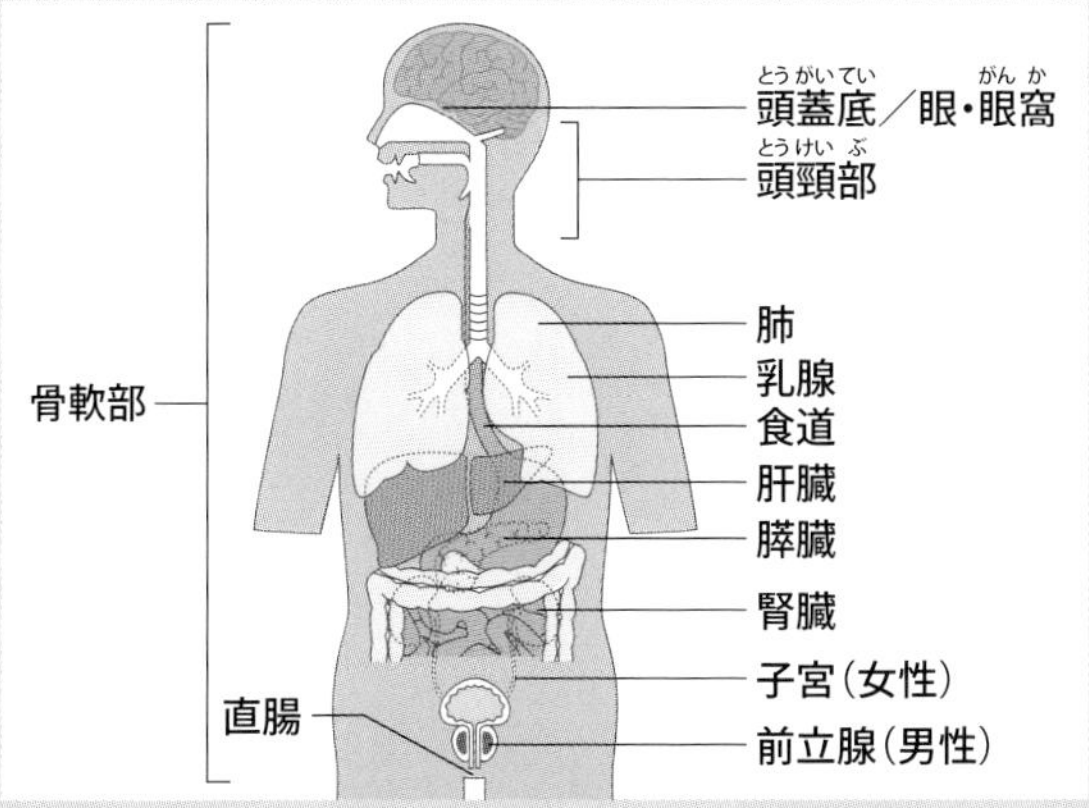

部位別の総患者数

量研機構 放射線医学総合研究所調べ

がんの部位、状態により、先進医療、臨床試験で重粒子線治療が行われている。

1994年6月～2016年3月

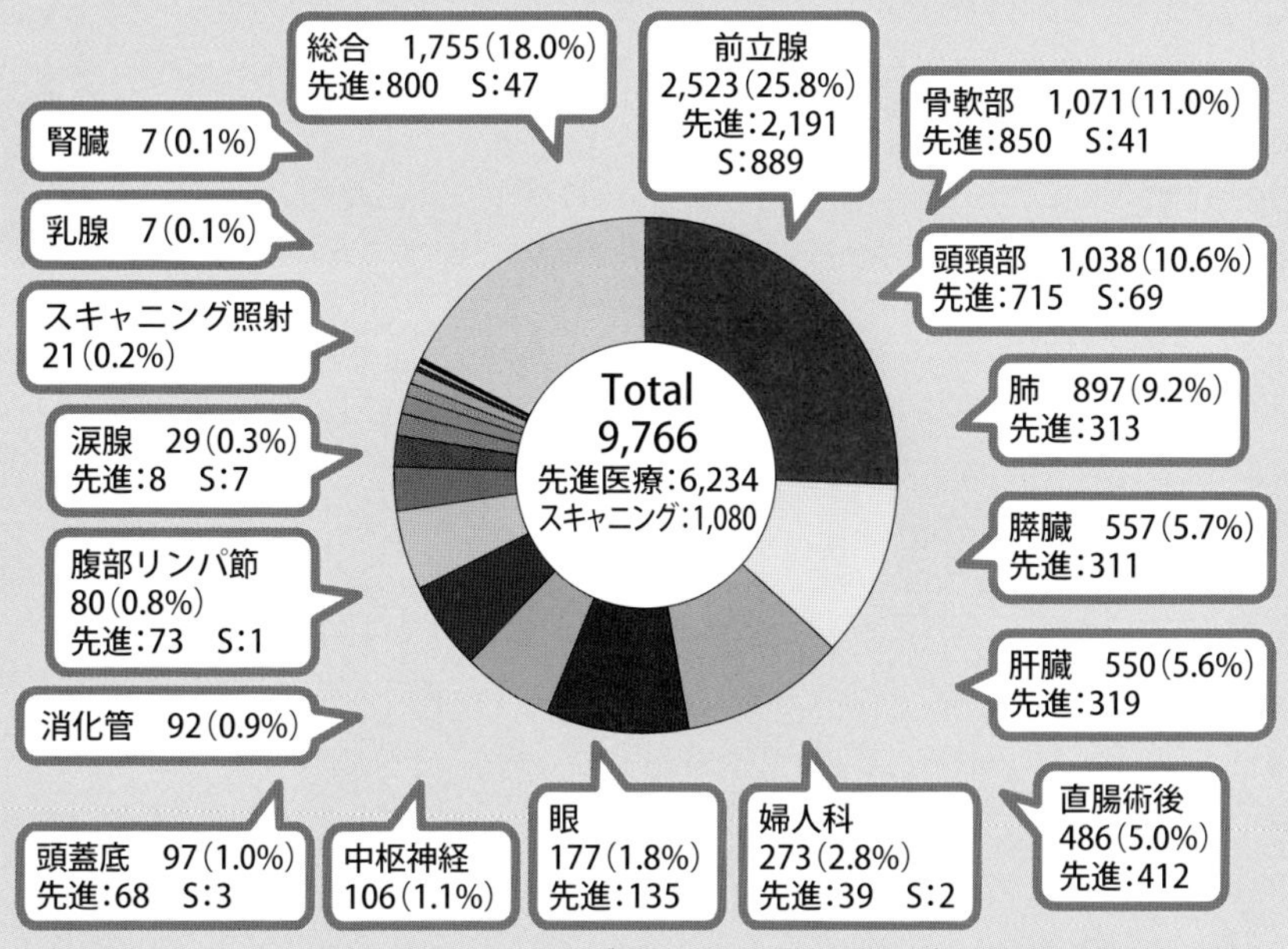

S：スキャニング照射　1cm程度の細いビームを用いる新しい照射法

●治療の実際

治療を受けるには

がんの発生部位、病期などから治療法として適しているかを判定

　重粒子線治療を受けるには、がんであるという確定診断が必要です。検査は腫瘍マーカー（がんから血液中に放出される特定の物質）を調べる血液検査と、超音波（エコー）、Ｘ線、ＣＴ、ＭＲＩ、ＰＥＴ、内視鏡などの画像検査を組み合わせて行われ、がんの疑いが強い場合、病変の一部を採取して顕微鏡で観察する病理検査で診断を確定します。さらに詳しい検査を受けてがんの発生部位や病変の広がりなどを調べます。

　病理検査によって、がんの組織や細胞の性質がわかるので、発生部位や病変の広がりと考え合わせることで、病期（がんの進行の程度を知る指標）が判定されます。

　がんの発生部位や病変の広がり、病期によって、重粒子線治療以外の治療法が確立されている場合は、その治療法での治療が優先されます。ほかの治療法が確立されておらず、重粒子線治療が適していると判断された場合に、初めて重粒子線治療が治療の選択肢となります。

　重粒子線治療の多くは「先進医療」として行われており、２８８～３５０万円（施設により異なる）の費用は全額自己負担です（民間の医療保険は契約によって使える場合があります）。そのほかに必要な検査や入院、薬などの費用は、健康保険が使えます。なお、手術のできない骨軟部腫瘍については、健康保険が適用されるようになり、その場合の治療費は3割負担で71万２５００円になります。

　患者さん自身が、がんと認識していて重粒子線治療を希望する場合、重粒子線治療施設に主治医からの紹介状を持参または送付し、改めて医師の診察を受けることになります。それぞれの施設で慎重に適応が検討されます。

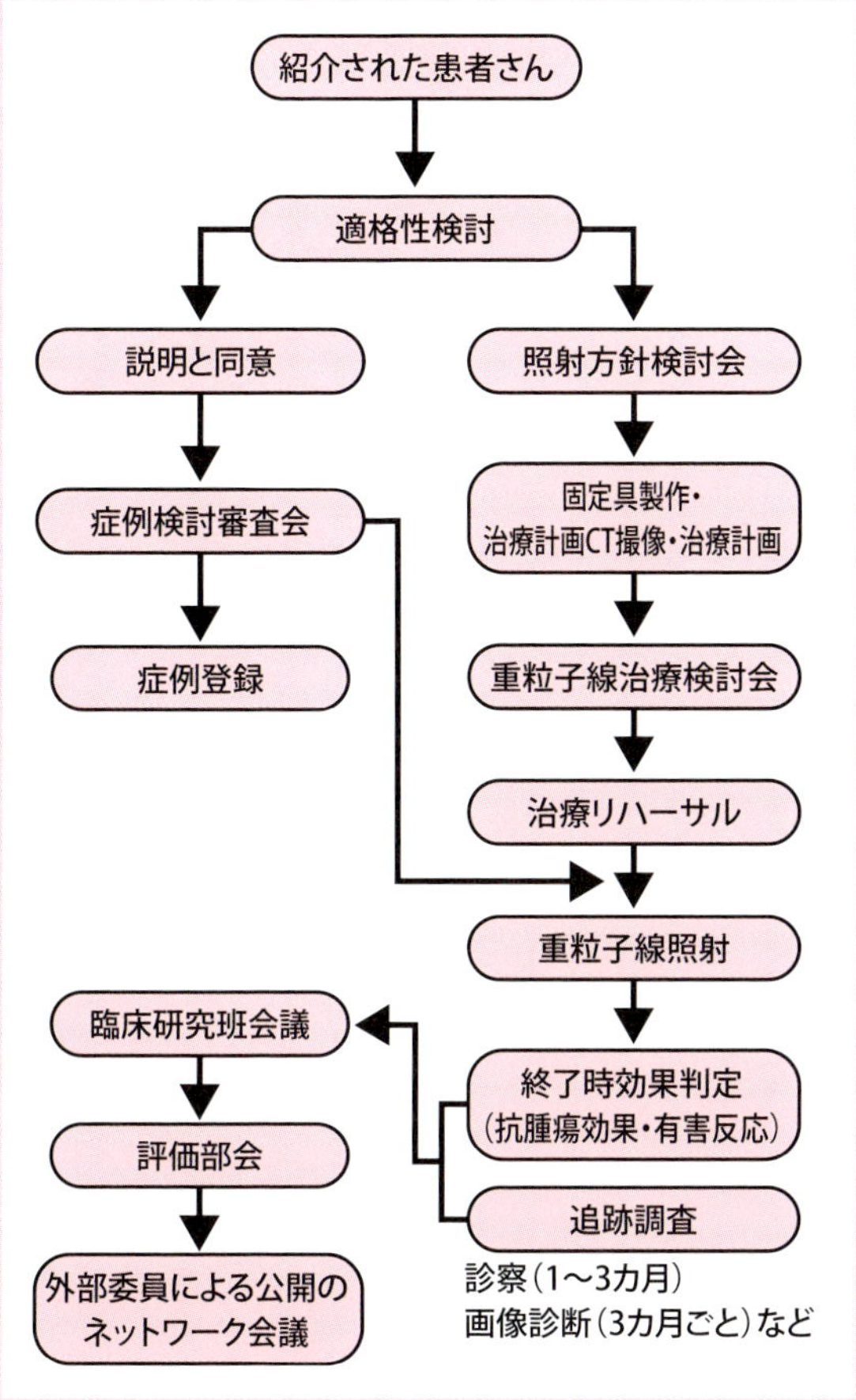

重粒子線治療の流れ

量研機構 放射線医学総合研究所病院では臨床試験や先進医療によるがん治療が行われている。

治療を希望し、紹介されてきた患者さんは、治療対象となるかどうかの判定を受け、患者さん本人が医師からの十分な説明を理解・同意し、倫理委員会に承認されれば、決められた手順に従って治療を受ける。

治療後は定期的な診察により治療効果が確認される。

資料提供：量研機構 放射線医学総合研究所

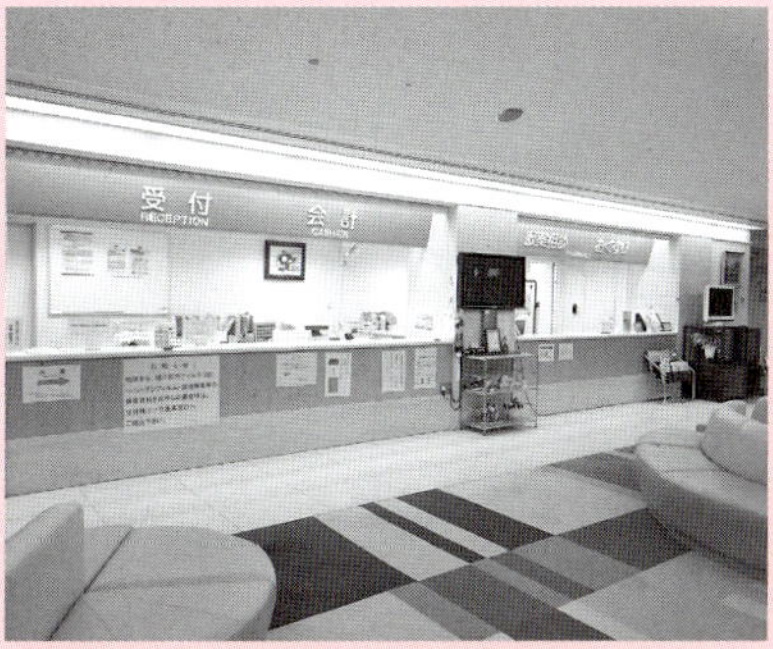

量研機構 放射線医学総合研究所病院の外来受付

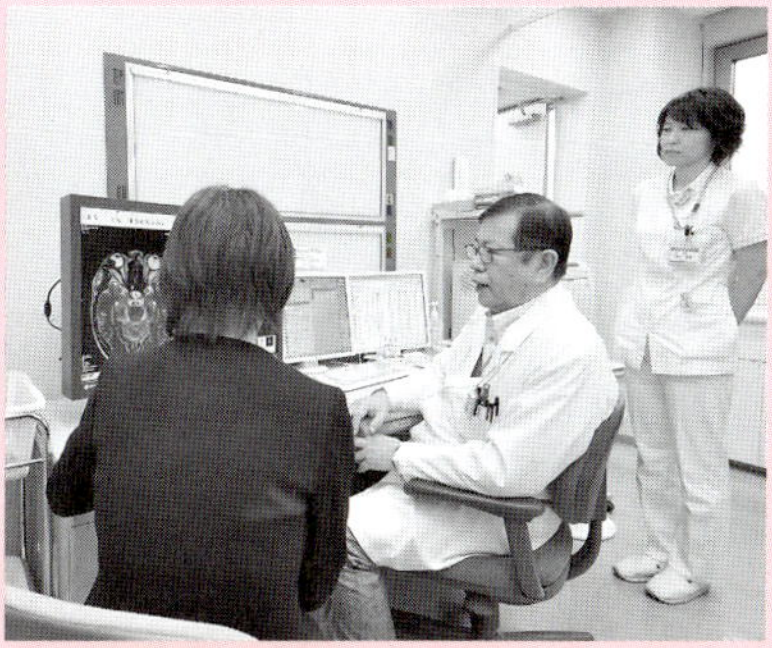

診察室にて　患者さんへの説明

治療の進め方

患者さんに合わせて照射範囲と深さを決める

重粒子線治療を受けることが決まったら、ＣＴ、ＭＲＩなどの検査により、がんの正確な位置や大きさを確認することが重要です。最初の診断時の検査で不十分な場合は、重粒子線治療を行う施設で改めて検査を行います。

また、病巣部に対して正確に照射するためには、体の動きやずれを少なくして、毎回同じ姿勢を取る必要があります。そこで、治療にあたっては、まず患者さんに合わせて身体を固定するプラスチック製などの固定具を製作します。

次に、固定具を装着して、治療計画用のＣＴを撮影し、その画像に対して照射する部位や周辺の重要臓器の輪郭をコンピュータ上に入力します。これをもとに医学物理士などの専門スタッフが、病巣部の深さや大きさを精密に計算し、医師の指示のもと、照射する重粒子線のエネルギー量（線量・単位グレイ）、照射する範囲の形状や方向、線量の配分などの治療計画が立てられます。治療計画については、医療スタッフによる検討会も開かれます。

その後、患者さんのがんの形状に合わせた正確な照射を行うために、照射の範囲を制限して形を決めるコリメータ（真鍮《しんちゅう》製）と、照射の深さ方向の到達範囲を調節するボーラス（ポリエチレン製）を製作します。照射口にコリメータとボーラスを設置することで、重粒子線がピンポイントで病巣の形状に沿うよう調整されます。さらに、治療開始前に治療リハーサルが行われ、照射の位置が正確に確認されます。

なお、最新の治療システムでは、コリメータとボーラスが不要で、より複雑ながんの位置、形状に対応できるスキャニング照射（＊）も行われています。

（＊）113ページ参照

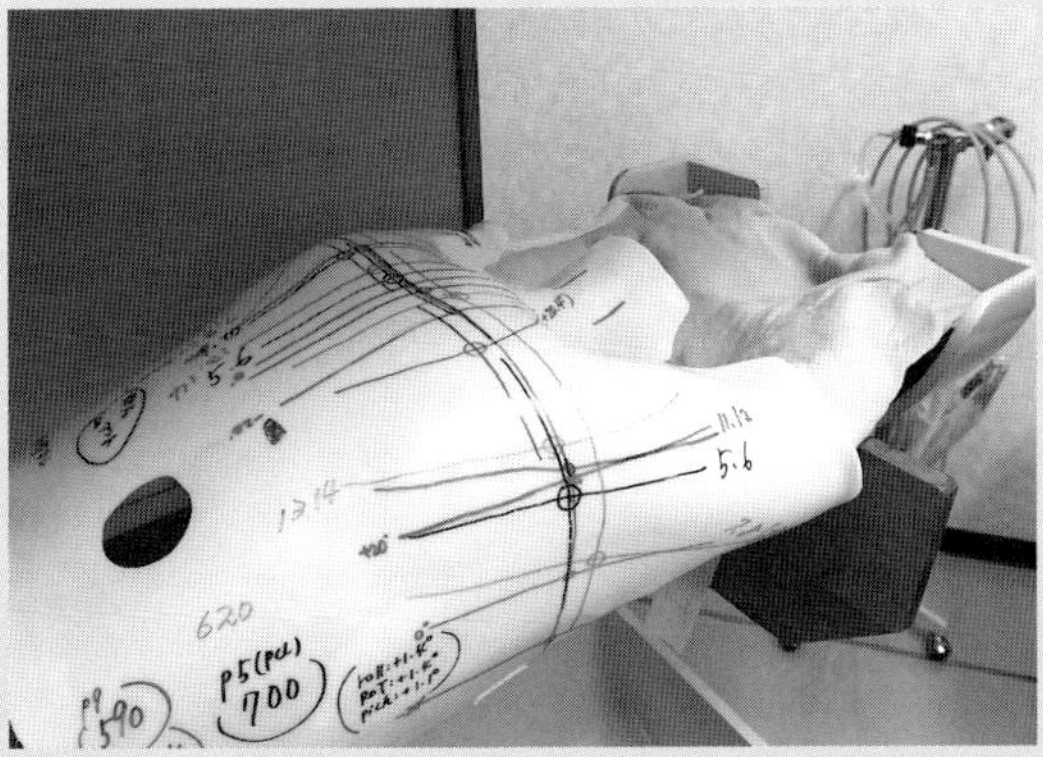

●正確な照射のための固定具

治療中に体が動かないよう固定するため、患者さんに合わせて作る。照射位置のずれを防いでピンポイント照射を可能に。写真は肺がん患者さん用

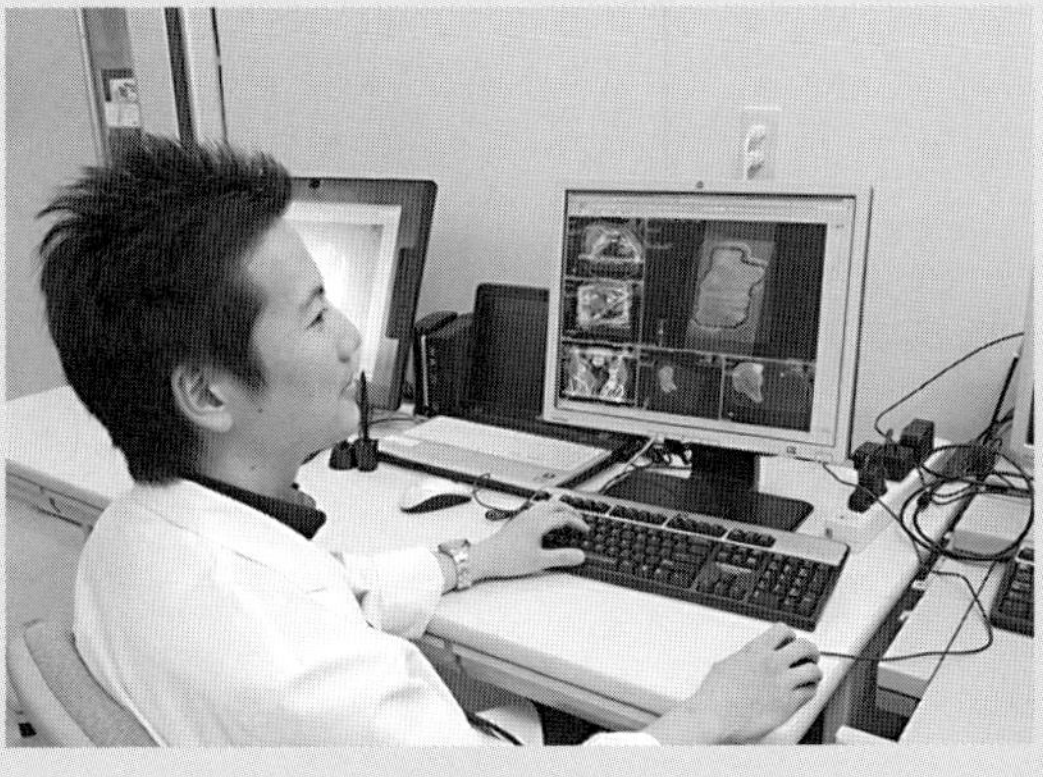

●治療計画を作成

医学物理士が医師の治療方針のもと、患者さんのがんの位置や状態に合わせ最適な照射を行う治療計画を作成

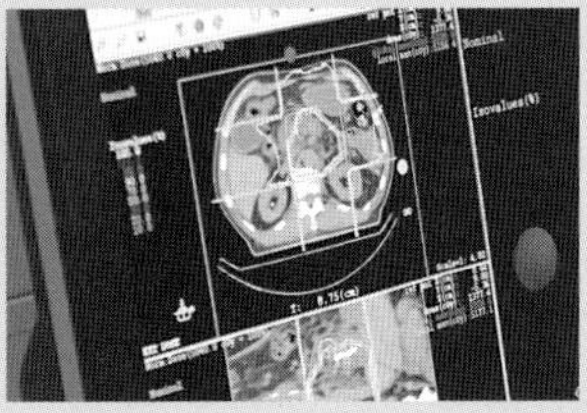

コンピュータによる治療計画

写真提供:量研機構 放射線医学総合研究所

重粒子線照射のしくみ

照射口部分にセットされたリッジフィルターで重粒子線のブラッグピークの幅を調節。コリメータで照射範囲を絞り、ボーラスで到達する深度を調整して、がんの形に合わせ、効果の高い照射を行う。

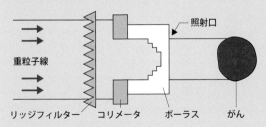

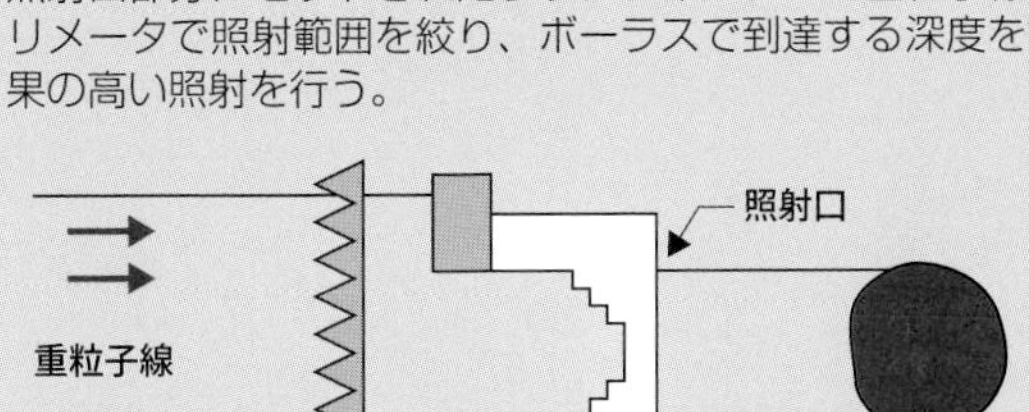

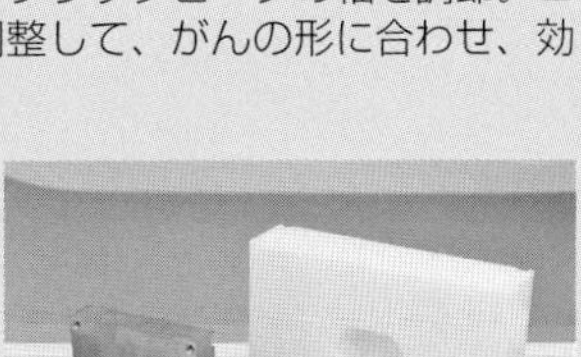

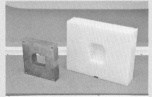

コリメータ(真鍮《しんちゅう》製·左)とボーラス(ポリエチレン製·右)

重粒子線の照射

照射は1日1回で数週間 痛みや不快感はない

患者さんは治療着に着替え、治療台に横になります。診療放射線技師があらかじめ製作していた固定具で体を固定します。次に、診療放射線技師は操作室で、リハーサル時に作成した画像をもとに1ミリ以下の誤差で位置合わせを行います。位置合わせに15分ほどかかります。

その後、治療装置を操作し、重粒子線を照射します。照射は垂直方向と水平方向の2方向から行いますが、治療台を20度ずつ傾けることで、計4方向から照射することができます。

重粒子線治療施設によっては、あらゆる方向から照射できる「回転ガントリー」と「スキャニング照射法」という最新設備が設置されているところもあります。

重粒子線の治療は一般に何回かに分けて行われます。照射は1日1回で週に5日間、1回の治療時間は数分から数10分（照射自体は2～3分）となります。照射回数はがんの種類や病期などによって異なり、治療計画に基づいて、決められた線量、回数を照射します。治療期間は短いもので1週間（肺がんでは1回のみの照射もあり：38ページ参照）、3～4週間の場合が多く、長いもので5週間となっています。

照射中、患者さんは治療台にじっと横になっているだけで痛みや不快感を覚えることはなく、体への負担の少ない治療法です。

がんの種類によっても異なりますが、原則として入院して治療する施設と、通院で対応する施設があります。近隣の宿泊施設と提携して、そこからの通院が可能な施設もあります。また、ほかの疾患を合併している患者さんの場合、近隣の病院に入院して、そこから重粒子線治療に通う場合もあります。

●治療室内

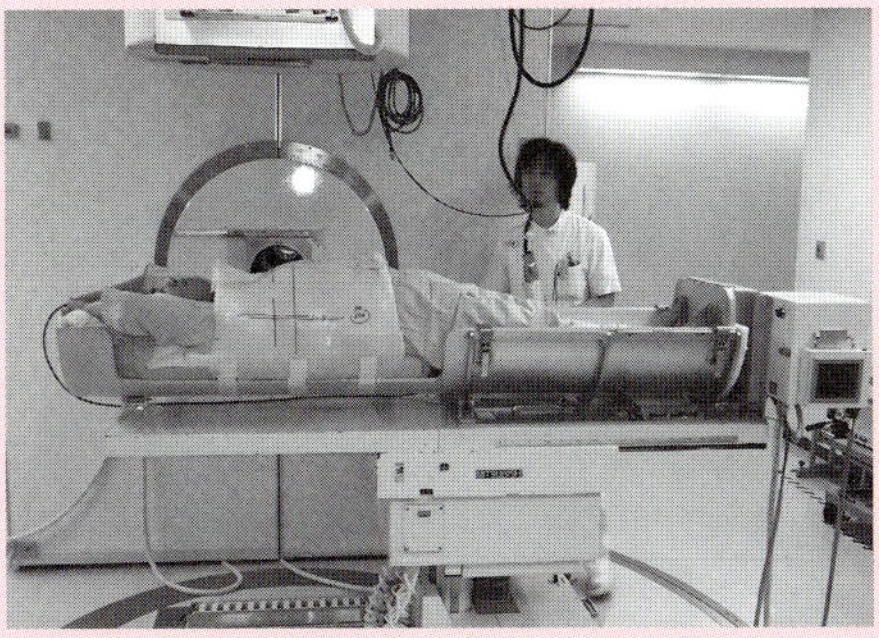

患者さんは治療台に横たわり、診療放射線技師が固定具で体を固定し、照射の準備を整える

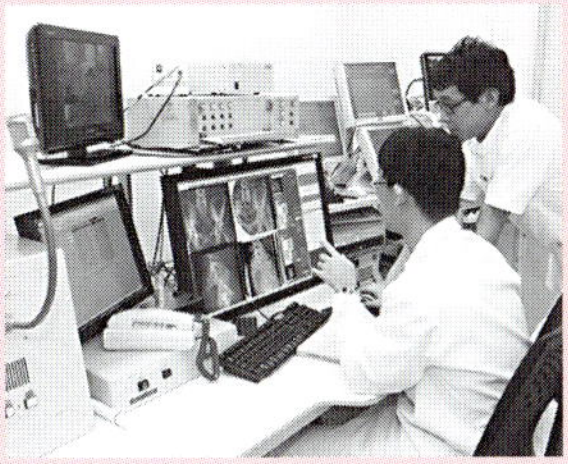

治療室に隣接する操作室のモニターで治療計画の画像と実際の患者さんの位置を合わせる

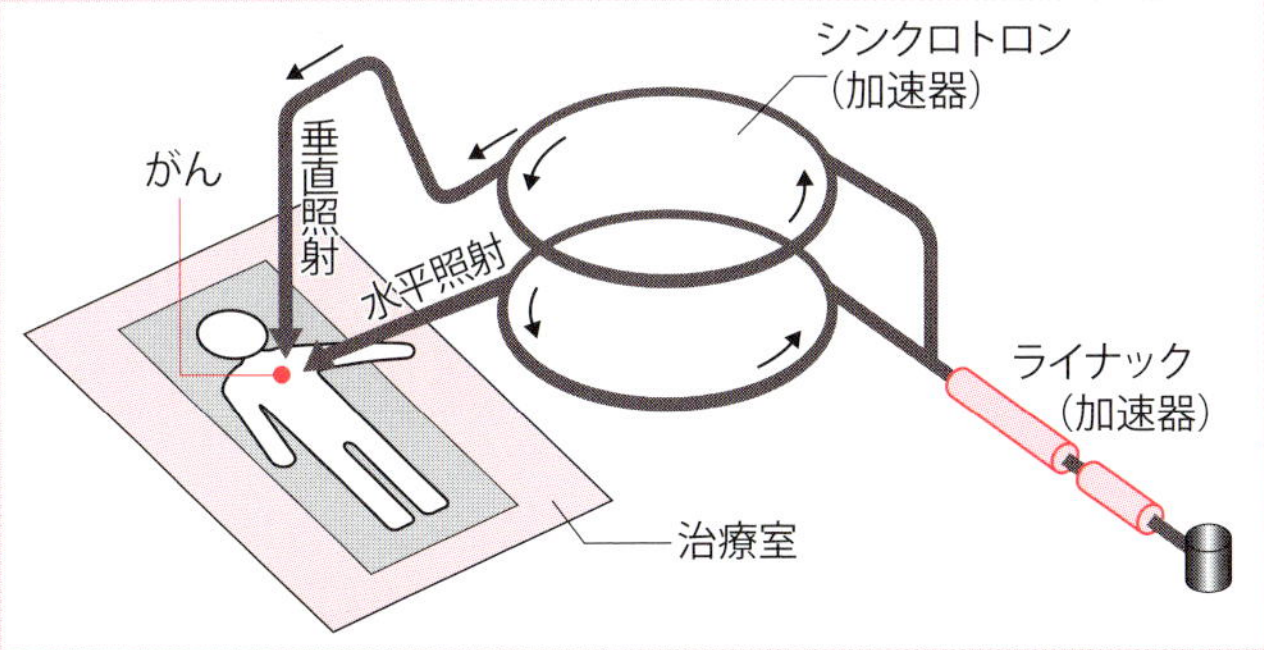

写真・資料提供：
量研機構 放射線医学総合研究所

照射の手順

治療着に着替え
治療台に横になる

▼

固定具で体を固定

▼

治療計画の画像をもとに
位置合わせ

▼

重粒子線を照射

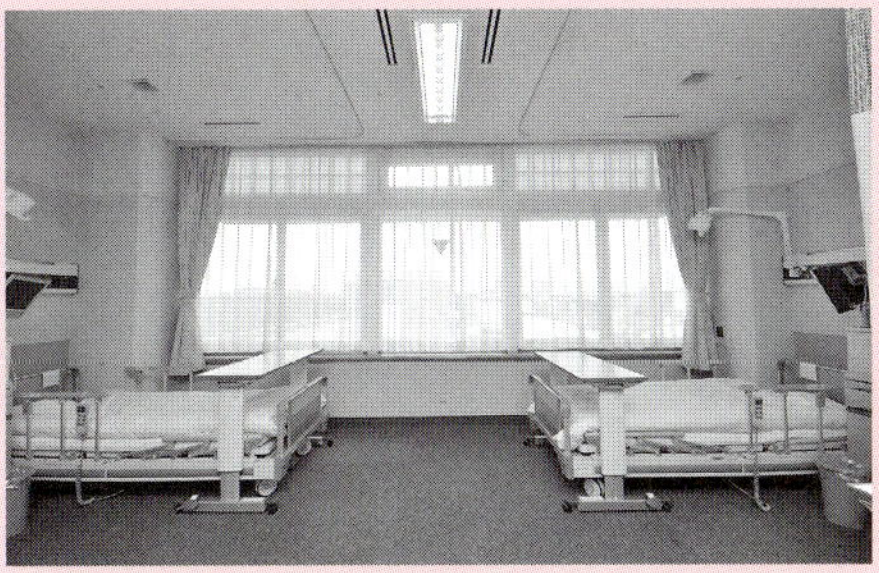

放射線医学総合研究所病院の病室。
この病院での治療は、原則として
入院で行われる

●治療の実際

効果・合併症

線量や照射法の工夫で重い合併症はほとんどない

重粒子線治療を受けて2年後の経過で、治療を受けた同じ場所にがんの再発や再燃が認められない患者さんは、がんの部位によってバラつきがあり、約50~１００％（局所制御率／＊1）となっています。生存期間は多くの部位で、他の局所療法とほぼ同じ結果が出ています。重粒子線治療の場合、他の治療法では治療の難しい進行がんの患者さんが多いことを考えると、良好な結果といえるでしょう。

　治療によって腫瘍（がん）が縮小した、もしくは腫瘍の成長が止まった割合を局所制御率といいますが、重粒子線治療では、たとえば早期非小細胞肺がんの３年局所制御率は90％を超えています。また、肝がんでは局所制御率が85~95％、前立腺がんではほぼ１００％となっています。

　重粒子線治療による合併症には、照射直後におこるもの（早期合併症）、治療が終了してから半年~数年後におこるもの（晩期合併症）があります。がんのある部位や、照射量や回数など患者さんの状況によって、現れ方はさまざまです。重粒子線治療が臨床に用いられはじめた当初は、晩期合併症として潰瘍《かいよう》や穿孔《せんこう》がみられる患者さんもいましたが、その後、多くの努力が重ねられてきました。その結果、もともともっている集中度をさらに高めるいろいろな工夫によって、周囲の正常な細胞への影響を最小限にとどめ、合併症を減らすことが可能になっています。数多くの試みから安全に治療を完了できる線量が明らかにされており、緻密な照射計画によって合併症を防ぎ、また、予想される合併症に対しては事前に対策を準備するなど、治療にあたっては、万全の措置がとられています。

（＊1）114ページ参照

●治療の実際

集学的治療

他の治療法と併用することで治療成績の向上を目指す

重粒子線治療は、放射線治療の一種であり、一般の放射線治療と同様、他のがん治療法と組み合わせる併用療法が行われ、これを集学的治療と呼びます。手術と併用する場合や、抗がん薬による化学療法と併用する場合があり、がんの種類によっては、手術と化学療法と重粒子線治療の3つを組み合わせて行う場合もあります。ただし、放射線は一定の線量を超えて照射すると体への負担が大きくなってしまうため、重粒子線治療とほかの放射線治療を組み合わせることは難しいとされています。

頭頸部がんの粘膜悪性黒色腫では、重粒子線治療と抗がん薬による化学療法を組み合わせることで、5年生存率（＊2）が33％から60％まで向上しています。

手術ができないと判断された骨軟部肉腫（＊3）でも、重粒子線治療と化学療法を組み合わせることで、5年生存率が約60％にまで向上しました。この数字は手術できる骨軟部肉腫とほぼ同じ成績です。もともと手術ができないと判断されたのは、かなり進行した状態なので、治療の難しいがんに対して、重粒子線治療を含む集学的治療が効果を発揮している好例といえるでしょう。

食道がんでは、扁平上皮がん（＊4）に対して、手術前に重粒子線治療と化学療法を組み合わせる臨床試験が行われています。

また、膵がんの重粒子線治療では、術前照射や、化学療法との併用が先進医療として行われ、重粒子線照射、手術、化学療法を併用する臨床試験もはじまっています。

重粒子線治療の普及とともに、今後、集学的治療への取り組みの増加が予想されます。

（＊2、4）114ページ参照　（＊3）113ページ参照

●これからの治療

日本発の治療技術
重粒子線治療の今後～課題と展望

近年の照射技術の進歩をはじめ、施設のコンパクト化など、重粒子線治療の今後の展望について、辻比呂志先生に伺いました。

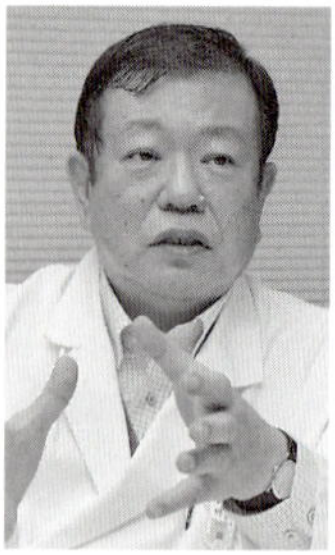

辻 比呂志
（つじ・ひろし）
国立研究開発法人
量子科学技術研究開発機構
臨床研究クラスタ
重粒子線治療研究部部長

重粒子線治療のトップを走る日本

「20年かかって、本当の意味で重粒子線治療が普及していく光が見えてきました」２０１６年春より一部のがんに対して保険診療が認められ、これまで重粒子線とともに歩んできた辻先生も一つの大きな節目を迎えたといえます。

重粒子のがん治療への応用は、世界に先駆けて、１９９４年、日本の国立研究開発法人量子科学技術研究開発機構 放射線医学総合研究所（以下放医研）で行われた試みによって始まりました。以来20数年、放医研は、一貫して重粒子線治療の研究と臨床応用に尽力し、世界で群を抜く症例数を誇っています。現在、治療開始を予定している施設を含め、国内の重粒子線治療施設は7カ所になっています。

日本の重粒子線治療による症例数は、世界全体の85％以上を占めており、臨床研究、先進医療を含めその大部分（約1万名）が放医研の実績です。多くの経験が積み重ねられながら、これまでは治癒が望めなかったがんが、重粒子線によって高い局所制御率が得られること、ごく短期間で安全に治療が終了できることなどが確認されてきています。

この間、臨床の最前線で治療成績の向上を牽《けん》引《いん》しつづけてきた辻先生が確信をもって指摘するように「重粒子線の治療において、質・量ともに日本がトップであることは、世界中の誰も否定できない」事実といえます。

装置小型化、コスト低減へ

そうした、いわば放医研の独走体制を支えてきたのが、重粒子線がん治療装置ＨＩＭＡＣです。直径42mのシンクロトロン加速器を備える大型の装置は、総工費約３３０億円と、費用もまた膨大《ぼうだい》でした。

「装置の小型化、コストの低減が重粒子線治療のもっとも大きな課題です。治療効果が高く、合併症が少ない質の高い放射線治療が実践できても、この課題が克服されない限り、普及の進展は難しいでしょう」。

その取り組みが形として結実したのが、群馬大学に設置、稼働している普及小型重粒子線治療装置です。ＨＩＭＡＣと同等の性能をもちながら、コスト、サイズともにＨＩＭＡＣの３分の1程度に抑えられました。放医研は、物理工学、生物研究においても、その成果を生かし、国内外の重粒子線がん治療施設、研究機関、大学などと連携しながら、建設導入への協力、新しい技術開発やその普及に貢献しています。

効果を上げる次世代の照射技術〜回転ガントリーとスキャニング照射法

「合併症と治療の効果は表裏一体」で、腫瘍への攻撃力だけを考えれば、照射量をできるだけ増やせばよい、しかし、それでは、周辺の正常な臓器にも影響が大きくなり合併症が出現する可能性が大きくなってしまう。かといって、周辺臓器への影響ばかりに配慮していては治療効果が低下してしまう。そのせめぎ合いのなかで、標的への集中度を高める工夫、技術の追究もまた、重粒子線治療の重要な課題です。

ほかの線種（X線、陽子線）ではすでに標準になっている「回転ガントリー」（照射口が３６０度回転し、患者さんは仰向けに寝たままの状態で、どの方向からでも標的を狙えるシステム）

日本発の治療技術

が導入できれば、狙いをつけにくい位置にある腫瘍でも、患者さんに無理な姿勢を強いることなく、効率よく、最適な角度からの照射が可能になります。

重粒子線の回転ガントリーの一号機は、すでに、ドイツで実用化されていましたが、搭載しなければならない電磁石が非常に大きく、回転部の重量は６００トンを擁《よう》し、同様のシステムでは普及は困難でした。そこで、いかに電磁石を小型化し、装置自体をコンパクトにするか、が模索されてきました。

それを可能にしたのが、「世界初の超伝導技術」です。超伝導技術の応用によって高速で強力な磁場が形成でき、電磁石は飛躍的に小型化したのです（直径11m、長さ13m、重さ３００トン弱）。２０１６年より、放医研に導入され、臨床試験の開始に向けて準備中です。

もう一つの画期的な照射技術が、スキャニング照射法です。これは、複雑な腫瘍の形状に沿って、まるでマーカーで塗りつぶすように正確に重粒子線を照射できるもので、周囲への余分な照射を最小限にとどめることができるシステムです。さらに、呼吸によって動く標的もずれなく捉え、位置の誤差を回避できます。これらを組み合わせることで、従来から、高い集中度を誇る重粒子線の特徴がさらに生かされ、安全で有効性の高い治療の提供が期待されます。

「なるべく合併症を出さずにしっかりとがんを治す。いろいろ悩みながらの試みでしたが、回転ガントリー、スキャニング照射の導入によって、理想に近い形の治療ができるようになると思います。装置がコンパクトになったことで、普及に勢いがつきはじめるのではないでしょうか。将来的には、これまでのX線治療と同じような環境で、重粒子線治療が受けられるようになる日がくる。患者さんへの恩恵も考慮して、重粒子線に携わる者としては、そんな日が待たれます」。

32ページからの「部位別に見るがんの治療」は、編集部調査による内容に基づき構成しています。

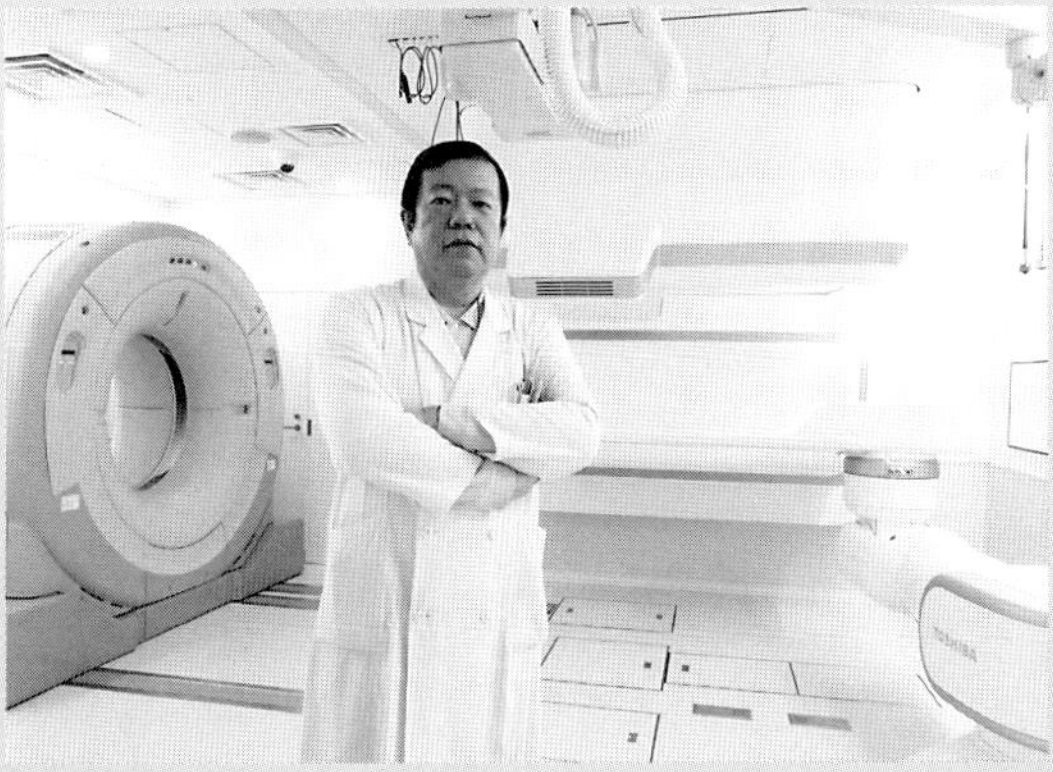

治療室に立つ辻 比呂志先生

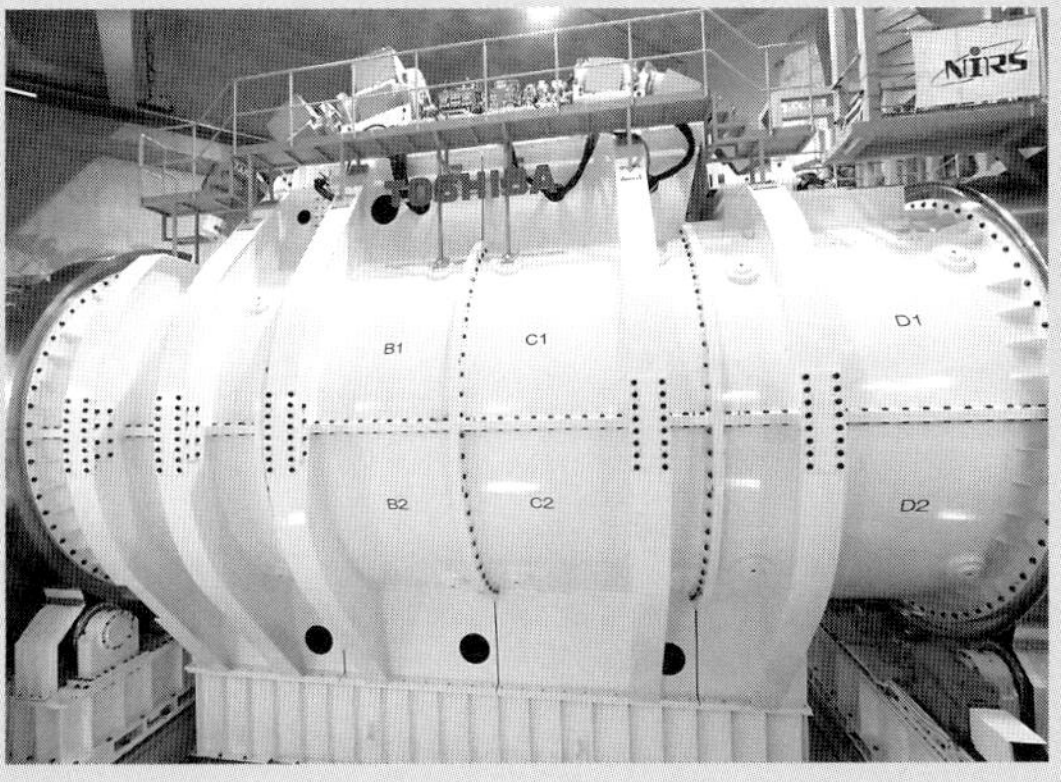

●回転ガントリー

超伝導技術により小型化・軽量化が実現した。上部に超伝導電磁石、スキャニング電磁石が設置されている。筒状の装置の内部が治療室

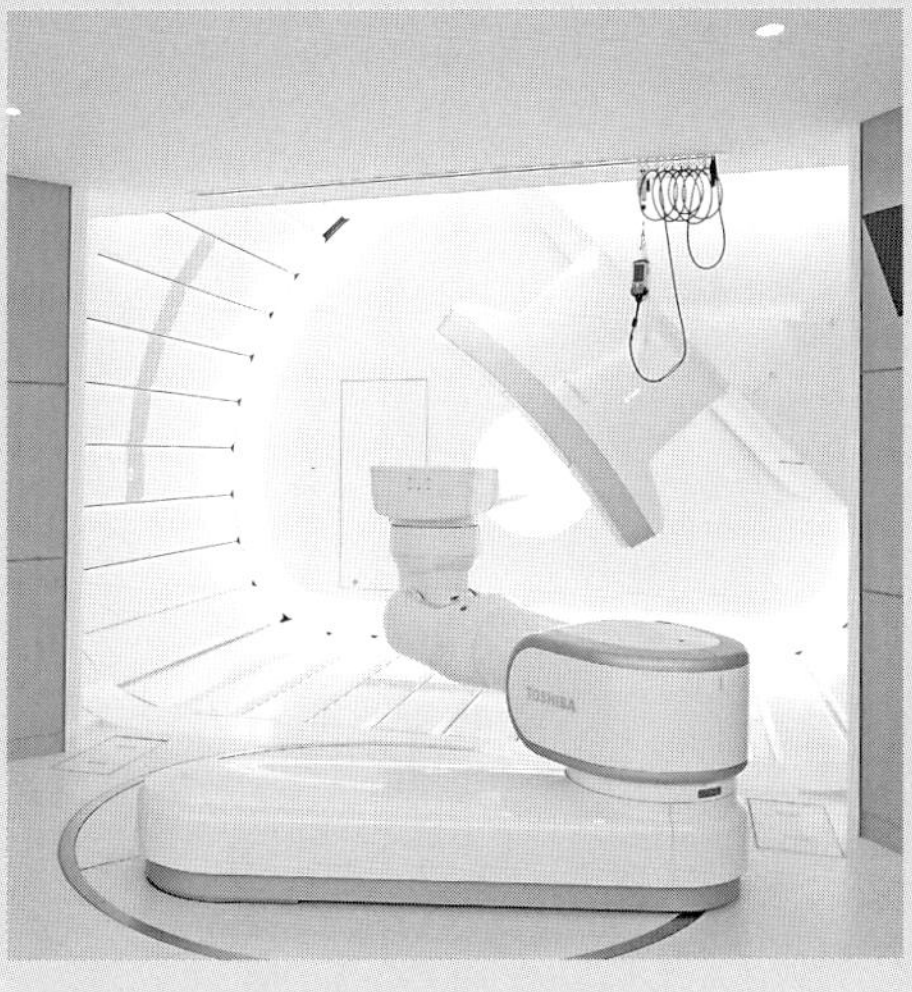

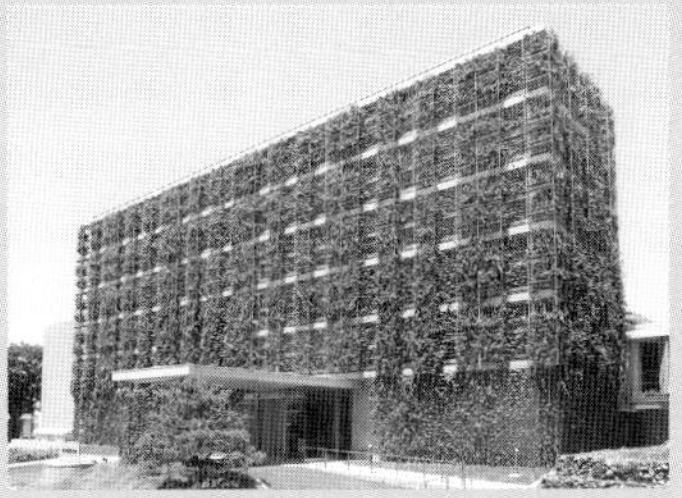

新治療研究棟。地下に回転ガントリーを備えた治療室がある

●治療室（回転ガントリー内部）

患者さんがロボット制御の治療台に横たわると、治療台がガントリー内部に移動し、照射口が回転して照射が行われる

頭蓋底／頭頸部

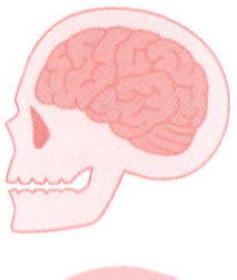

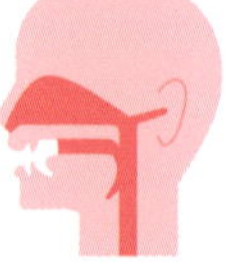

頭蓋底《とうがいてい》、および頭頸部《とうけいぶ》（首から上）に発生するがんの多くは、脳、脊髄、眼球、視神経、嗅神経、聴神経など重要な臓器・器官に隣接する場合があります。

がんの発生した位置によっては、手術では安全に病巣に到達できない、また、手術で完全に取りきれたとしても顔面などの変形が著しく、大きく見た目（整容性）が損なわれてしまうなど、手術が不可能と判断されれば、X線による治療が選択されます。

しかし、その場合も、周辺の正常な組織への影響を抑え、機能を損なわないように配慮すると、がんに対する効果を十分に得られるまで照射量を増やすことができず、通常のX線では治療が困難になることも少なくありません。

さらに、頭蓋底や頭頸部に発生するがんのうち、扁平上皮がん（＊1）は放射線が比較的効きやすい（感受性が高い／＊2）とされますが、扁平上皮がん以外のタイプ（組織型）が多いことも治療を難しくする要因となっています。

そこで、X線よりも集中度が高い特性を生かし、重粒子線による治療の可能性が検討され、安全性、有効性が示されています。

頭蓋底のがん

頭蓋底のがんでは、第2頸椎より上部に位置する傍頸髄《ぼうけいずい》から発生した脊索腫《せきさくしゅ》、髄膜腫、軟骨肉腫などの骨軟部腫瘍（＊3）に対し、2004年より先進医療が行われています。

これらのがんに対しては、16回60・8グレイが推奨線量とされ、5年局所制御率（＊4）、5年生存率（＊5）とも85％を超えるよい成績が得られています。早期にみられる皮膚や粘膜の合併症についても、遅発性にみられる脳や脊髄の合併症についても、深刻な症状の発生はなく安全性が確認されています。

（＊1、2、4、5）114ページ参照　（＊3）113ページ参照

2016年4月より、骨軟部腫瘍に対する重粒子線治療には公的医療保険が適用されることになりました。頭蓋底の骨軟部腫瘍も健康保険で治療を受けることができます。

頭頸部のがん

頭頸部のがんでは、唾液腺、鼻腔・副鼻腔、咽頭、口腔などに発生した扁平上皮系以外のが

頭蓋底の腫瘍

●頭蓋底の位置と形状（頭頂部方向から見た図）

頭蓋骨の底の部分で、脳を下側で支えている。多くの孔《こう》があいていて、大孔《だいこう》を延髄が通って脊髄へとつながり、視神経、嗅神経、聴神経など多数の脳神経が複雑に走っている。

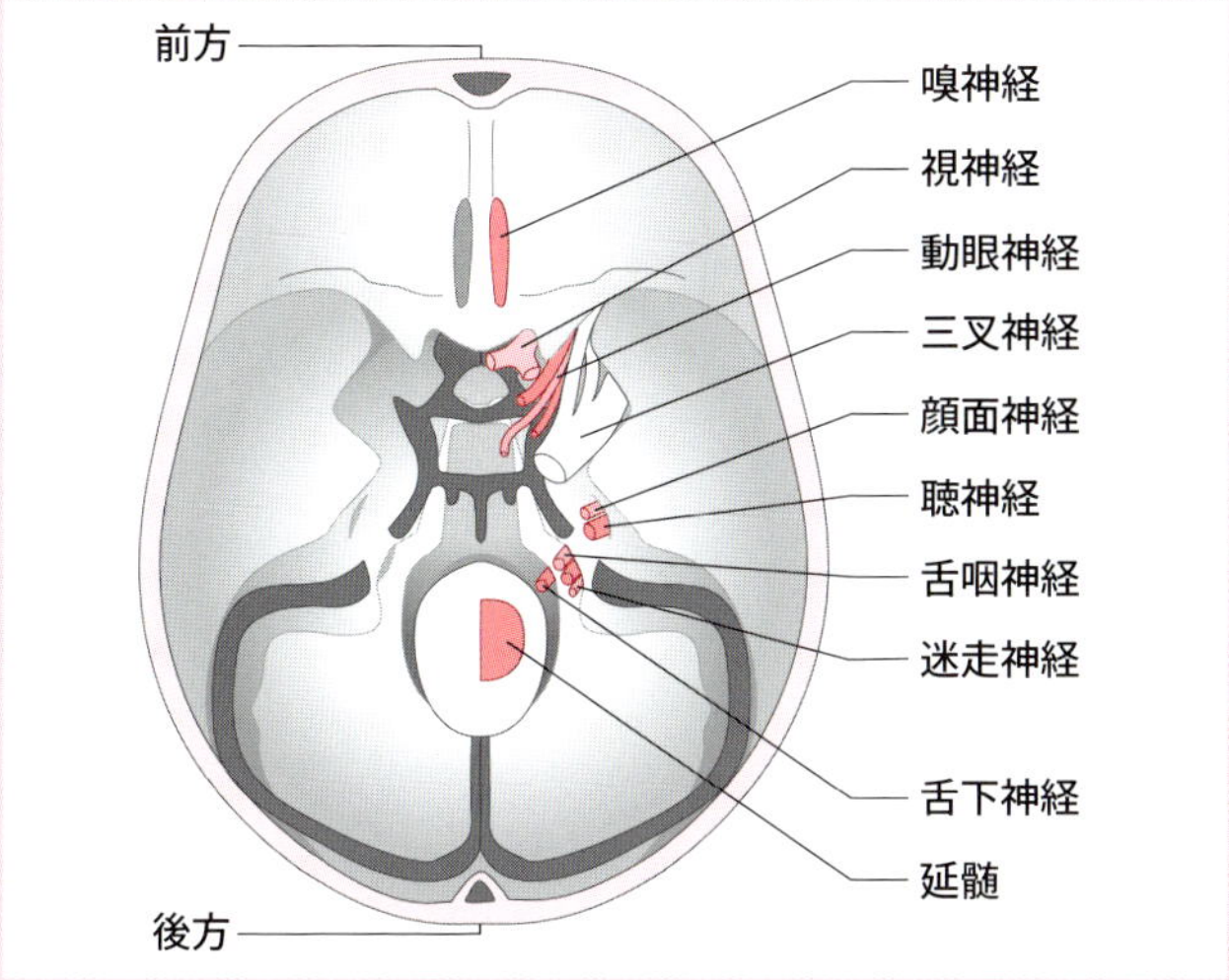

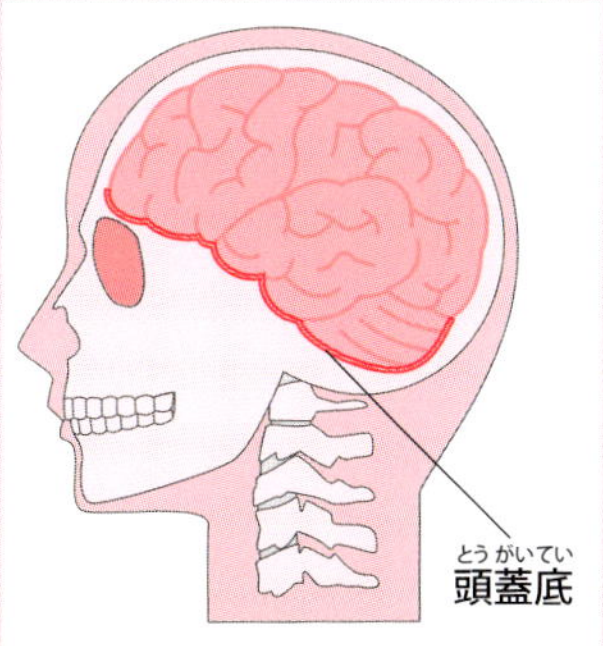

●治療成績

照射法	16回/4週
患者数	84人
3年局所制御率	93%
3年生存率	92%
5年生存率	85%

量研機構 放射線医学総合研究所：2004.4～2013.2

ん（粘膜悪性黒色腫、腺様のう胞がん、腺がん／*、骨軟部腫瘍など）に対し、２００３年11月より先進医療として治療が行われています。

適切な線量、分割回数を検討する臨床試験を経て、97年4月から重粒子線単独で4週16回64グレイまたは4週16回57・6グレイの治療が行われています。２０１１年２月までに治療を終えた４０７例（腺様のう胞がん１５１例、粘膜悪性黒色腫１０２例、腺がん50例ほか）に関しては、５年局所制御率は約80％でした。ただし、頭頸部領域の骨軟部肉腫では約24％と非常に低い局所制御率しか得られず、４週16回70・４グレイに線量を上げた治療が試みられ、予期せぬ合併症の発生もなく、83％という高い制御率が確認されています。

さらに、５年累積生存率で組織型での効果を比較すると、腺がんや腺様のう胞がんでは約70％であったのに対し、粘膜悪性黒色腫では約40％と低くなっており、粘膜悪性黒色腫は重粒子線単独治療では、十分な効果が得られないことが明らかになりました。

粘膜悪性黒色腫

わが国の頭頸部領域の皮膚を含む悪性黒色腫が全身の悪性黒色腫に占める割合は、33～56％とされ、欧米（２・７～７・６％）に比べると比率が高くなっています。

通常のＸ線単独、抗がん薬単独では治療が困難で、手術が第一選択となるがんですが、切除が広範囲にわたることになり、再発予防に十分な切除は機能面や美容面から不可能な場合も多くなります。そのため、放射線治療、抗がん薬治療、免疫・ホルモン治療を併用して治療が進められていますが、予後は必ずしも満足のいくものでなく、５年生存率は約30％と報告されています。

重粒子線治療の効果が期待されていましたが、先に述べたように、単独の治療では、80％程度の局所制御率が得られながらも、治療後に高い頻度で遠隔転移がみられ、生存率は約40％にとどまるという結果でした。治療開始前の検査・診断によってリンパ節転移、遠隔転移ともに転

（＊）114ページ参照

移がない患者さんを対象にしているにもかかわらず、実際には潜在性の転移がすでに存在していたと推測されます。

そこで、こうした潜在性の転移を抑制したうえで重粒子線治療を行う、化学療法併用の治療の効果を確認する臨床試験が、２００１年４月より開始されました。

併用する化学療法は、悪性黒色腫に対して国

頭頸部のがん

●治療期間　頭頸部…4週間／涙腺…3週間

●頭頸部の位置と形状

頭蓋底の下から、鎖骨の上までの部分に当たり、唾液腺、鼻腔・副鼻腔、咽頭、口腔などが含まれる。呼吸や咀嚼《そしゃく》・嚥下《えんげ》、見る・聴く・話すなどの感覚にかかわり、生活の質に大きく関与している。

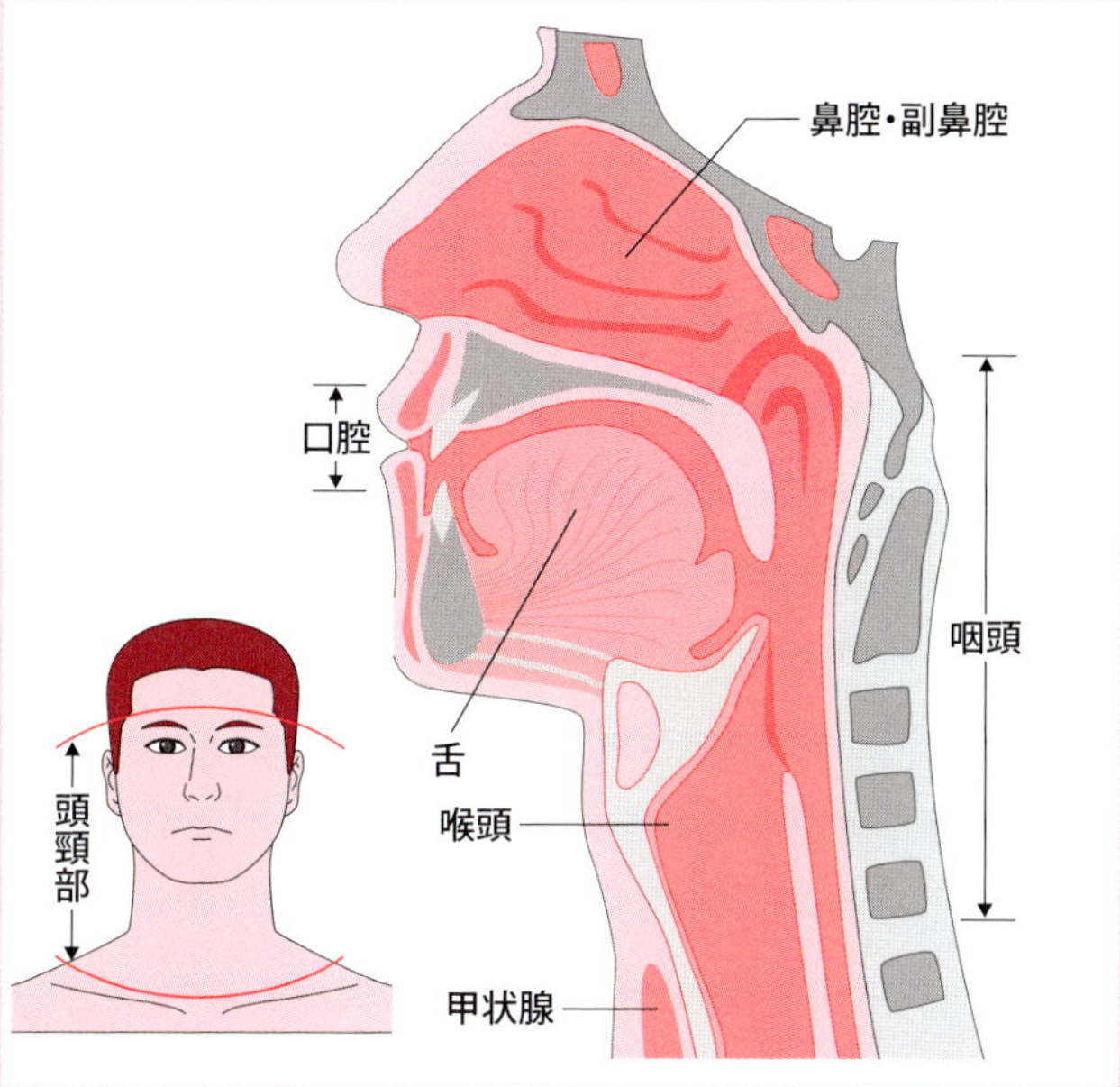

●治療成績

	頭頸部（骨軟部） 2008～2013先進医療	頭頸部（悪性黒色腫） 2003～2013先進医療
照射法	16回/4週	16回/4週 化学療法併用
患者数	44人	120人
3年局所制御率	89%	82%
3年生存率	71%	62%
5年生存率	52%	50%

量研機構 放射線医学総合研究所

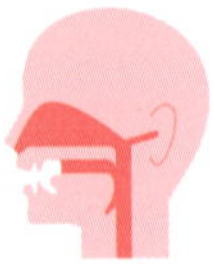

頭蓋底／頭頸部 <--- ●部位別に見るがんの治療

内で最も効果があるとされているＤＡＶ療法です。ＤＡＶ療法は、ダカルバジン（ＤＴＩＣ）、ニドラン（ＡＣＮＵ）、オンコビン（ＶＣＲ）の3種類の抗がん薬を用いる治療法です。

抗がん薬を加えたことによる副作用としては、骨髄機能の抑制、肝機能の低下、食欲不振などがみられましたが、深刻な症状を示す患者さんはなく、重粒子線治療の合併症が増悪する患者さんもみられませんでした。

重粒子線単独治療の場合に比較し、5年累積生存率は64％と改善されています。２００３年より、この併用療法が先進医療として行われています。

涙腺がん（上皮性悪性腫瘍）

涙腺がんは、涙腺から発生するがんで、放置しておくと疼痛や視力障害がおき、いずれ全身に転移し、生命が脅かされます。手術による治療が一般的で、ほとんどの患者さんに対し、眼球をはじめ眼窩《がんか》内の組織をすべて切除する眼窩内容除去術が行われます。手術後、再発予防を目的に放射線治療や抗がん薬治療を組み合わせて用いますが、予後はあまり良好とはいえず、約半数の患者さんで再発がみられるといわれています。

涙腺がんに対し、重粒子線治療を行う最大の目的は、病巣へ集中して高い線量を照射することによって、腫瘍を治す＝がんの増殖を抑え、全身転移を防いで生存率を高めることです。もちろん、正常組織への影響が少ないという特徴から、できる限り、眼球の温存、視力の温存が目指されますが、がんの発生した位置や大きさなどによっては、視力が低下する、眼球摘出が必要になるといった経過を避けられない場合があります。

初期の臨床試験では、視力の温存率を高めるために治療範囲をできるだけ狭めて（ＭＲＩやＣＴによって確認される病巣＋最低限のマージン）照射を行ったところ、数人の患者さんでは治療範囲周辺の部分からの再発が認められています。

線量については12回48グレイから始め、その後12回52・8グレイに増加した治療が行われ、治療範囲を広めにした12回52・8グレイが望ましい照射法とされ、先進医療として行われています。

その他、日本ではまれですが、眼球の悪性黒色腫を対象とする重粒子線治療が先進医療として実施され、91％という高い眼球温存率を示しています。

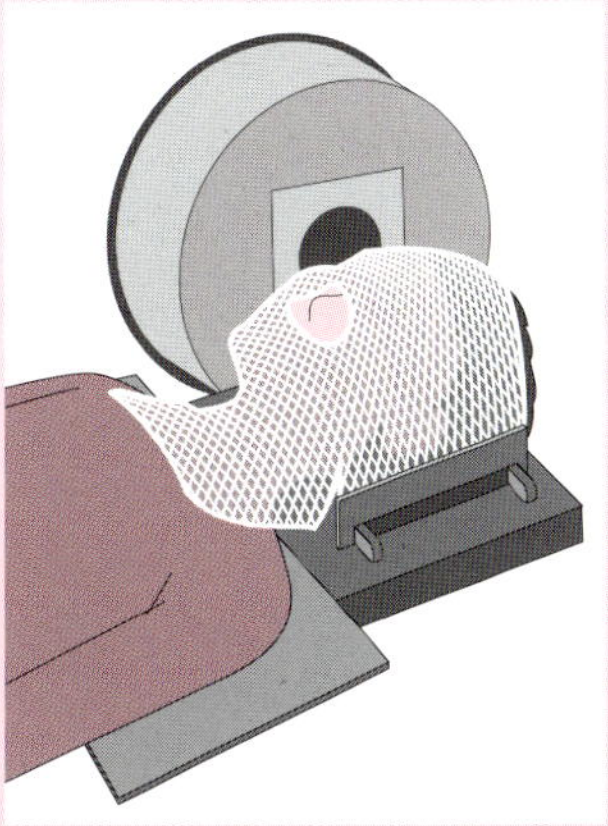

●頭頸部治療の際の固定具

常に一定の位置に照射できるように、メッシュ状の固定具で頭部を適切な位置に固定する

●重粒子線による副鼻腔腺様のう胞がん治療例

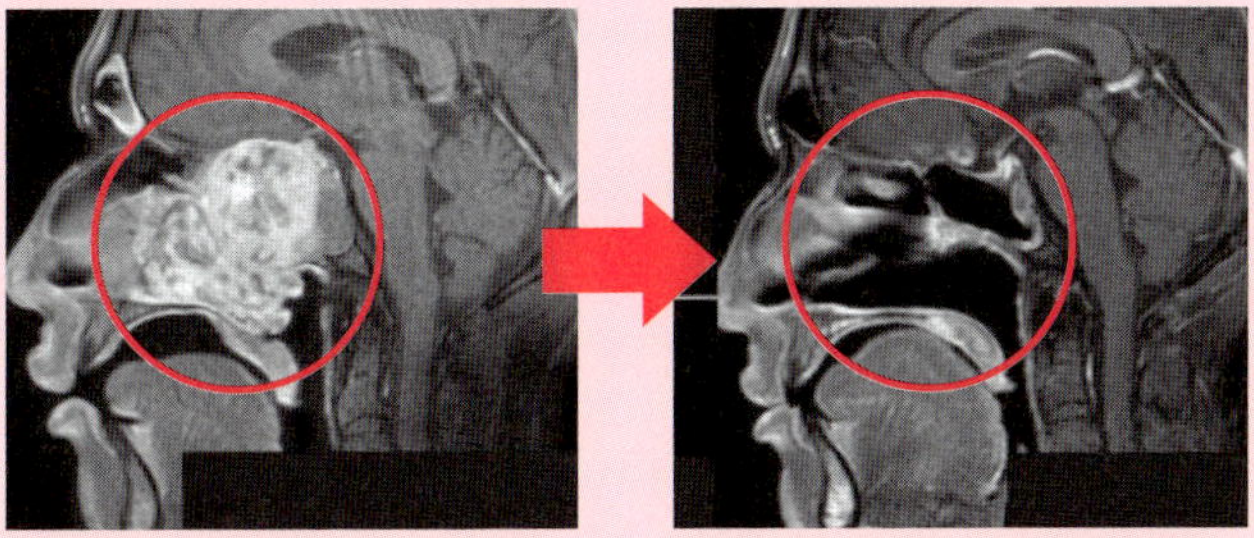

治療前。円内ががん。16回／4週間の治療を行った

治療26カ月後。がんは消失し、両眼の機能も保たれていた

●重粒子線による副鼻腔悪性黒色腫治療例

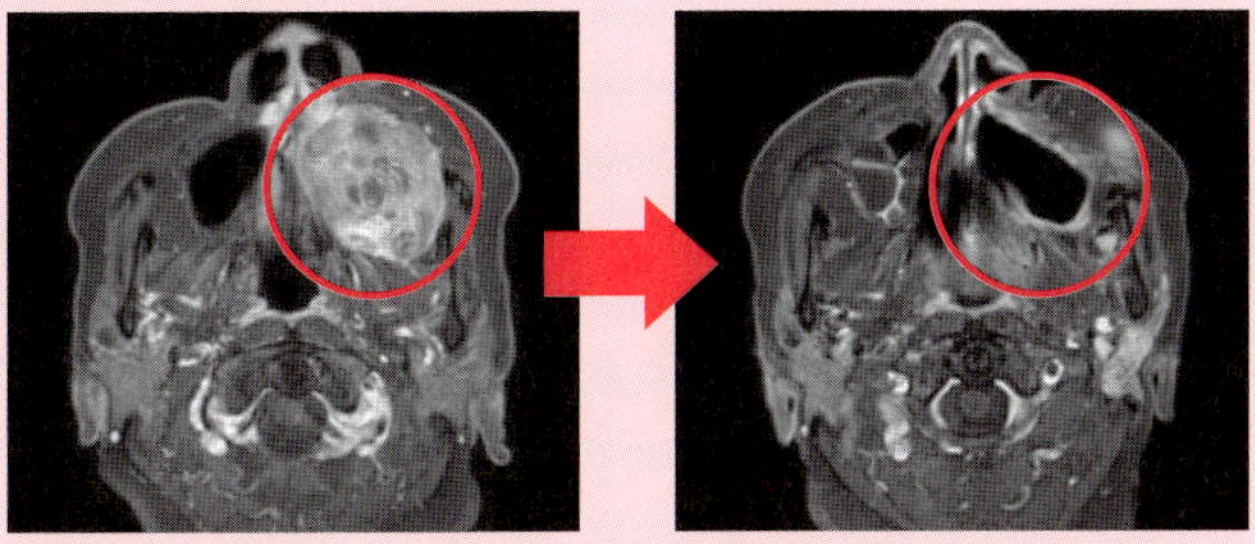

治療前。円内ががん。16回／4週間の重粒子線照射と抗がん薬治療を併用

治療25カ月後。がんは消失した。口腔内に突出するがんだったが義歯により経口摂取が可能になっている

写真提供：量研機構　放射線医学総合研究所

肺

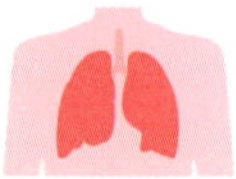

がんのなかでも肺がんは、死亡率が高く治りにくいがんとして知られていますが、近年、画像診断の進歩や検診の普及によって、手術によって治すことができる早期の段階で発見される患者さんが増えてきています。

しかし、一方で患者さんの高齢化に伴い、合併症や全身状態、肺機能の低下などによって手術ができない患者さん、あるいは手術を望まない患者さんも少なくありません。肺がんの重粒子線治療は身体への負担が軽く、治療期間が短いため、そうした患者さんの選択肢の一つとして重要です。

肺がんについては、いくつかのタイプについて臨床試験が行われ、タイプごとに治療内容が検討されてきています。

なお、ここでいう肺がんとは、非小細胞肺がんを指します。小細胞肺がんは重粒子線治療の対象とはなりません。

早期（I期）の末梢型肺がんは いまや1回照射で完了

早期肺がんに対する重粒子線治療の臨床試験は、I期の肺がん（肺野《はいや》末梢《まっしょう》型、肺門近接型）の患者さんを対象に１９９４年からスタートしました。6週18回照射より線量を増加しながら安全で適正な線量が検討され、線量を増加することで効果が高まることが確認されています。

その後、対象を肺野末梢型の患者さんに絞り込み、3週9回の照射法にかえ、再度線量の検討が試みられました。その結果、72グレイが最適な線量とされ、この線量による治療効果を検証したところ、局所制御率95％という良好な成績が得られました。次いで1週4回照射法によっても90％の局所制御率が示されています。

さらに期間の短縮化を目的に、1日1回照射法の臨床試験が２００３年に開始されました。

●治療期間	Ⅰ期…1週間以内／局所進行…3～4週間

重粒子線治療の適応となる非小細胞肺がん

Ⅰ期がん
・がんが1つの肺葉《はいよう》内にとどまっていて、リンパ節転移がない
局所進行がん
・がんが1つの肺葉内にとどまっていて、リンパ節転移が少ない（T1～T2N1）
・胸壁浸潤《しんじゅん》があるがリンパ節転移がない（T3N0）
・縦隔《じゅうかく》型肺がん（＊1）、パンコースト腫瘍（＊2）など
・がん性胸水（＊3）、胸膜播種《はしゅ》（＊4）などがない
上記に共通の条件
・手術できない、または手術を受けたくない
・病名とその状態について患者さん本人に告知がされており、かつ本人に同意能力がある
・活動性の重複がんがない
・全身状態に問題がないか、問題があっても歩行や身のまわりのことはできる
・以前に同じ部位への放射線療法を受けていない
・重粒子線治療前4週間以内に化学療法を受けていない
・照射部位に活動性の結核、真菌症などの難治性感染症や間質性肺炎が合併していない

＊1：縦隔（左右の肺と胸骨、胸椎に囲まれた部分）近くのがんが縦隔に直接広がり、リンパ節転移も巻き込んでひとかたまりのがんとなっているもの　＊2：肺のいちばん上にできるがん
＊3：胸腔《きょうくう》内に体液がたまった状態　＊4：がんが胸膜に散らばって転移しているもの

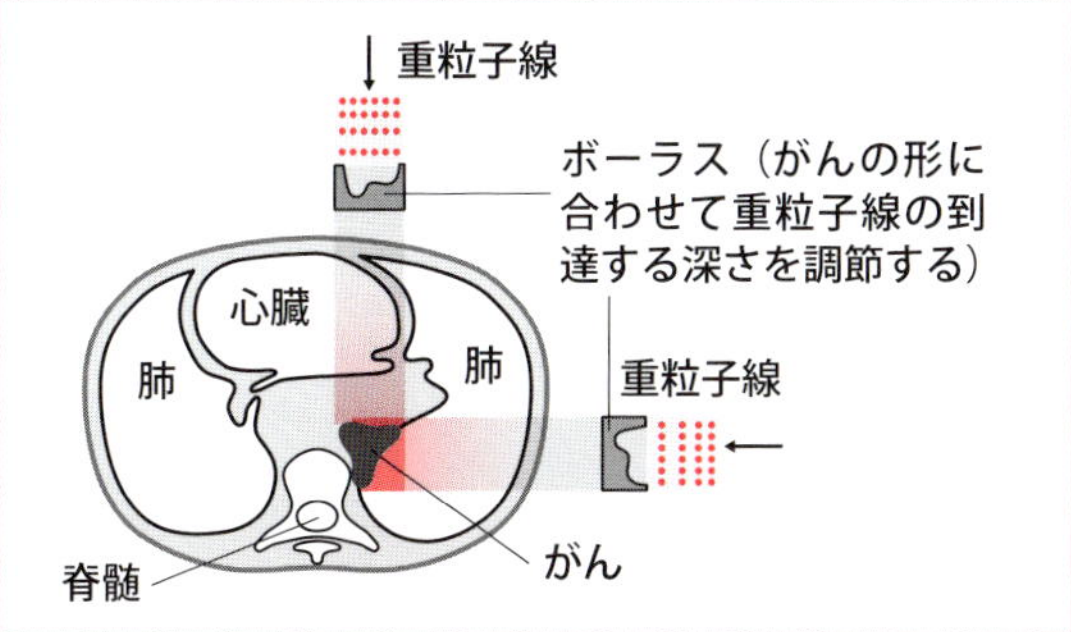

重粒子線による肺がん治療

肺周囲にある心臓や脊髄などへのダメージを抑えて、最大線量を病巣に集中できる。

●合計4方向から照射

重粒子線は垂直・水平2方向からの照射だが、治療台を20度ずつ左右に傾け、合計4方向からの照射が可能。1日1回で終了の治療もこの方法で行う

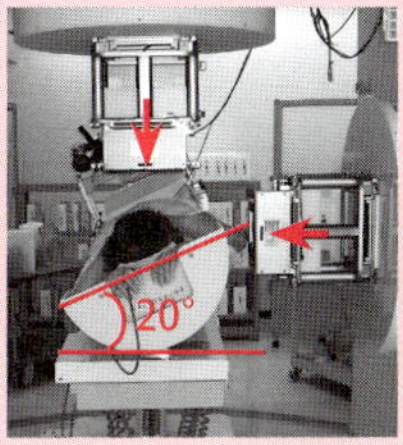

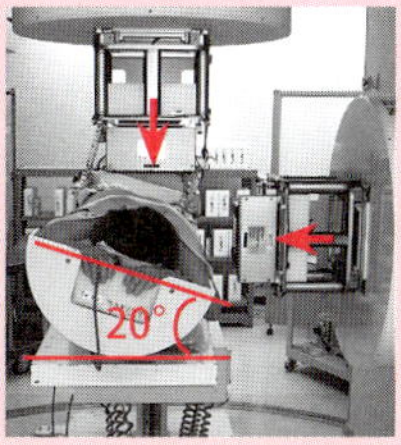

写真提供：量研機構　放射線医学総合研究所

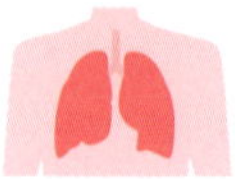

安全性や長期的な経過などの治療成績が蓄積された結果、9回分割、4回分割と同等の治療成績が得られ、I期末梢型肺がんに対しては、2012年より1日1回照射が先進医療として行われています。

早期肺門型肺がんはより低い線量で治療

早期肺門型肺がんに対しては、末梢型の肺がんよりも低い線量で安全性が保たれ、局所制御率100％が得られることが明らかになっています。

現在、50・4グレイ3週9回照射法が先進医療として行われています。

局所進行肺がんでも外科に匹敵する効果

早期肺がんだけでなく、進行がんに対する治療の試みも行われています。局所進行肺がんへの重粒子線治療は、胸壁浸潤《しんじゅん》型の肺がんに手術前照射として行われた臨床試験(対象患者5名)から始まっています。照射後に手術を行った患者さん(3名)から摘出した病巣の病理検査によって、病理学的には完全に悪性細胞が消えており(2名)、高い抗腫瘍効果が認められています。

2000年からは、Ⅱ期、ⅢA期(縦隔リンパ節転移は1カ所、大きさ2㎝以下)、パンコースト型腫瘍(肺尖部に発生し治りにくいとされる)、縦隔型肺がんの患者さんに対して、4週16回照射法によって、効果が検証されました。局所制御率(87・8％)、原病生存率(5年、55・3％)(＊1)ともに手術に匹敵する成績が得られています。72グレイが適正な線量とされ、先進医療として実施されています。

近年、呼吸同期スキャニング照射(呼吸で動く病巣を正確に捉える方法)(＊2)という新しい技術が開発され、肺がんへの応用にも期待が寄せられています。

今後、肺がんは、抗がん薬との併用などを視野に入れ、治りにくい患者さんへの治療の可能性が広がるがん種と考えられます。

(＊1) 114ページ参照　(＊2) 113ページ参照

肺がんに対する照射回数短縮化の流れ

Ⅰ期がんの治療は臨床試験としてスタートし、2016年3月現在、Ⅰ期肺野末梢型肺がんに対しては、1日1回照射が先進医療として行われている。

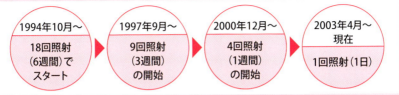

- 1994年10月～　18回照射（6週間）でスタート
- ▶ 1997年9月～　9回照射（3週間）の開始
- ▶ 2000年12月～　4回照射（1週間）の開始
- ▶ 2003年4月～現在　1回照射（1日）

量研機構　放射線医学総合研究所　資料より作成

治療法	対象施設	局所制御率（年数）
定位放射線照射（＊3）	スウェーデン、ノルウェー、デンマークの7施設	92%（3年）
	インディアナ大学	88.1%（3年）
	トリノ大学	88%（3年）
	北アメリカ多施設共同研究	97.6%（3年）
陽子線治療	筑波大学	97%（3年）
	兵庫県立粒子線医療センター	81%（3年）
重粒子線治療	放射線医学総合研究所（9回照射）	94.7%（5年）
	放射線医学総合研究所（4回照射）	90%（5年）
	放射線医学総合研究所（1回照射）	84.4%（3年）

Ⅰ期非小細胞肺がんに対する各放射線治療の治療成績

他の放射線治療と比べても、重粒子線治療は良好な局所制御率が得られている。

Baumann（JCO 2009）, Fakiris（IJROBP 2009）, Ricardi（Lung Cancer 2009）, Timmerman（JAMA 2010）, Nakayama（IJROBP 2010）, Iwata（Cancer 2010）, Miyamoto（IJROBP 2007）, Miyamoto（JTO 2007）, Proceedings of NIRS-ETOILE 2nd Joint Symposium2011より作成

●重粒子線による肺がん治療例

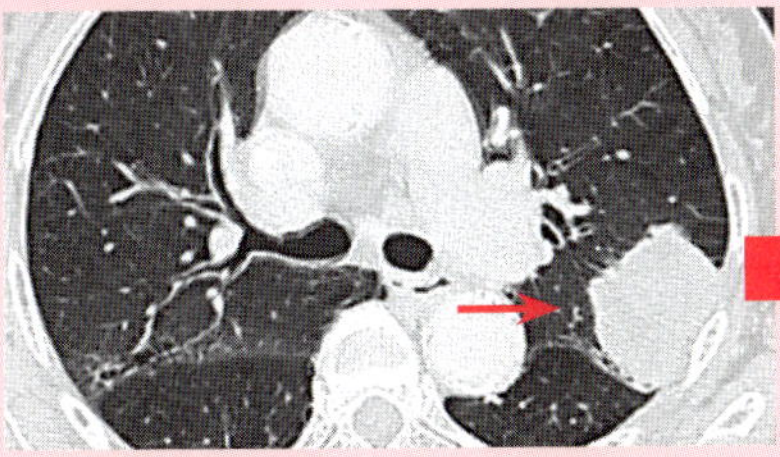

矢印で示した部分にⅠB期の扁平上皮がんがみられる

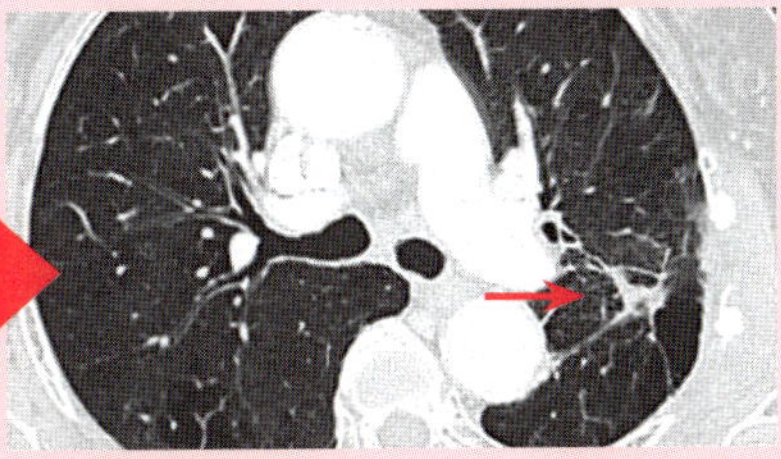

重粒子線の1回照射でがんが縮小し、4年間再発はなかった

写真提供：量研機構　放射線医学総合研究所

（＊3）113ページ参照

●部位別に見るがんの治療

肝臓

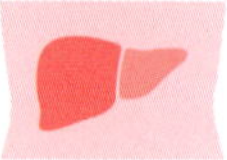

切除不能例など重粒子線治療に期待

日本における肝がん（肝細胞がん）のほとんどは、肝炎ウイルス（Ｃ型、Ｂ型）の感染による肝炎を背景とし、肝硬変を伴っている場合が多くなっています。また、再発が多いことも肝がんの大きな特徴です。

　そこで、肝がんの治療においては、がんの根治性とともに、再治療の可能性に備え、すでにかなり低下している肝機能をできるだけ温存することが求められています。

　治療法は、外科的に切除する方法とそれ以外の方法に大きく分けられます。根治性からみると、がんを取り除く外科治療がもっとも有用と考えられますが、肝機能の障害度や、その他の患者さんの条件（持病、体力など）から、手術に耐えられない患者さんも少なくありません。また、難易度の高い技術を求められることや、切除範囲に対していろいろな考え方があり、医療施設によって手術可能、不可能の判断が異なっています。

　非切除療法としては、肝動脈化学塞栓《そくせん》療法（ＴＡＣＥ：がんに栄養を送っている血管を塞いで兵糧攻めにする方法。抗がん薬を注入したのちに塞栓物質を注入する）や穿刺《せんし》局所療法（体の外から針を刺してがんを攻撃する方法。経皮的エタノール療法：ＰＥＩＴ、ラジオ波焼灼《しょうしゃく》療法：ＲＦＡ）、抗がん薬治療（肝動注化学療法、全身化学療法）などがあります。

　がんの大きさ、個数、肝機能の障害度などを検討し、適切な治療法が選択されます。

　従来、通常のＸ線による治療は、肝障害を引きおこすとされ、十分な照射線量を用いることができず、根治性が期待できないため、行われてきませんでした。

重粒子線治療の適応となる肝がん

●治療期間	1週間以内

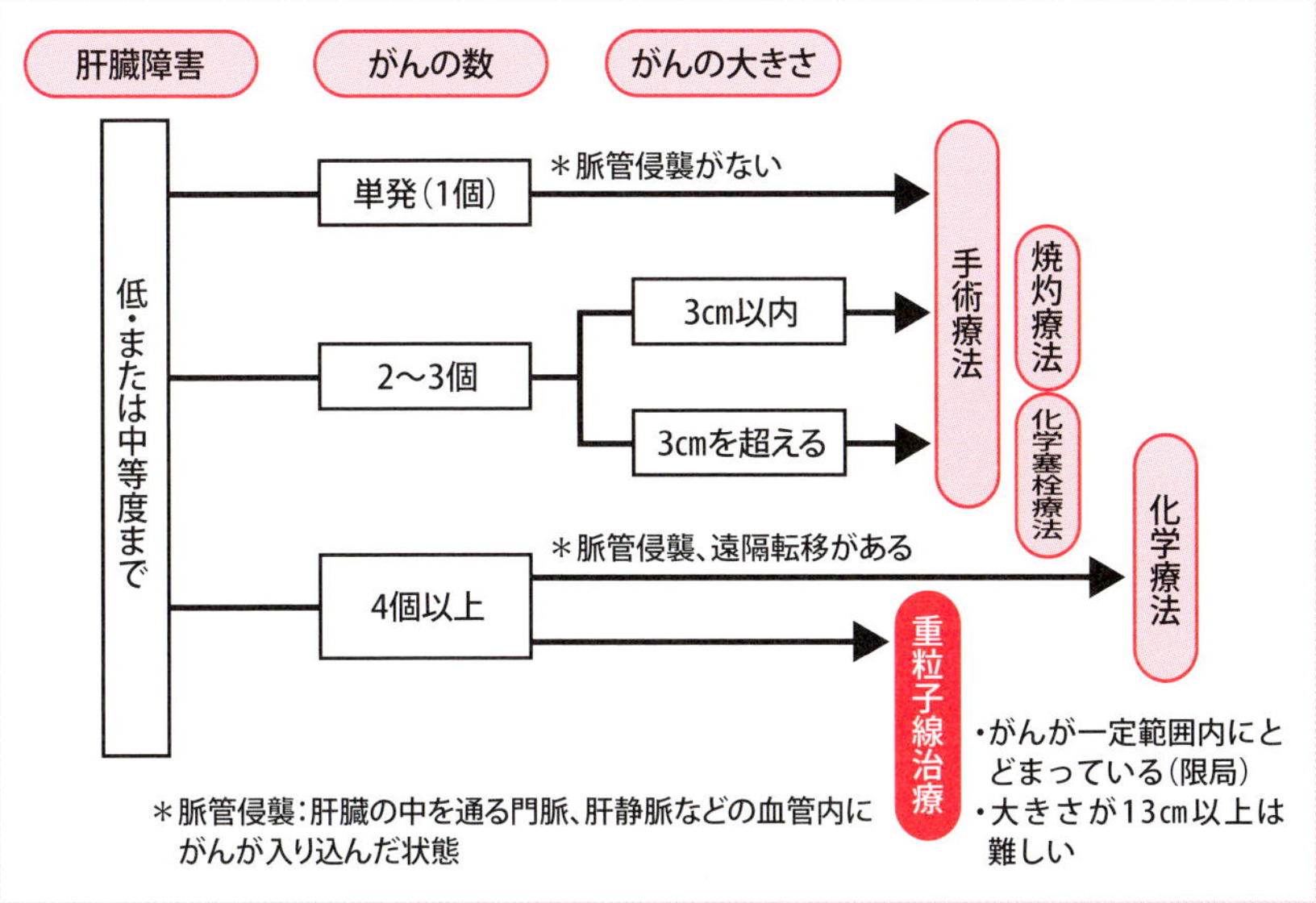

＊脈管侵襲：肝臓の中を通る門脈、肝静脈などの血管内にがんが入り込んだ状態

肝がんに対する照射回数短縮化の流れ

肝がんの治療は臨床試験としてスタートし、線量増加、治療回数·期間の短縮を進めてきた。2016年4月現在、2回／2日間照射が先進医療として行われている。

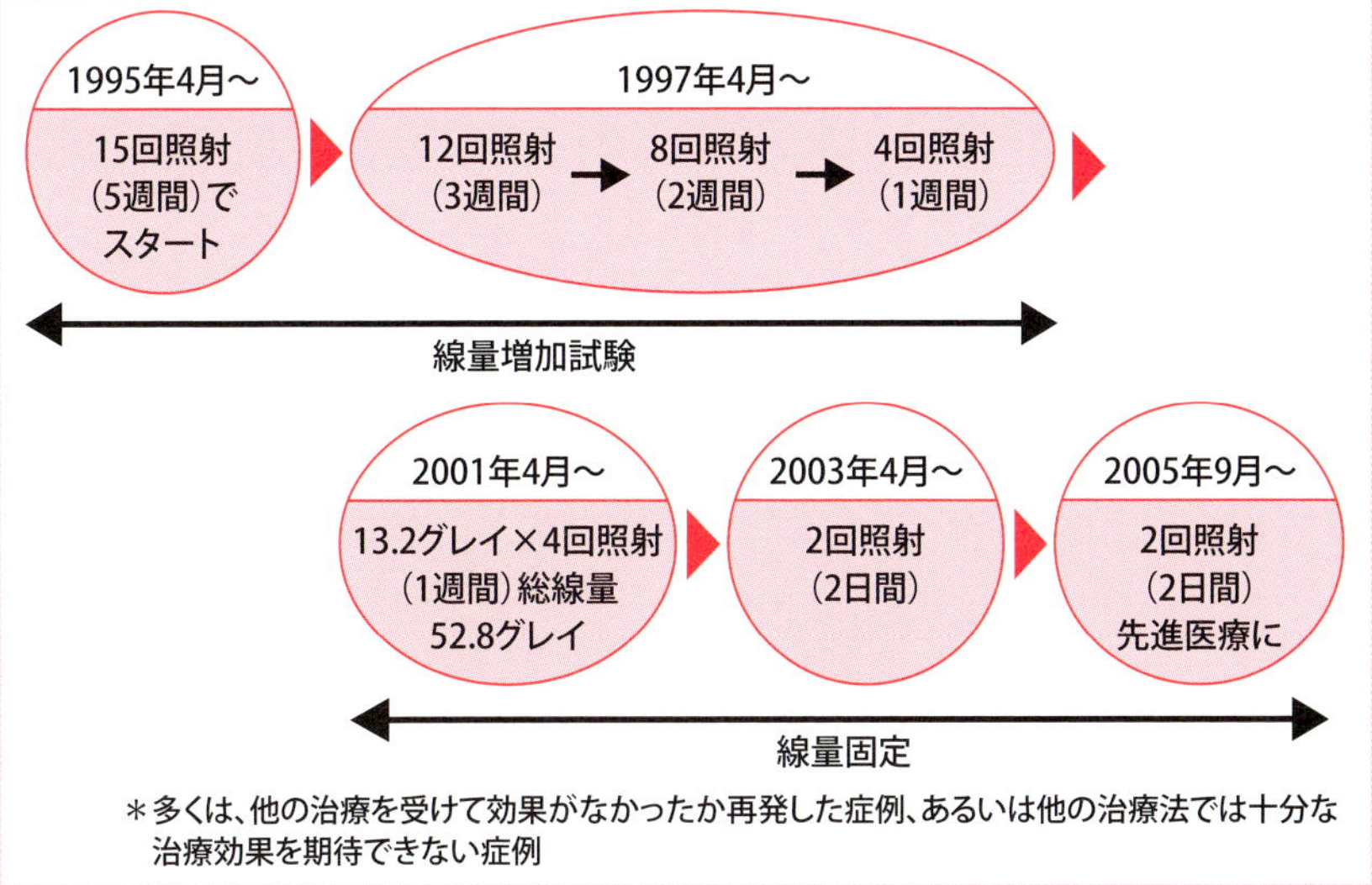

＊多くは、他の治療を受けて効果がなかったか再発した症例、あるいは他の治療法では十分な治療効果を期待できない症例

資料提供：量研機構　放射線医学総合研究所

しかし、照射技術をはじめ放射線治療の研究が進み、とくに線量集中性が高く、細胞や組織への影響が大きい重粒子線による治療の可能性に期待が寄せられています。

２日で終了する短期治療が可能に

量研機構放射線医学総合研究所では、１９９５年から、４つの臨床試験が行われ、適切な線量、回数、期間が検討されました。次いで、２００１年より１週４回52・８グレイによる治療の有効性を調べたところ、肝機能低下はほとんどみられず、３年局所制御率96%、３年生存率57%という成績が得られ、効果と安全性ともに証明されました。

なかでも、病巣が３㎝を超え、経皮的（皮膚の外から行う）局所治療が難しい場合であっても、一緒に照射できる範囲に病巣が集まっている肝がんであれば（複数個可）、重粒子線による治療が可能となります。大きさが最大で５㎝以下の場合には、局所制御率１～５年92%、累積粗生存率１年95%、３年71%、５年66%との成績が得られています。

さらに、期間短縮が試みられ、２回／２日照射が臨床試験を経て、２００６年より先進医療として行われるようになっています。ただし、がんの大きさや位置により、４回／４日間照射が行われることもあります。

実際の治療にあたっては、小さな金属針をマーカーとして肝臓に挿入し（１～２個）、照射の際の位置確認の指標にします。

大腸がんの肝転移の場合

大腸がんでは診断時において約25%の患者さんに肝転移がみられます。また、大腸がん死亡例の50%以上に肝転移があり、その多くは肝転移が死亡の原因となっています。

そのため、大腸がんの肝転移の治療は重要な課題となっており、手術が不可能な例に対する重粒子線治療の可能性に期待し、臨床研究が行われています。良好な成績が報告されていますが、まだ評価できる段階には至っていません。

●金属マーカー設置後のX線画像

治療計画作成前にがんの近くに埋め込み、照射位置の目印とする

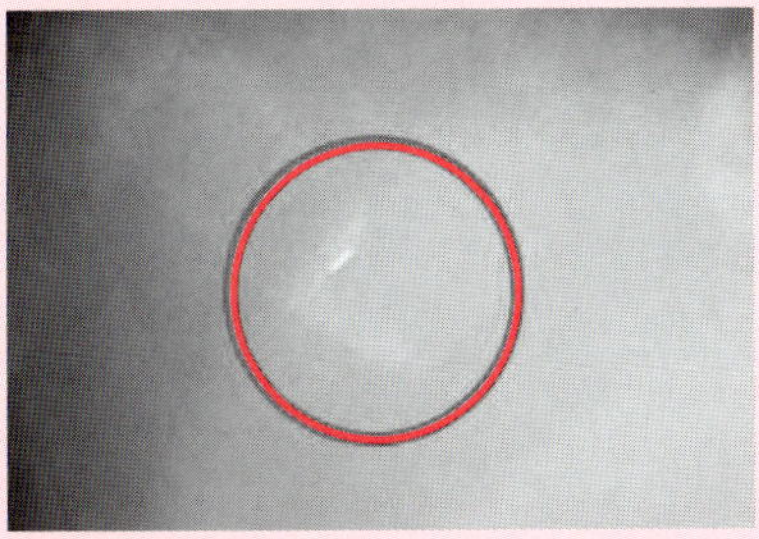

●線量分布のCT画像

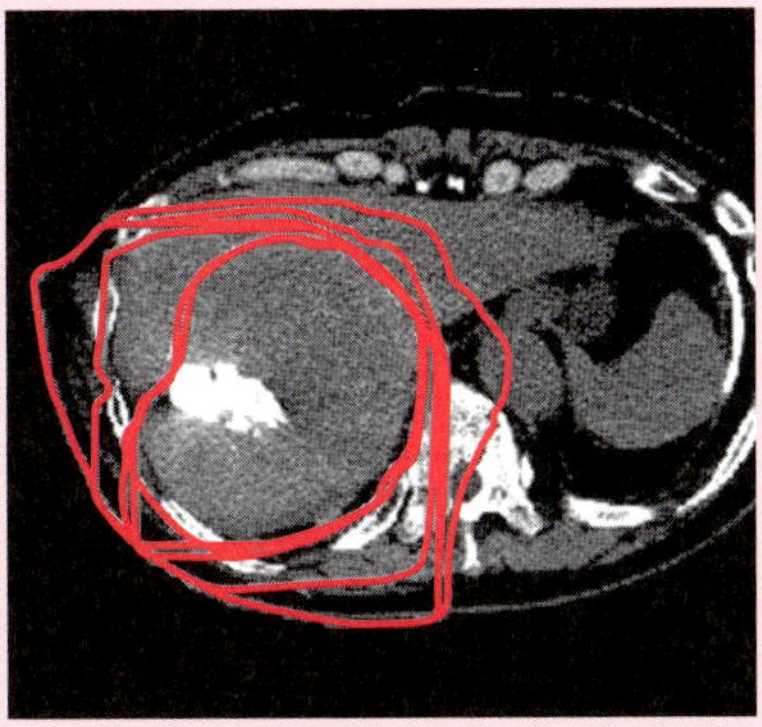

●重粒子線による肝がん治療例

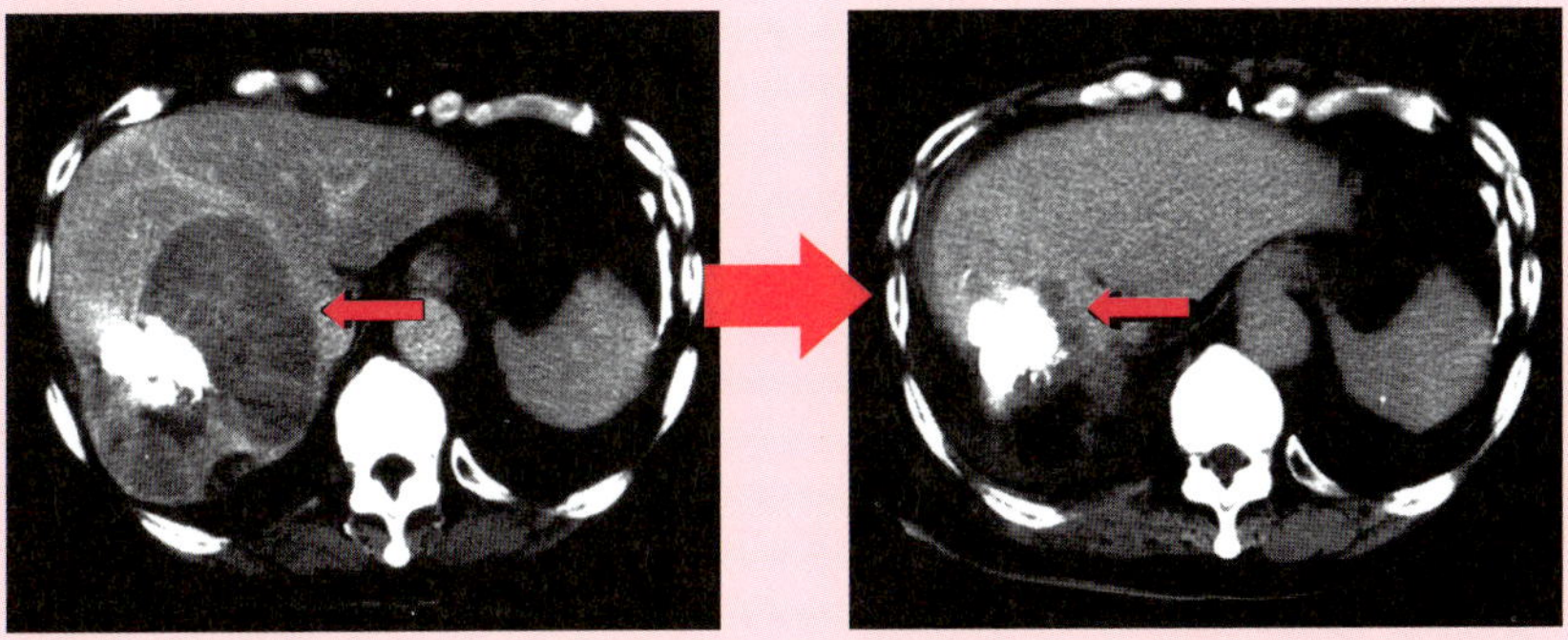

治療前。矢印部分が肝がん

治療1年後。がんはほぼ消失している

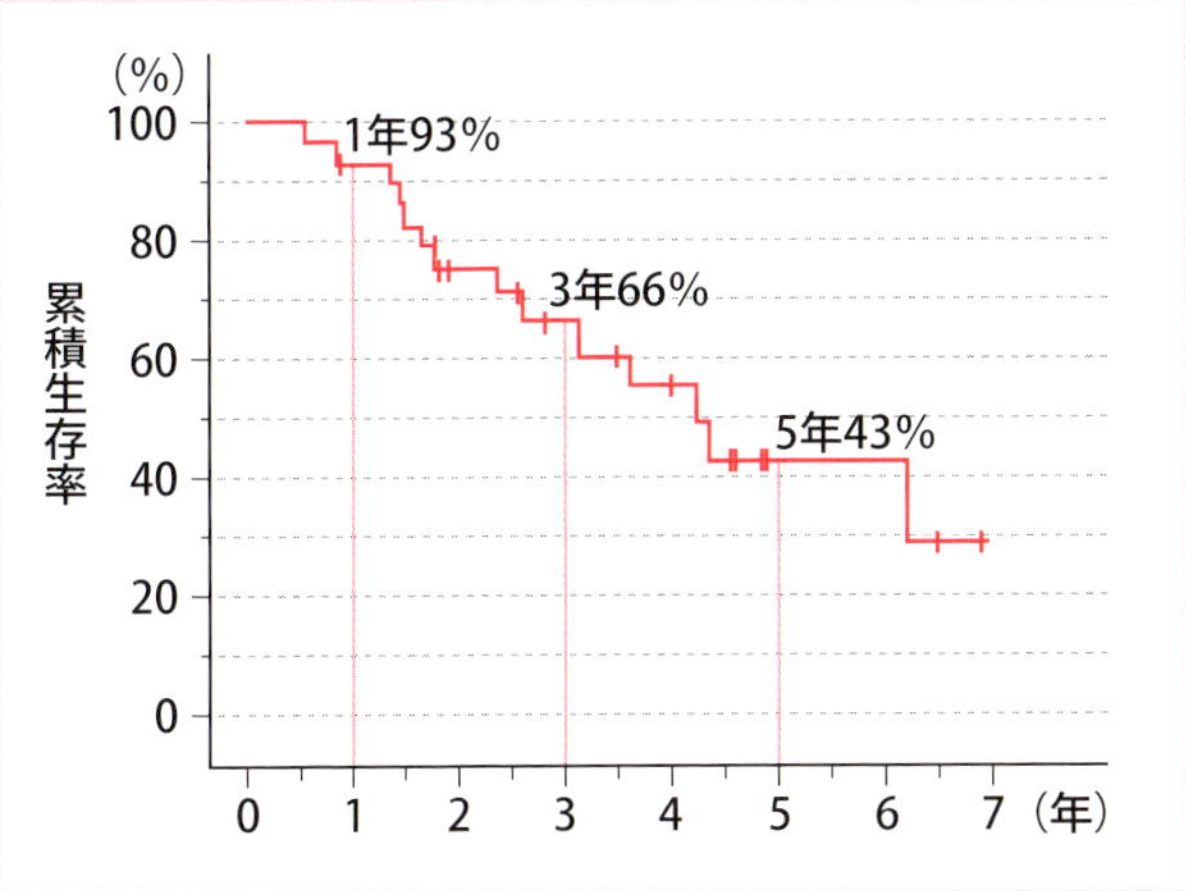

肝がんに対する治療成績

- 肝機能の障害度は低、がんの大きさ5㎝以上の症例
- 2回／2日間照射の累積生存率

資料・写真提供：量研機構　放射線医学総合研究所

膵臓

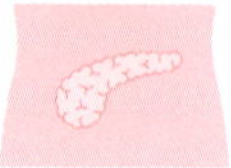

膵がんは、胃、十二指腸、小腸、大腸、肝臓、胆のう、脾臓などに囲まれ、体の深い部分に位置しているという臓器の特性とともに、特徴的な症状がないことなどから、早期発見が非常に難しいがんとされています。

また、周囲の脂肪組織や神経叢《そう》、大血管に浸潤しやすく、早い段階で遠隔転移がみられます。日本では毎年3万人以上の人が膵がんで亡くなっています。

抗がん薬、X線による治療効果は十分ではなく、治療の中心は手術となり、再発を防ぐため、周辺の臓器やリンパ節までともに摘出します。しかし、手術後の5年生存率は17・5%（全国１６３施設４４９８例の調査）と極めて低く、消化器がんのなかでは最も難治といえます。予後を悪化させる要因として挙げられるのが、切除した局所（後腹膜）からの再発（がんを取り切れていない可能性）です。

再発予防のための術前照射

こうした手術後の再発のリスクを減らすためにこれまでも術前の化学放射線療法が行われてきています。しかし、残念ながら膵がんは腺がんでありX線が効きにくい（感受性が低い／＊）こと、周囲に重要な臓器（消化管、肝臓、腎臓、脊髄など）が集まっており、それらへの影響を避けながら、局所に十分な量のX線を照射することが難しいことなどから、確実な成績を得られるまでには至っていません。

線量集中性にすぐれ、細胞や組織に及ぼす影響が大きいという利点を生かし、術前に重粒子線治療を行うことで、周囲の重要臓器への影響を避けつつ、必要な箇所（がん、浸潤の可能性のある周囲の組織、後腹膜）には高い線量を照射し、再発を予防する試みが行われています。

２００３年より行った26例の患者さんでは、

（＊）114ページ参照

膵臓の位置

●治療期間	3週間

膵臓は胃・十二指腸・小腸・大腸・肝臓などに隠れるように、腹部の奥に位置している臓器で、通常の検査では異常が見つかりにくい。

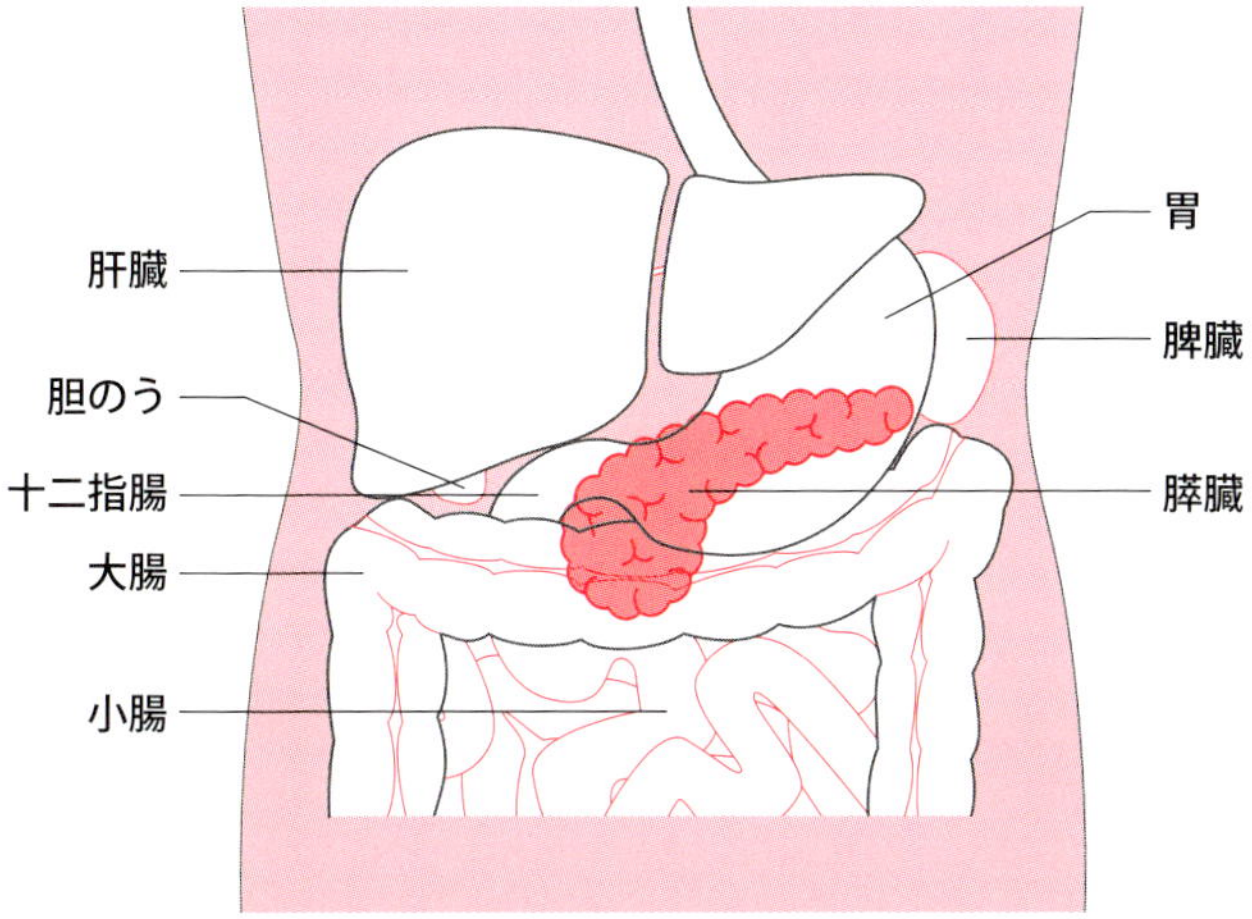

膵がんに対する重粒子線治療の進展

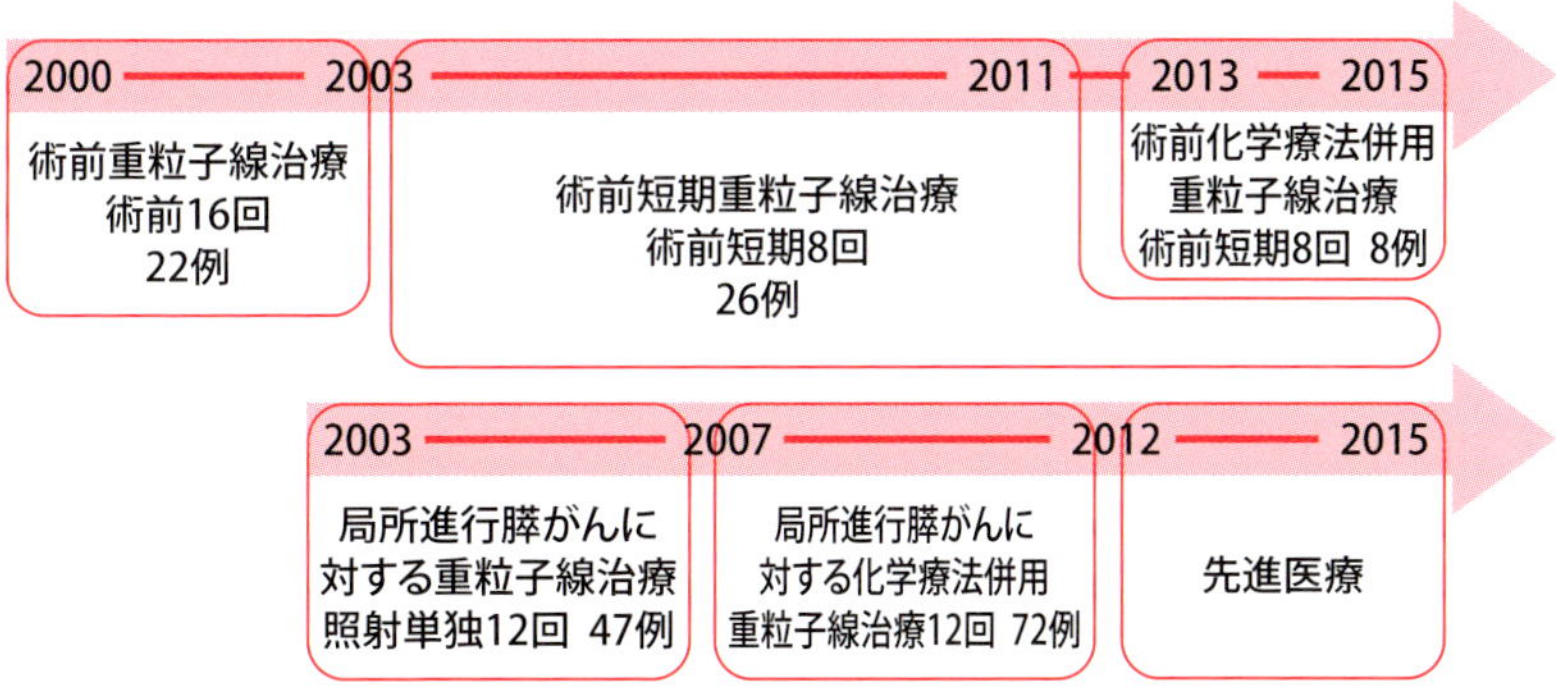

資料提供：量研機構　放射線医学総合研究所

照射後に切除を行った21例の5年生存率は52%と有効性が示され、手術後の合併症を増加させることもありませんでした。

局所進行がんへの化学療法併用

膵がんは、みつかったときにはすでに進行している例も少なくありません。そうした場合には化学療法、化学放射線療法が選択されます。ただし、X線や抗がん薬の効きにくさから、1年生存率40%、生存期間中央値（＊1）約10カ月と、その効果には限界があります。安全性、有効性ともにすぐれた成績が得られる化学放射線療法は確立されていません。

近年、進行膵がんに対してはゲムシタビンが標準治療となっており、ゲムシタビン投与と放射線療法を併用した臨床試験が世界中で行われています。併用療法では、すぐれた抗腫瘍効果は期待されるものの、正常組織障害（血液・消化器毒性）への影響が大きく、適切な量の抗がん薬投与ができないことが指摘されています。

量研機構放射線医学総合研究所では、こうした課題を克服するため、ゲムシタビン併用重粒子線治療について、適切で安全な投与量、照射量、治療期間を検討する臨床試験が計画されました。照射回数を3週12回で固定し、照射線量43・2グレイでゲムシタビン投与量（４００mg／㎡、７００mg／㎡、１０００mg／㎡）を増加する試験、さらに、ゲムシタビン投与量を標準用法（１０００mg／㎡、週1回3週）で固定し、照射線量（45・6グレイ、48グレイ）を増加する試験が行われています。

抗がん薬の投与量を制限せざるを得ない副作用（血液・消化器毒性など）の出現は非常に低下しました（38例中3例）。45グレイ以上照射した例では、1年局所制御率86%、生存期間中央値18カ月と、安全性、有効性ともに示されています。

今後は、具体的な照射量、投与量、治療期間などが決定され、重粒子線治療・ゲムシタビン併用療法が局所膵がん治療として確立されることに期待が寄せられています。

（＊1）114ページ参照

膵がん術前重粒子線治療

重粒子線治療
照射8回／2週間 総線量 30〜36.8グレイ

照射終了から2週間以内 →

手術

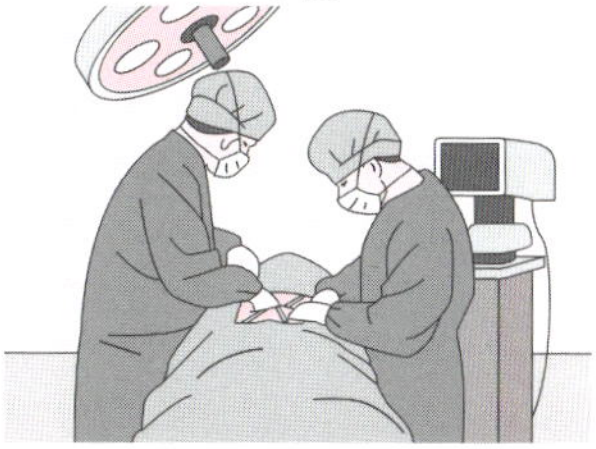

進行膵がんに対する化学療法併用治療

●線量増加試験

1週 ―― 2週 ―― 3週

重粒子線治療　↓↓↓↓　↓↓↓↓　↓↓↓↓

43.2〜48グレイ

抗がん薬　ゲムシタビン　ゲムシタビン　ゲムシタビン

400〜1,000mg/㎡

●局所進行膵がんに対する各放射線化学療法の治療成績

報告者	年	治療数	照射法（＊2）	抗がん薬	グレード3を超える消化管障害	1年生存率	2年生存率
Loehrer	2011	34	3次元原体	ゲムシタビン		50%	12%
Ikeda	2013	60	3次元原体	S-1	2%	72%	-
Schellenberg	2011	20	定位放射線	なし	5%	50%	20%
Ben-Josef	2012	50	強度変調	ゲムシタビン	8%	-	30%
Terashima	2012	50	陽子線	ゲムシタビン	10%	76.80%	-
Sachsman	2014	11	陽子線	カペシタビン	0%	61%	31%
放医研	2015	42	重粒子線	ゲムシタビン	2%	79%	48%

資料提供：量研機構 放射線医学総合研究所

（＊2）113ページ参照

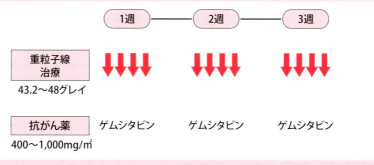

骨軟部

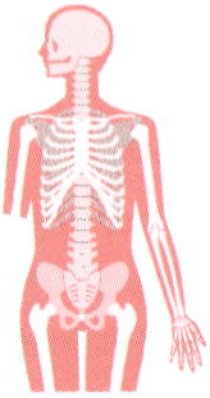

骨軟部腫瘍とは、骨や筋肉、脂肪、神経、血管などの軟部組織にできる腫瘍を指し、悪性のものは肉腫と呼ばれます。

骨も軟部組織も体のあらゆる部分に存在しているので、頭、体幹、手足など全身どこにでも発生する可能性があり、その種類は多様です。しかも、頻度が少ないことから診断が難しく、治療法の選択も限られている分野でした。

切除が治療の大原則ですが、発生した場所によっては切除できない（切除不能）、あるいは切除によって重要な機能（歩行や排泄など）が失われ、患者さんの生活の質が大きく損なわれる場合があります。たとえば、脊椎や骨盤骨など体幹の中心部にできた肉腫（＊）などが、それに当たります。化学療法が有効な肉腫の種類は少なく、一部を除き通常の放射線治療の効果もあまり期待できず、体幹部に発生した悪性度の高い肉腫で切除できない場合、５年生存率が０～10％という非常に厳しい統計もあります。

切除不能の肉腫に対して非常に高い効果を示す

こうした切除不能の肉腫に対して、重粒子線治療が非常に高い効果を示す治療として評価されています。量研機構放射線医学総合研究所では、１９９６年から切除不能の骨軟部腫瘍に対する治療の安全性と有効性を確かめるための臨床試験が行われてきました。２００３年には先進医療に認められ、４週16回の照射が行われています。２０１５年３月には治療数が１０００例を超えました。種類としては仙骨に発生した脊索腫が最も多く、そのほか骨肉腫、軟骨肉腫などがあります。軟部腫瘍は骨肉腫にくらべ全体の数は少ないですが、悪性線維性組織球腫、平滑筋肉腫などがみられます。

最も多い仙骨脊索腫では、５年生存率は81％

（＊）113ページ参照

●治療期間	4週間

重粒子線治療・骨軟部腫瘍患者の内訳

●治療部位

放医研での治療対象は切除不能な体幹部症例に集中している。

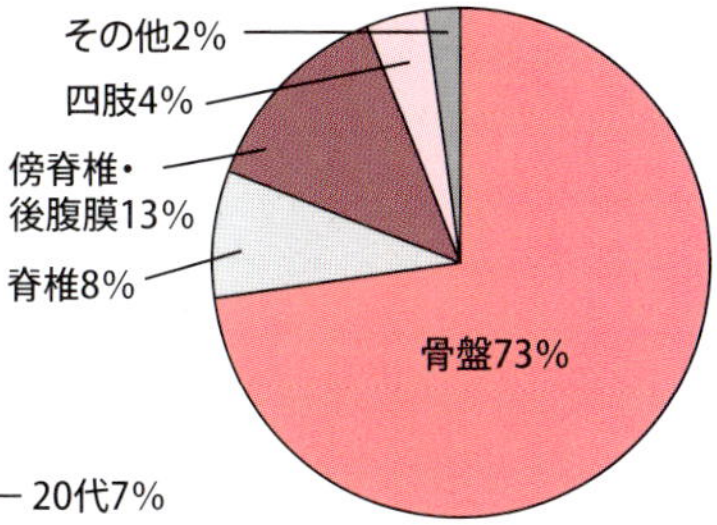

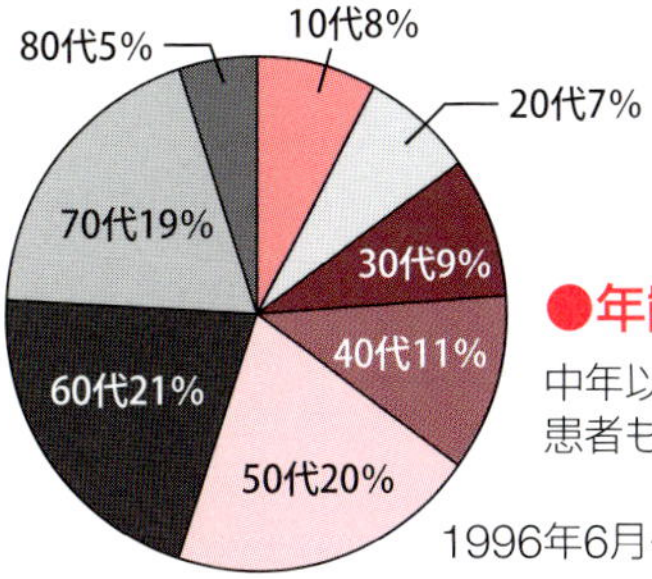

●年齢

中年以降が多いが、若年層の患者も少なくない。

1996年6月～2011年8月　患者数607名

骨軟部腫瘍・重粒子線治療効果

(2000年～/線量固定試験)

	5年局所制御率	5年生存率
切除不能骨軟部肉腫(全体)	68%	58%
仙骨脊索腫	77%	81%

●重粒子線による仙骨脊索腫治療例

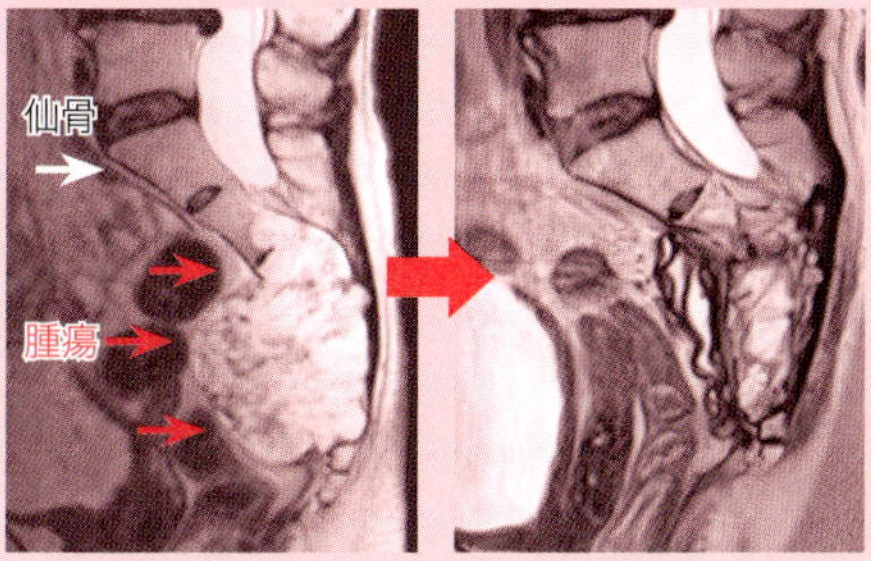

左：治療前。矢印で示した部分に最大径8cmの腫瘍がみられる

右：重粒子線の照射で腫瘍が縮小。身体機能への影響も少なかった

資料・写真提供：量研機構　放射線医学総合研究所

と、切除した場合に匹敵する効果が示されています。また、切除例では排尿排便障害や歩行障害が生ずる場合が少なくありませんが、重粒子線治療では、いずれの機能も保たれる割合が高くなっています。

２０１６年４月より切除不能の骨軟部腫瘍の重粒子線治療は公的医療保険適用となり、健康保険で治療が受けられるようになりました。

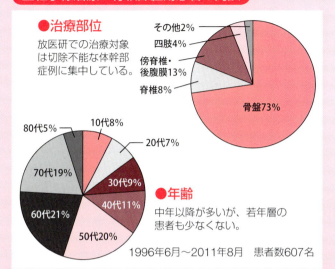

前立腺

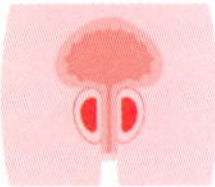

前立腺がんは、重粒子線による治療が最も適したがんの一つといえます。従来の放射線治療ではあまり効果が認められない、いわゆる高リスクの患者さんに対して有効であること、かつ直腸出血、排尿障害、性機能障害など、前立腺がんのX線による放射線治療では頻度が高い合併症が極めて少ない（55ページ下表参照）ことが、重粒子線治療のメリットです。

リスク別に治療内容が選択される

量研機構放射線医学総合研究所では、１９９５年６月より、前立腺がんに対する重粒子線治療の安全性と効果を確認するために、３つの臨床試験を行ってきました。その結果、２００３年11月からは先進医療として前立腺治療が実施されるようになりました。

近年では、年間２００〜２５０名程度の患者さんが治療を受けており、これまで（16年3月まで）重粒子線治療を受けた前立腺がんの患者さんの数は、２５００名を超えています。

初期の臨床試験では、適正線量を見極めるにあたり、照射する線量の増加に伴って、前立腺に隣接している直腸や尿道に影響が及んでしまい、深刻な合併症が発生することもありました。しかし、そこから、がんのない正常な組織に影響を与えない安全な線量が明らかになり、合併症を最小限にとどめ、がんに対しては最大の有効性を発揮する、適正な照射方法が確立されました。

この照射法を基本に、比較的早期の患者さんも加え、患者さんをリスク別に分類し、ホルモン療法の有無や継続期間を検証する臨床試験が行われました。前立腺がんのリスクは、ＰＳＡ値（腫瘍マーカー）、グリソンスコア（がんの悪性度を示す）、病期（腫瘍の大きさ、リンパ

●治療期間	3週間

前立腺がんに対する照射回数短期化の流れ

スタート時の治療
1回当たり
3.3グレイ×20回
5週間で
総線量66グレイ

▶ 総線量を63グレイに減

▶ 1回当たり
3.6グレイ×16回
4週間で
総線量
57.6グレイ

▶ 2010年度より
治療期間を
3週間に短縮する
臨床試験開始

▶ 2013年より
3週間で12回が
先進医療に

リスク別治療内容

リスク	条件	治療
低リスク	PSA10未満 病期T2b以下 GS6以下	重粒子線単独治療
中リスク	PSA20未満 病期T1c～T2c GS<7 かつ PSA10以上20未満、T2c、GS7のいずれか	重粒子線治療の2～6カ月前に開始 治療期間6～7カ月で終了 短期ホルモン療法 重粒子線治療
高リスク	PSA20以上、 病期T3、GS8以上 のいずれか	重粒子線治療の2～6カ月前に開始 治療期間24～36カ月まで継続 長期ホルモン療法 重粒子線治療

●PSA・グリソンスコア・病期分類

・PSA：前立腺がんの可能性を測るのに有効な検査値
4ng/mℓ未満が正常、10ng/mℓ以上はがんの可能性が約50%

・グリソンスコア（GS）：生検で採った組織を顕微鏡で調べて悪性度を判定
2～10の段階があり、数値が大きいほど悪性度が高い

・病期（TNM分類）：Tは原発巣の大きさと進展度を4段階で示す

リスク別前立腺がん重粒子線治療件数の推移

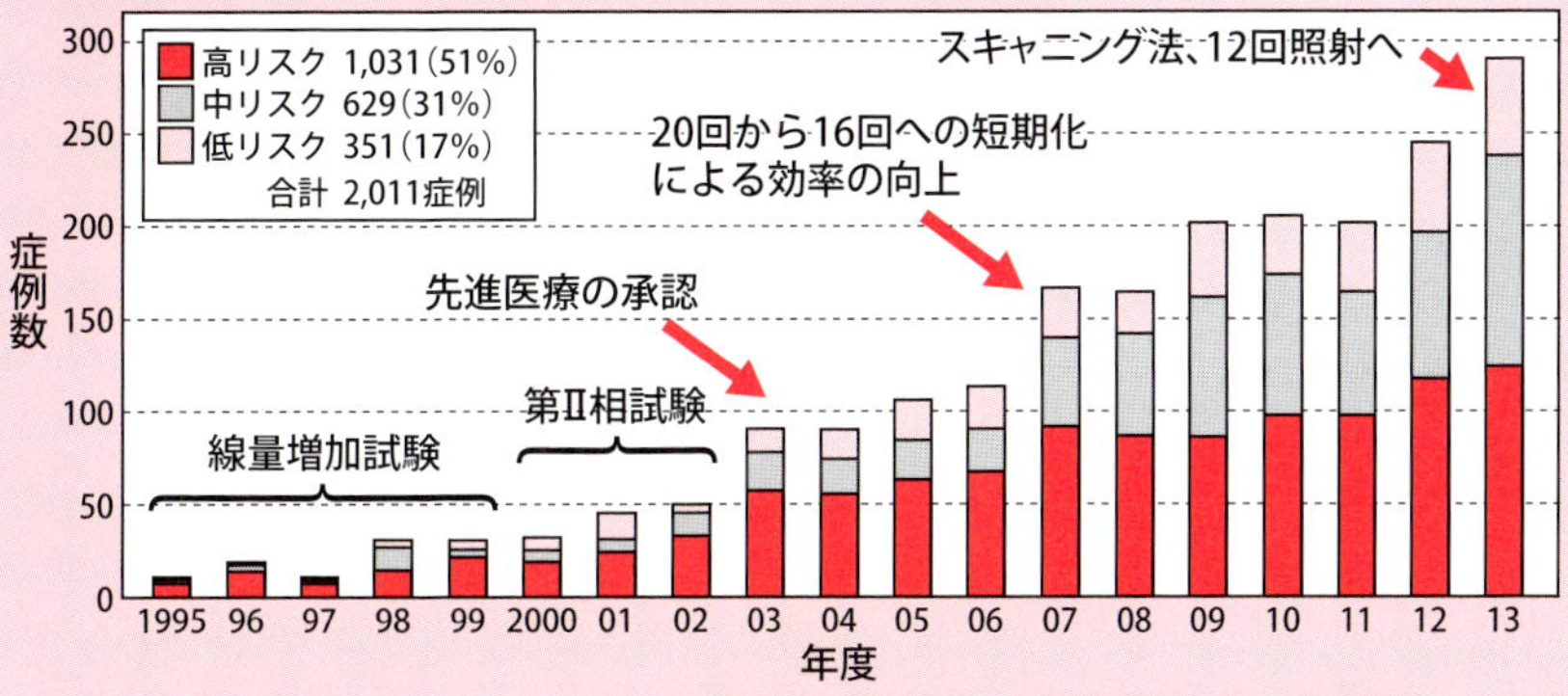

図3点：量研機構 放射線医学総合研究所資料より作成

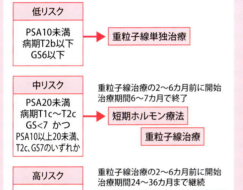

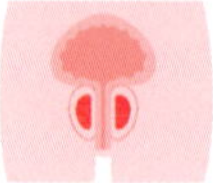

節転移の度合い、遠隔臓器への転移の有無からがんの進行度を判定する）の3つの因子で決められます。

当初は、患者さんのリスクごとの治療内容の検討は、低リスクと高リスクの2つのグループ分けでスタートしましたが、治療成績が蓄積され、よりきめ細かく患者さんの病態による条件が整理され、中リスクのグループが設けられるようになりました。

現在、治療を開始するにあたっては、患者さんのリスクを判定後、低リスク、中リスク、高リスクの3グループに分け、重粒子線治療を単独で行う、短期ホルモン療法を併用する、長期ホルモン療法を併用するというように、それぞれのグループに適切な方法が選択されるようになっています。

治療期間の短期化、最短で3週間

前立腺がんに対する重粒子線の総照射線量は、5週間20回66グレイからスタートしました。その後検討が重ねられ、より合併症の発生を減らすために、2006年からは総照射線量63グレイ（回数は同様）に減らされています。次いで、治療期間の短期化を目指し、4週間16回57・6グレイという治療も開始されました。この治療法は、5週間20回63グレイと比較しても抗腫瘍効果は同等に認められ、合併症は減少するという成績が得られ、すべての患者さんに採用されるようになりました。

現在は、さらに治療期間が短縮され、3週間12回51・6グレイという治療法も先進医療となっています。

通常の放射線治療では、治療期間が7～8週間と、重粒子線治療の約2倍の日数がかかることになります。治療回数が減っていくに従い、合併症の発生率が下がるという現象がみられ、治療期間の短期化は合併症の減少にもつながるという結果になっています。職場や社会での役割が大きい患者さんの場合、通院で1カ月足らずで治療が終了することは生活の質においても大きな利点と考えられます。

リスクグループ別生存率

治療法		アメリカの放射線療法グループによる臨床試験 放射線単独（65～70グレイ／35回）	アメリカの放射線療法グループによる臨床試験 ホルモン療法併用	重粒子線治療 ホルモン療法併用（66グレイ／20回）
グループ2	症例数	443	114	299
	生存率（%）	82	76	99
グループ3	症例数	338	138	210
	生存率（%）	68	79	93
グループ4	症例数	324	103	184
	生存率（%）	52	63	87

グループ2　グリソンスコア2～6で病期T3、またはグリソンスコア7で病期T1、T2
グループ3　グリソンスコア7で病期T3、またはグリソンスコア8～10で病期T1、T2
グループ4　グリソンスコア8～10で病期T3

●周辺臓器に合併症をおこしやすい前立腺

周辺に膀胱、直腸などがある。深刻な合併症を防ぐには、前立腺に集中して照射するのが治療のポイント

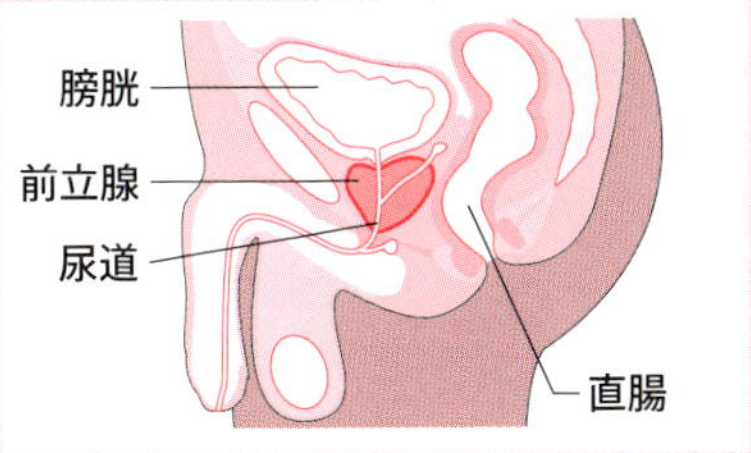

●線量分布図

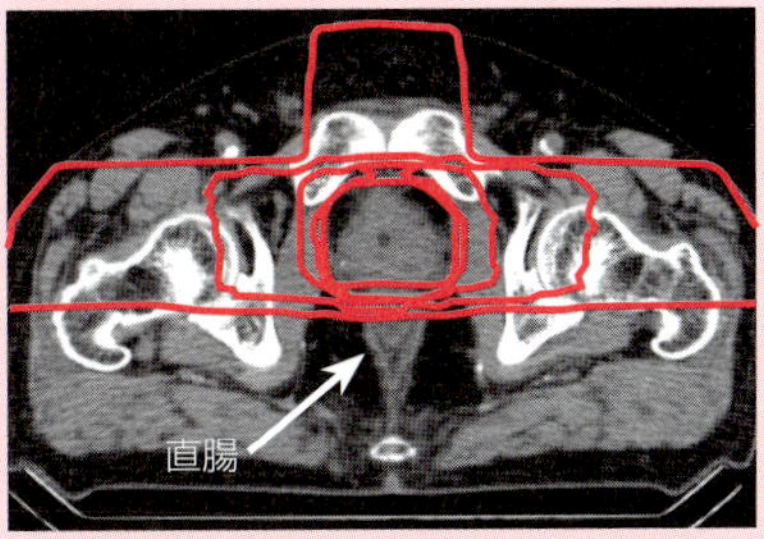

前立腺にピンポイントで重粒子線を照射するように治療計画が立てられる

前立腺がんにおける合併症発生率の比較

重粒子線治療の患者数が多い前立腺がんで、他の放射線治療と比べてみた場合。

施設名	照射法	線量／分割回数	患者数	2度以上の合併症 直腸	2度以上の合併症 膀胱/尿道
クリーブランド	強度変調	70グレイ／28回	770	4.40%	5.2%
スタンフォード	定位放射線治療	36.25グレイ／5回	41	15.00%	29.00%
米国多施設共同	3次元原体	68.4～79.2グレイ／38～41回	275	7～16%	18～29%
日本陽子線治療施設	陽子線	74グレイ／37回	151	2.00%	4.10%
放医研	重粒子線	57.6グレイ／16回	1,107	0.40%	3.80%

＊度数は合併症の重症度。3度は外科的治療を、2度は内科的治療を必要とするもの

資料・写真提供：量研機構　放射線医学総合研究所

腎臓

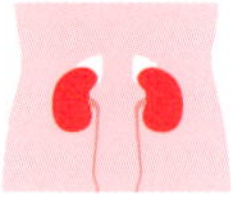

腎臓をできるだけ温存できる重粒子線治療

一般に、腎がん（腎細胞がん）の標準治療は外科手術とされています。転移がある場合や再発の場合であっても、切除可能で根治がめざせるならば、手術が推奨されます。手術ができない場合には、動脈塞栓療法、ラジオ波焼灼療法、凍結療法、サイトカイン療法や分子標的薬による薬物療法などが、患者さんの体力やがんの進行度などに応じて選択されます。

腎がんはX線治療が効きにくいこと、腎臓の周囲にはX線の影響を受けやすい臓器が多いことなどから、がんに対して十分な効果を発揮し、治癒を期待できる量の照射が難しいため、かつては腎がんそのものの治療としてX線が用いられることはありませんでした。

近年、照射技術が進歩して、X線治療の場合も従来より集中度を増す照射法が開発され（定位放射線照射）、周囲の臓器への影響を防ぎつつ、がんを死滅させる効果を得ることが可能になっています。

重粒子線は定位放射線照射よりも、標的への集中度が高く、細胞への影響も強く、さらに良好な成績が得られるものと期待されています。

切除が第一選択とはいえ、サイズが大きくなると片側切除ということもあり得ます。そうした比較的大きなサイズのがんに対し、重粒子線治療によって腎臓を温存できれば、患者さんにとっては大きなメリットとなります。

それを証明できる適切な照射法を探るため、量研機構放射線医学総合研究所では、これまで4週16回の照射を10数例に対し試みており、現在は、さらに短期化をめざし、3週12回照射の安全性と有効性を検証する臨床試験を行っています。

●部位別に見るがんの治療

子宮・その他

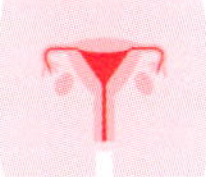

子宮がんのタイプ別に対応

子宮がんは、発生箇所によって頸がんと体がんに分類されます。治療法の選択にあたっては、進行度および組織型（扁平上皮がん、腺がん、その他）が考慮され、現在、先進医療または臨床試験による治療が行われています。

局所進行の子宮がんの患者さん１００数名に対して行った臨床試験によって安全な照射線量が検討され、病巣部（子宮頸部～骨盤リンパ節領域）には、36グレイ／12回～48グレイ／16回、周囲（消化管）には60グレイ未満が安全な線量として示されました。

腺がん（切除できないあるいは手術を希望しないⅡ～Ⅳ期）、扁平上皮がん（従来の治療法では効果が期待できない局所進行がん）に対して、最も効果的な線量、照射法を調べる臨床試験が進められ、局所制御率、生存率など良好な成績が得られています。さらに、きめ細かな線量分布の検討が重ねられているところです。

対象となる患者さんは決して多くはありませんが、従来の治療法が選択できない場合に期待される治療法の一つといえるでしょう。

その他の部位

これまで周囲の臓器への安全性の面からX線治療単独で治癒を狙うことがなかった乳がんに、重粒子線治療の臨床試験が開始されています。

消化器系では、食道がん（扁平上皮がん）に対する、化学療法との併用による、術前の重粒子線照射の臨床試験も進んでいます。

また、直腸がんの手術を受けている患者さんの、術後局所再発に、重粒子線治療が先進医療で行われています。再手術が難しいことも少なくないため、周辺臓器を温存できる重粒子線は有効な治療法となっています。

Column

重粒子線・陽子線治療を検討するなら

専門施設でのセカンドオピニオンも一つの方法

重粒子線や陽子線によるがん治療は、まだ一般には敷居が高いと感じている人が少なくないかもしれません。

手術、抗がん薬（化学療法）、放射線治療はがんの三大治療といわれています。重粒子線治療、陽子線治療は、放射線治療に含まれますが、ほかの治療法と違い、がん治療に携わるすべての医療機関に治療設備が備わっているわけではなく、多くは特定の施設で先進医療や臨床試験として行われています。

対象となるがんがまれなものであったり、病期が限られていたり、患者さん自身の病状を含めてかなり厳密な条件が決められており、医療者の側にも専門的な知識が必要となります。

自分のがんにとって、重粒子線治療や陽子線治療は効果があるのか、選択できるのか。少しでもそうした疑問が生じたら、「切らずに治す方法はありますか」と、主治医に率直に希望を伝え、相談することが大切です。がんの拠点病院、あるいは放射線専門クリニックなど近隣の医療機関でセカンドオピニオンを求めることも、一つの方法として勧められます。

重粒子線治療、陽子線治療にとって、最も重要なことは、治療の対象になるかどうかを慎重に見極めることです。そのためには、複数の専門家の意見を聞くことは有用であり、また、患者自身がそうした知識や情報を正確に把握すること、さらに選択を「人任せ」にしない治療に対する主体性が欠かせません。

医療機関側でも機能に応じた連携が整備されつつあります。目的に合った医療機関を選ぶことが適切な治療につながります。

2章

陽子線治療

・陽子線治療とは
・治療の実際
・これからの治療
・部位別に見るがんの治療

どんな治療法か

●陽子線治療とは

水素の原子核を超高速に加速し病巣をピンポイントで破壊

　陽子線治療は放射線治療の一種です。放射線治療には、X線やガンマ線を使う治療が従来からありました。陽子線治療は重粒子線（炭素イオン線）治療とともに、粒子線を用いる新しい治療法です。

　陽子とは水素の原子核のことで、プラスの電気を帯びた目に見えない微細な粒子です。水素ガスをもとに、特殊な装置で陽子をたくさん作り出し、真空中で加速してエネルギーを高めると、がん細胞を破壊する陽子線を作ることができます。この陽子線でがん細胞を攻撃するのが陽子線治療です。

　放射線治療によく使われているX線は、体の表面近くでいちばん強いエネルギーを放ち、体の奥へ入るにしたがってエネルギーが弱くなり、病巣を越えて体を突き抜けていきます。これに対して陽子線は、あらかじめ設定した深さに到達したときに、最大のエネルギーを放出して停止する性質があります。このため、病巣のある位置の深さに合わせて陽子線を照射するように設定すれば、腫瘍をピンポイントでくり抜くように治療することができます。

　この性質のため、X線を使った放射線治療に比べて、正常細胞へのダメージが少なく、合併症を軽減することができます。

　陽子線治療の原理は重粒子線治療と似ていて、巨大な施設・装置を必要としますが、重粒子線治療に比べると、やや小型の施設・装置となり、治療費も重粒子線治療より少し安価になっています。また、重粒子線治療施設よりも施設数が多く、新規に数施設が開設する予定もあるため、重粒子線治療よりは治療を受けやすい環境にあるといえるでしょう。

陽子線治療の特徴

○陽子（水素の原子核）を用いる治療である
○がん細胞に到達したところで最大のエネルギーを発揮できる →がんを狙い撃ちできる
○正常細胞へのダメージが低く、合併症が少ない
○1回あたりの線量は重粒子線より少ないが、照射回数を増やして安全・確実にがん細胞を攻撃できる
○小児や若年者の放射線治療による2次がん発生を低く抑えられる
○入院の必要がなく、毎日の通院治療が可能

陽子を用いる治療

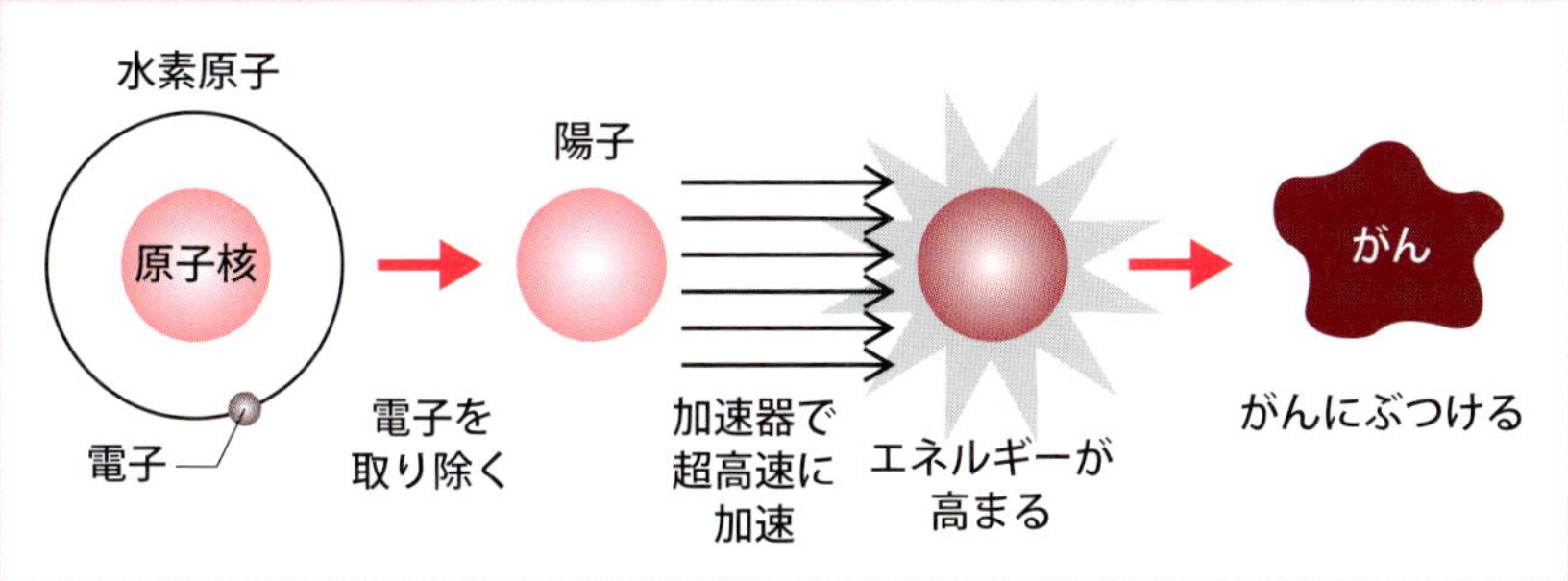

水素の原子核である陽子を加速してがん細胞にぶつけて破壊する

がん細胞に当たる部分で最大の効果を発揮

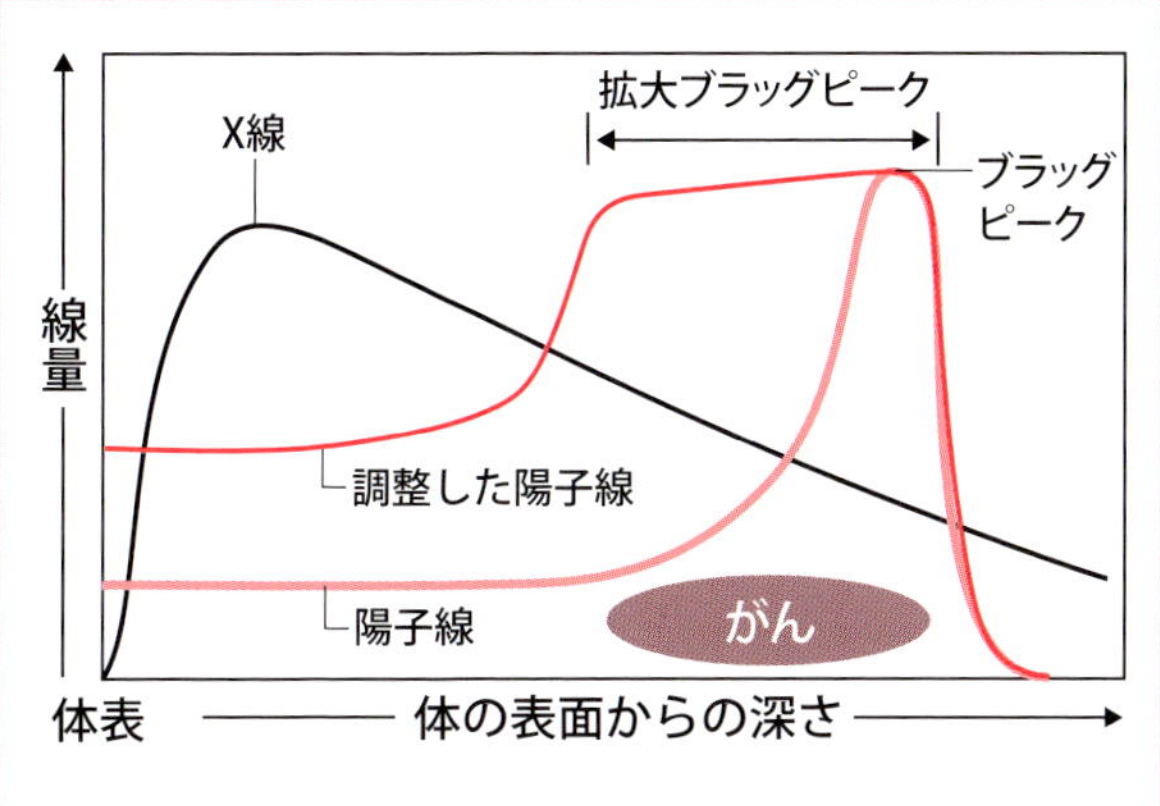

陽子線は体表付近で線量が低く、体内のがんに到達したところで最大の線量となり（ブラッグピーク）、そこで止まる。陽子線を調整してブラッグピークの深さや幅をがんに合わせて拡大し、がんを攻撃する。

●陽子線治療とは

陽子線を発生させる装置

陽子を加速器で加速させ真空パイプで照射室へ運ぶ

　まずイオン源と呼ばれる陽子発生装置で水素ガスから陽子を取り出し、線形加速器（ライナック）である程度まで加速し、さらにリング状の加速器（シンクロトロン、施設によってはサイクロトロン）で、光速の約60～70％にまで加速します。これは1秒間に地球を4周する速さに相当するものです。治療に必要十分なエネルギーをもつ速度にまで加速させた陽子線は、真空パイプを通って電磁石で曲げられ、治療を行う照射室へと運ばれます。加速された陽子線は体の表面からがんの組織まで達します。

　安全に治療を行うためには陽子線が安定して供給されることが不可欠です。加速器の状態は、モニター画面を通じ、常に監視・制御されています。

　照射室では、３６０度あらゆる角度から照射が可能な回転ガントリーと呼ばれる装置を用いる場合と、一定方向からだけ照射する装置で治療する場合があります。

　陽子線は照射室まで細く強力なビームで運ばれてきます。一般にはこのビームを拡大し、ボーラス、コリメータといった特殊な器具を使い、がんの形状に合わせて照射します（ブロードビーム法）。また、最新の照射法として、細いビームのままの陽子線を移動させながら照射と停止を繰り返し、病巣に合わせて層ごとに照射していく「スポットスキャニング法」（＊1）も用いられています。

　そのほか、呼吸をはじめ、鼓動やぜん動によって不随意に動く臓器に対して、正確に照射するためのさまざまな新しい技術（呼吸同期照射システム、動体追跡照射技術など／＊2）が開発されています。

（＊1、2）113ページ参照

陽子線がん治療装置

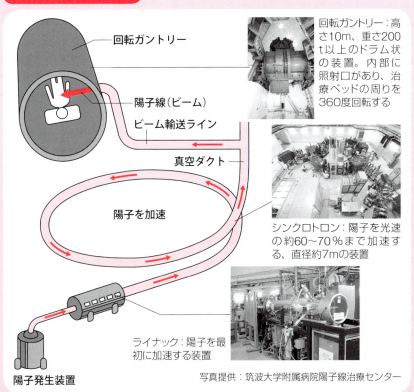

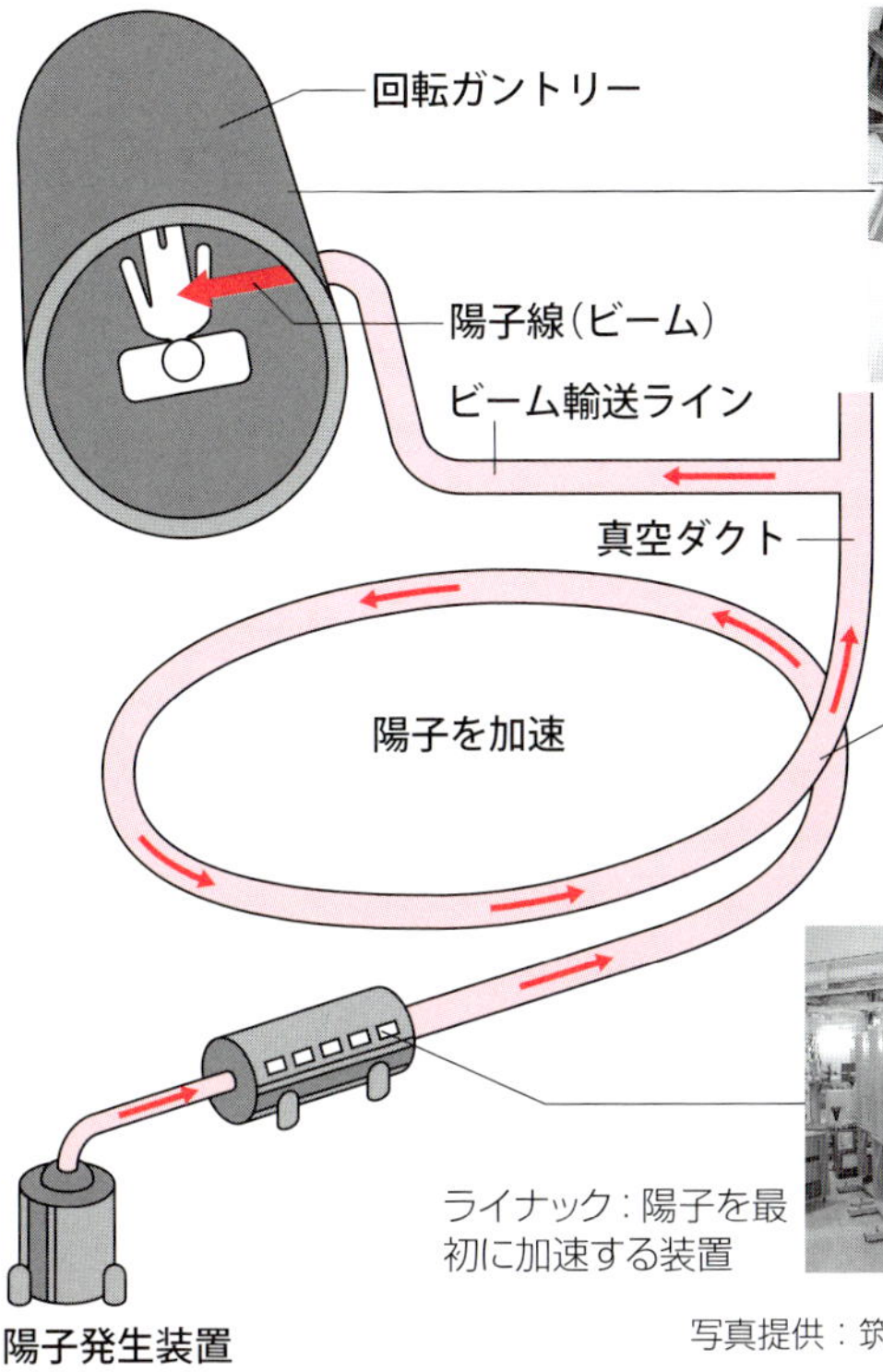

回転ガントリー：高さ10m、重さ200t以上のドラム状の装置。内部に照射口があり、治療ベッドの周りを360度回転する

シンクロトロン：陽子を光速の約60～70％まで加速する、直径約7mの装置

ライナック：陽子を最初に加速する装置

写真提供：筑波大学附属病院陽子線治療センター

陽子線治療数の推移（1979～2014年/計17,858人）

陽子線治療施設数も増え、治療を受ける患者数も年々増加している。

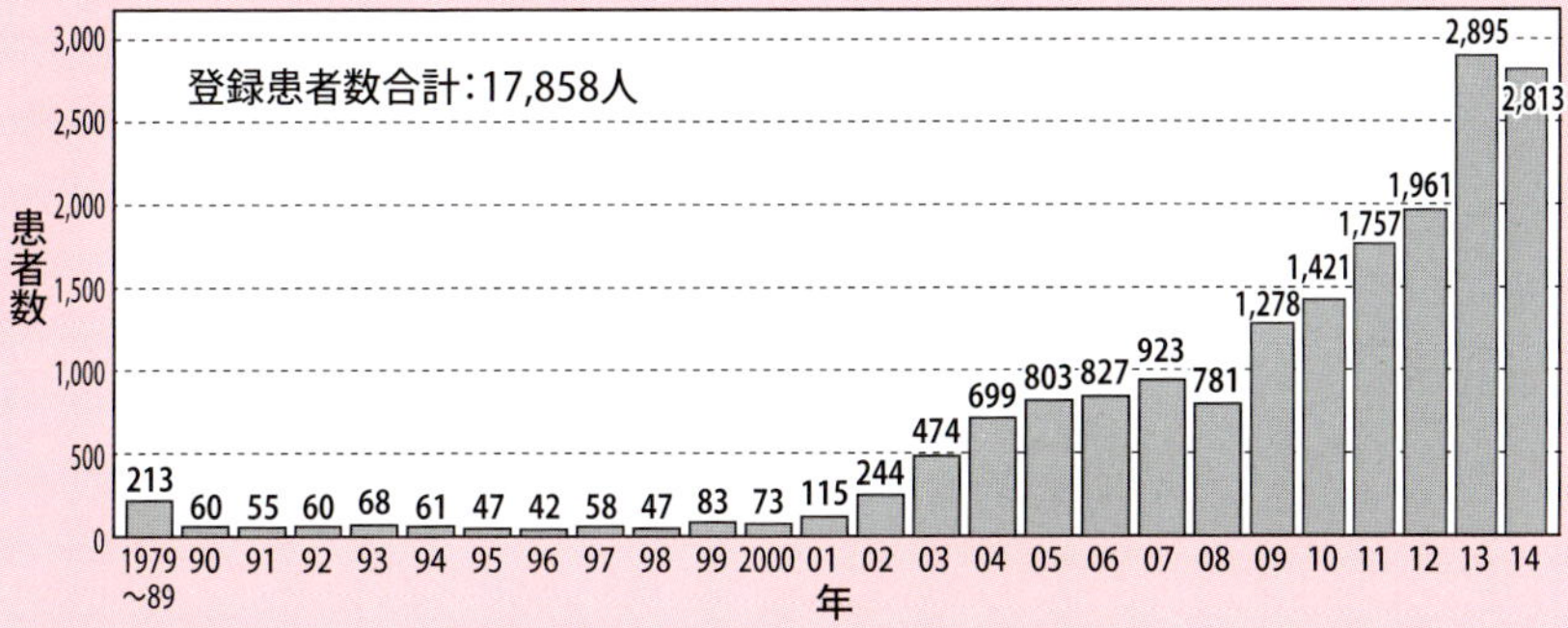

日本粒子線治療臨床研究会調べ（陽子線10施設の集計）

●陽子線治療とは

対象となるがん

他臓器転移のない固形がんが対象 小児がんに有用な治療法となる

　陽子線治療を受けるための基本的な条件として、①他の臓器への転移がなく、病巣が狭い範囲に限られていること、②原則として陽子線治療を受けようとしている部位に、以前、放射線治療を受けていないこと、③同じ姿勢で30分横になって動かないでいられること、④がんの告知を受けていて、患者さん自身が陽子線治療を受ける意思をもっていること、などがあります。これらをすべて満たしていることが陽子線治療を受ける前提となります。

　そのうえで、肝がん、前立腺がん、肺がん、食道がん、頭頸部がん、脳腫瘍、頭蓋底《とうがいてい》腫瘍、小児がん、骨軟部腫瘍(＊)などが、陽子線治療の主な対象となります。陽子線治療の対象となる頭頸部がんの中には、副鼻腔がんなど耳鼻咽喉科領域のがんや、口腔外科領域のがん、眼の腫瘍なども含まれます。一方、小児がんのうち、白血病は固形がんではないので、陽子線治療の対象にはなりません。

　ここに挙げた部位以外のがんでも治療対象となる場合があります。逆に陽子線治療の対象とされているがんでも、大きさや病期、患者さんの全身状態などによって、陽子線治療を受けられない場合もあり、陽子線治療の専門医との相談が必要です。

　なお、陽子線治療を行う施設によって、治療対象としているがんは多少異なり、部位別の患者数の割合も異なっています。

　陽子線治療は先進医療、臨床試験として行われていますが、小児の固形がんに関しては、公的医療保険が認められ２０１６年４月から、健康保険を使った治療を受けることができるようになりました。

（＊）113ページ参照

治療の対象となる主ながんの部位

ここに示された部位でも状態によっては治療の対象にならないこともある。示されていない部位でも治療に対応する場合もある。

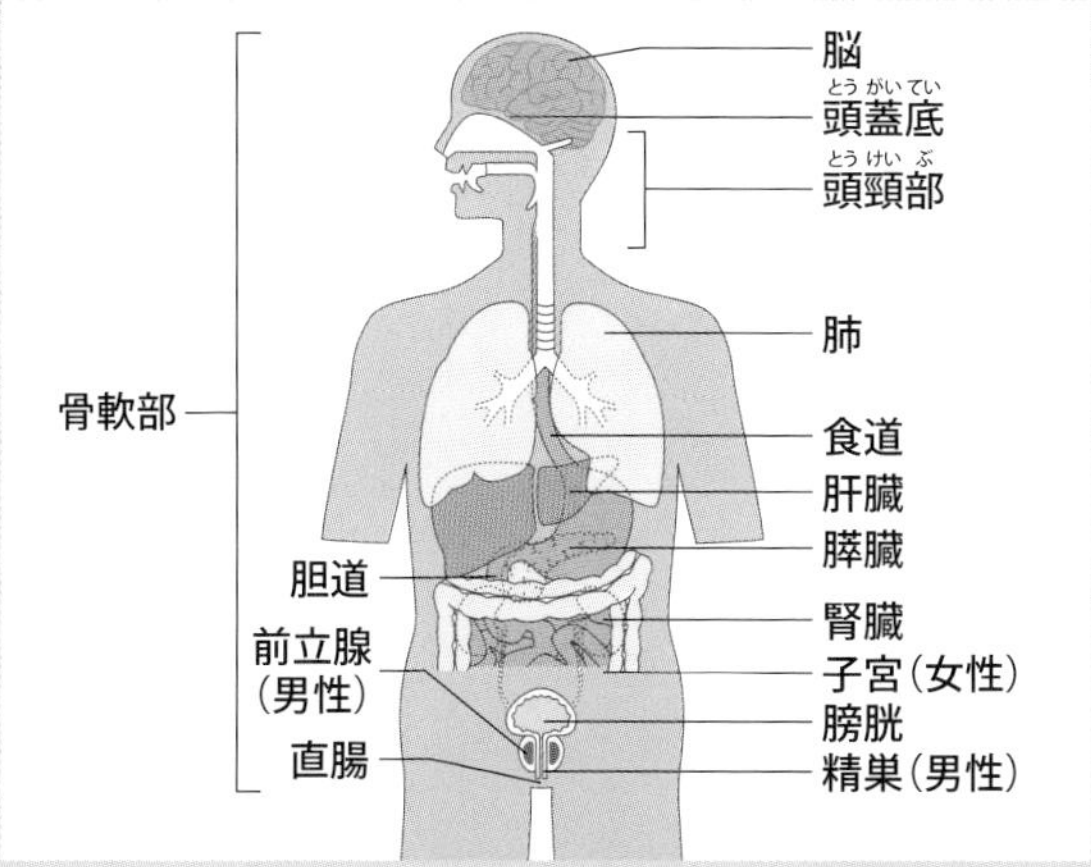

部位別の総患者数（筑波大学附属病院陽子線治療センター）

最も多いのは肝がんの患者さん、次いで前立腺がん、肺がん、転移性腫瘍となっている。

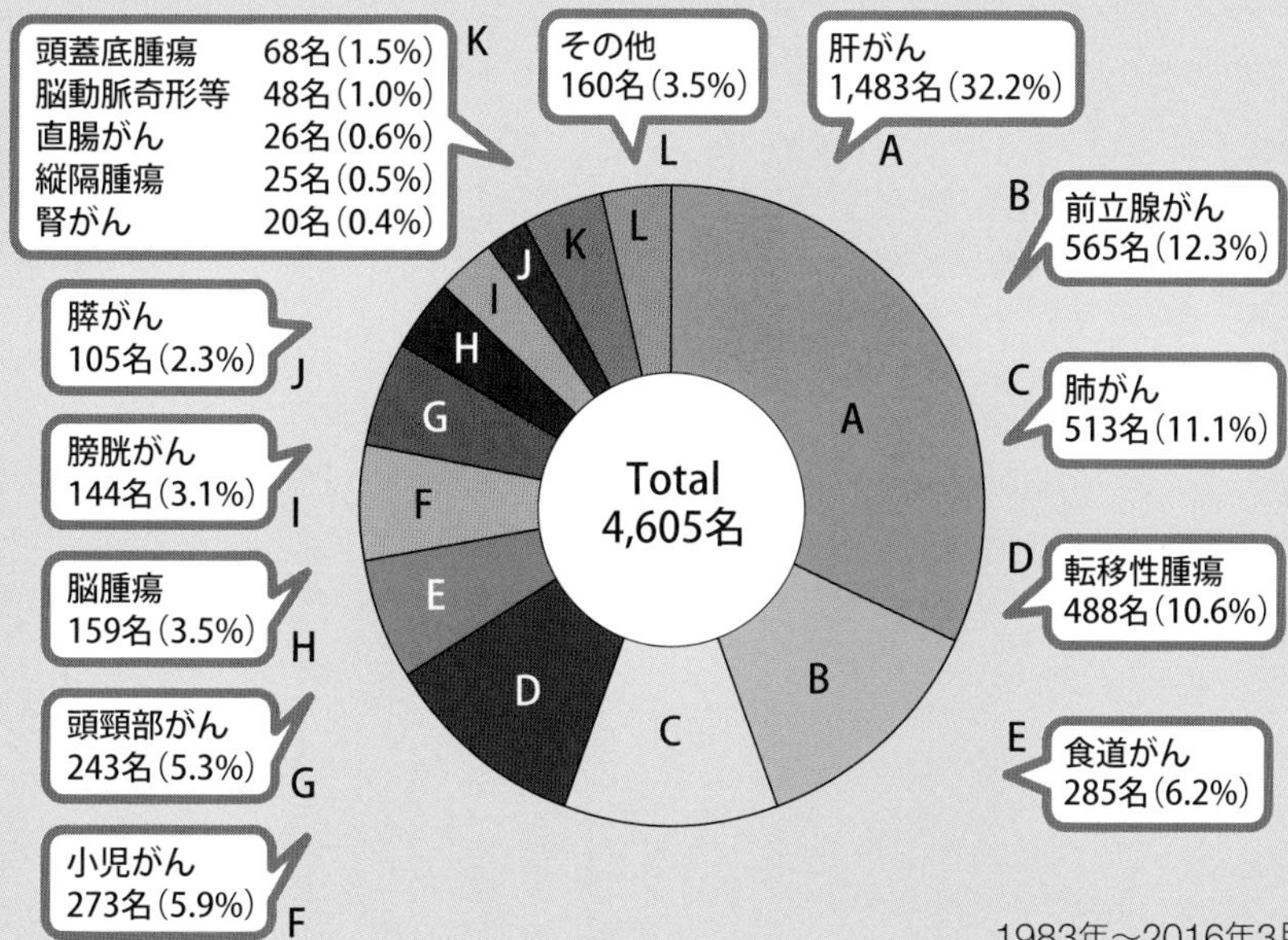

1983年～2016年3月

●治療の実際

治療を受けるには

紹介状と検査結果を提出し治療対象となるか判定を受ける

陽子線治療を受けるためには、前項に挙げた基本的な条件を満たしていること、治療の対象となるがんであることが必要です。

通常、病理検査によりがんの確定診断が行われると、さらに、がんの大きさや広がり、全身状態などを調べ、治療法が検討されます。この過程で陽子線治療を希望する場合、この治療が患者さんに最適かどうかを判断するため、基本的に、陽子線治療施設での診察と検査が行われます。この診察を受けるまでの手順については、受診する施設への確認が必要です。

主治医の紹介状や検査結果などから、まず書類上で適否を判断する施設、紹介状や検査結果を直接持参し、診察を受ける施設があります。また、受診の手続きも、患者さん自身が行う施設と、主治医を通して行う施設があります。

陽子線治療は主に先進医療として実施されています。先進医療の場合、治療費は全額自己負担で、そのほかの入院、検査、薬などの費用は健康保険が使えます。治療費は３００万円弱の施設が多いのですが、施設によって２５０万円〜３１５万円と幅があり、照射回数によって料金に差を設けている施設と、一律料金の施設があります。自治体による補助や、個人で契約している民間医療保険を使える場合もあります。

なお、小児がんの陽子線治療については健康保険が適用されるようになり、通常、治療費の2〜3割の負担となりますが、限度額適用認定証（所得により変動）を利用すると、窓口での支払いは10万円前後で収まります。さらに、小児慢性特定疾病医療費助成制度、各自治体の医療給付を利用すると、対象年齢であれば医療費負担は所得に応じた一部負担金に軽減されます。

陽子線治療の流れ

（筑波大学附属病院陽子線治療センターの場合）

初診診察

・持参の紹介状、画像データなどによる状態把握
・診察、必要な検査の手配

↓

陽子線治療が最適と判断

↓

治療の準備

1 固定具の製作
2 固定具をつけてCT撮影
3 治療計画の作成
4 照射器具（コリメータとボーラス）の製作
5 照射量の測定

↓

陽子線治療

↓

治療後のフォローアップ

・紹介元の主治医と連携を取りながら、3カ月に1回外来で診察
・治療後5年間は経過観察を行う

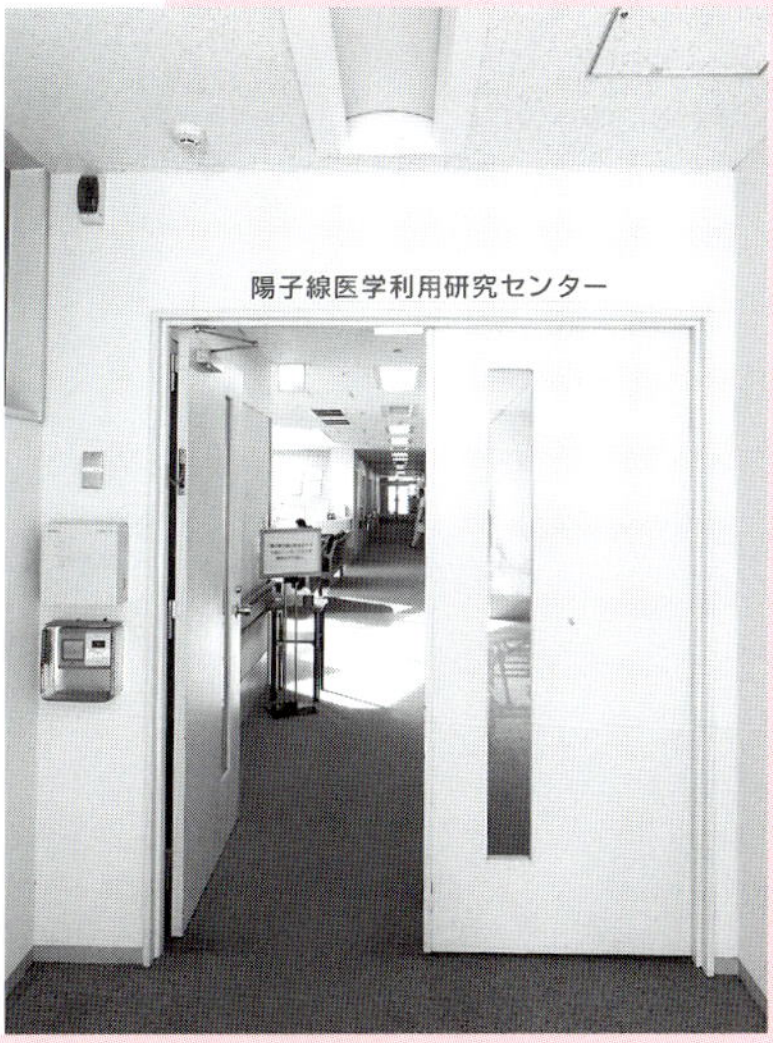

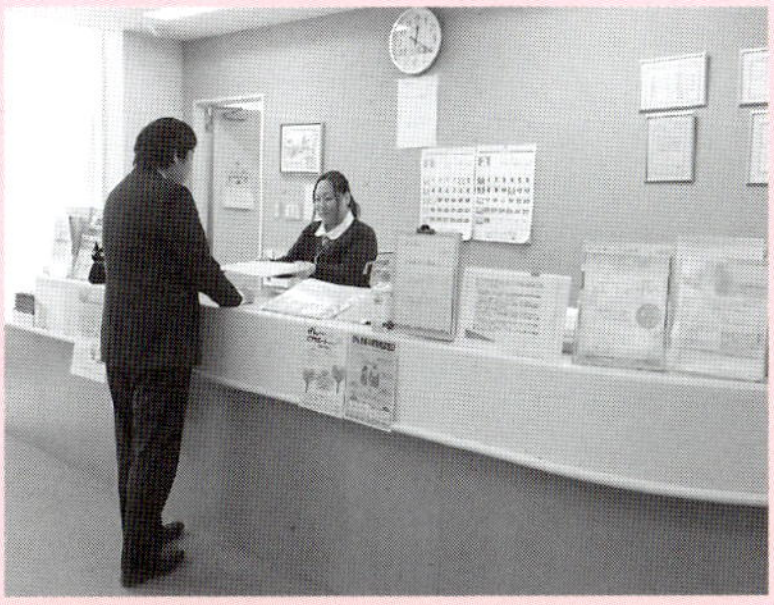

筑波大学附属病院陽子線治療センターの受付。初診時には紹介状、画像データや検査結果を持参する

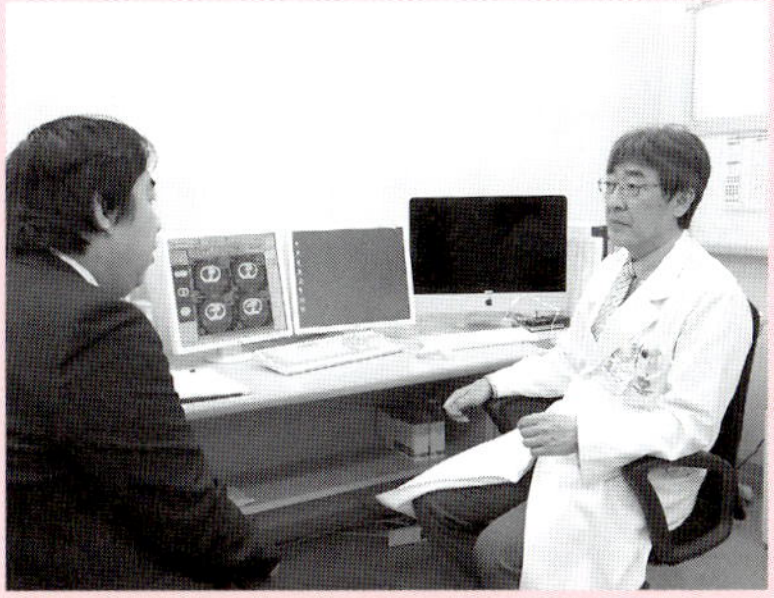

初診日には診察や検査の手配をする。患者さん持参のデータや診察・検査結果から陽子線治療が適するかどうかを検討

治療の進め方

病巣を正確に捉えるため 患者さん専用の固定具を製作

診察や検査を通じて把握した患者さんの状態や病巣についての情報をもとに、関連する診療科の医師などによる検討会議が行われ、陽子線治療の対象となるかどうかが総合的に検討されます。この会議で他の治療法のほうが適していると判断される場合もあります。

陽子線治療が適していると判断された場合は、治療の内容、期待できる効果、合併症の可能性などについて、また、治療スケジュールや日常生活上の注意について、内容に応じて医師や看護師がていねいに説明をします。

これらの説明を十分に理解し、納得したことを確認し、患者さんの同意を得たうえで実際の治療を進めることが決まります。

治療を行うことが決まったら、具体的な準備に入ります。まず、治療中に体を固定して陽子線が病巣を正確に捉えられるように、患者さん一人ひとりに合った固定具を作ります。次に固定具を装着した状態でＣＴ撮影が行われ、その画像とＭＲＩ、ＰＥＴなどの画像検査の情報がコンピュータに入力されます。そして、それらの画像の情報をもとに、陽子線を当てる角度、深さ、線量、照射回数などの具体的な治療計画が立てられます。

その後、治療計画に基づいて、薄い真鍮《しんちゅう》の板を重ねて病巣の形に合わせたコリメータと、プラスチック素材を削って照射の深さをコントロールするボーラスという照射口に取り付ける器具を製作します。

これらの器具が完成したら、実際に取り付けて、陽子線の線量や分布が計画通りかどうか、照射の確認（物理測定）をします。ここまでの準備を整えたうえで実際の治療が行われます。

●固定具を製作

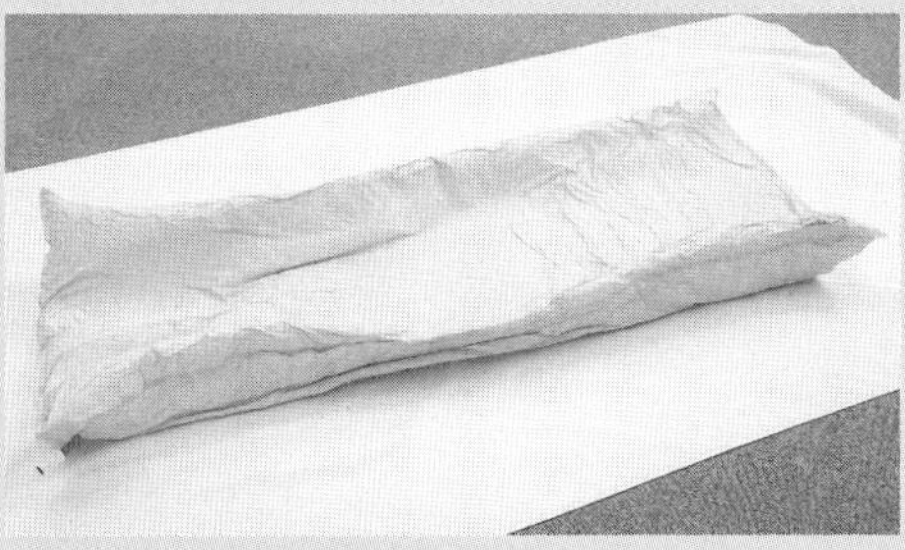

体が動かないよう治療ベッドにセットされる体部の固定具

写真提供：筑波大学附属病院陽子線治療センター

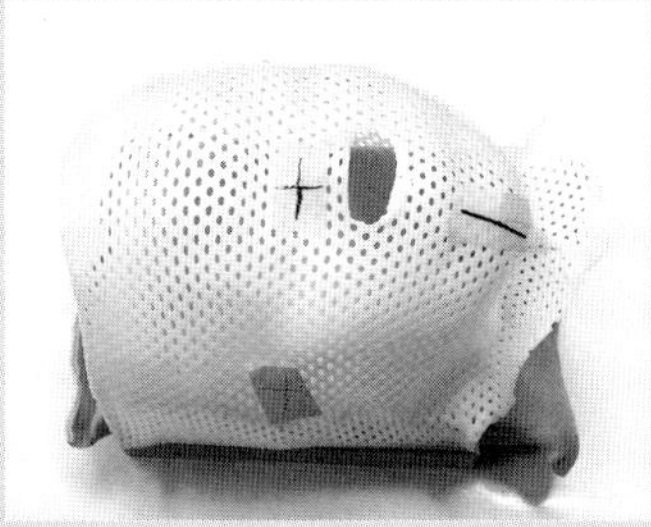

頭部の治療に用いられる固定具

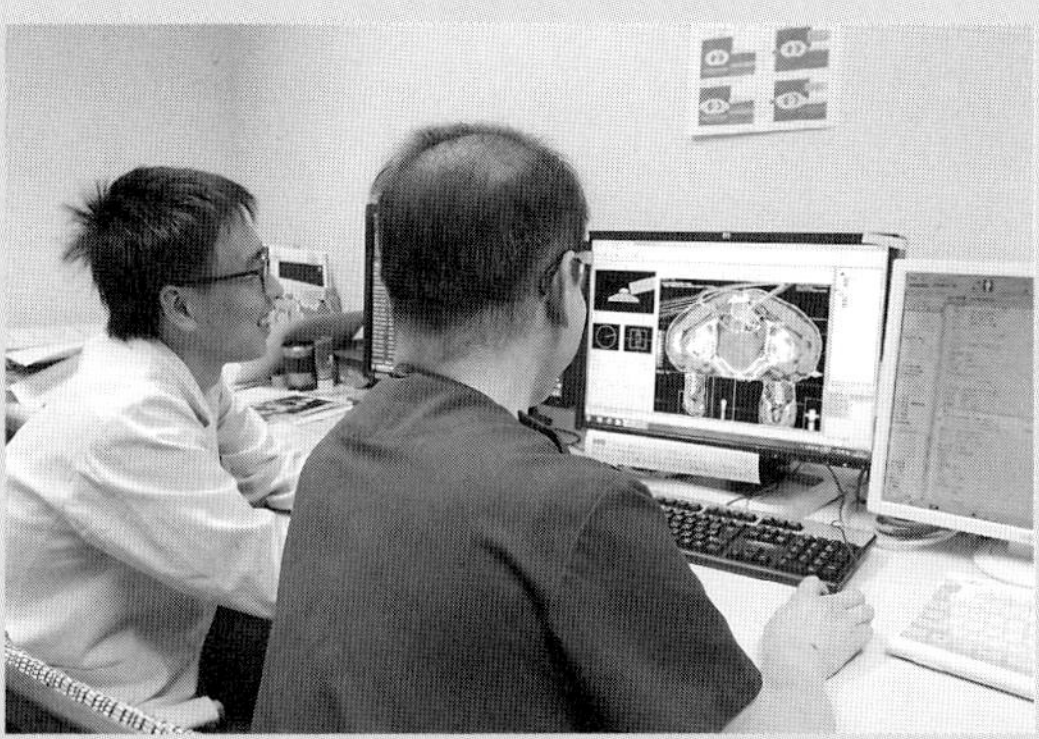

●治療計画を作成、チェック

放射線治療専門の医師と医学物理士が患者さんの病状に合わせて照射の角度、深さ、量、回数などを計算し、綿密な治療計画を立てる

●照射器具を製作

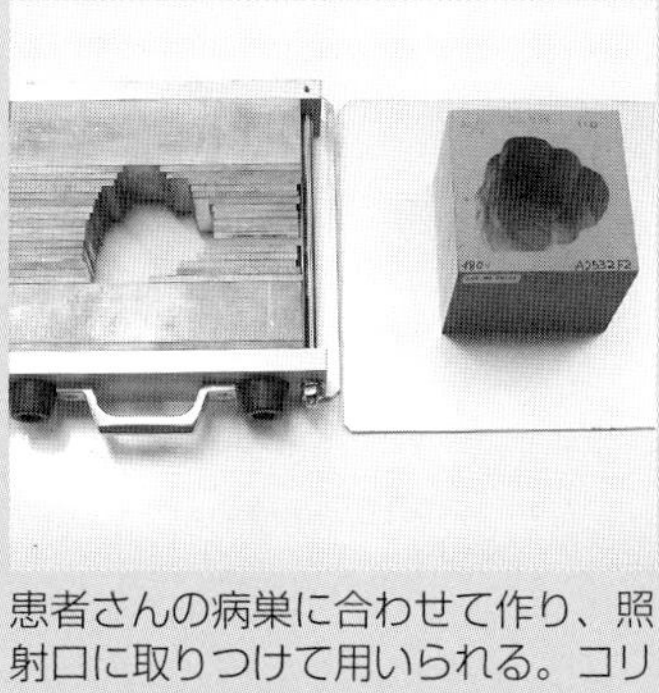

患者さんの病巣に合わせて作り、照射口に取りつけて用いられる。コリメータで照射範囲を、ボーラスで到達深度を調整する。左がコリメータ、右がボーラス

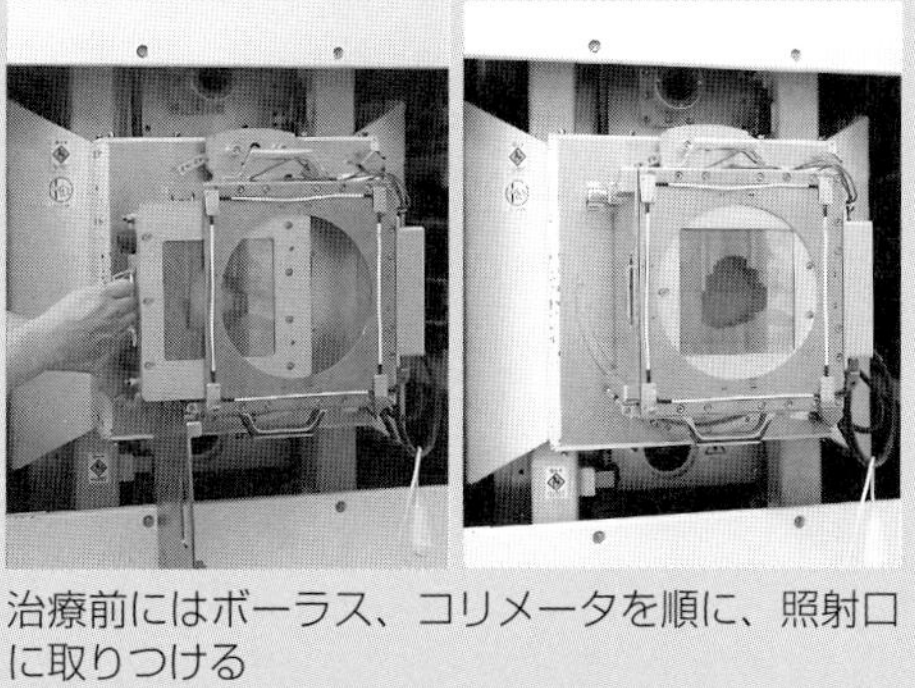

治療前にはボーラス、コリメータを順に、照射口に取りつける

●治療の実際

陽子線の照射

数週間かけて複数回照射
横になっているだけで痛みはない

照射当日は、固定具を装着して治療台に横になり、X線撮影などで治療計画に合わせて位置を決めます。陽子線治療はピンポイントで照射するので、この位置決めがとても重要です。10～30分かけて慎重に行われます。

位置が決まると、照射を行います。照射自体は数分程度で終了します。陽子線治療では、患者さんの周囲を３６０度回転してあらゆる方向から照射できる「回転ガントリー」という設備が使われています。患者さんはドーナツ状の機械の中心部の治療台にじっと横になっているだけで動く必要はなく、照射による痛みや不快感はありません。

照射は1日1回週5日で、治療計画に基づき、数週間かけて複数回の照射をしていきます。がんのある部位や大きさなどによって照射回数があらかじめ治療計画で決められており、2～8週間程度かかります。個別にみると、肝がんで2～7週間、前立腺がんで5～8週間、肺がんで2～7週間、食道がんで6～7週間、頭頸部がんで6～7週間、脳腫瘍で5～6週間、頭蓋底腫瘍で5～6週間、小児がんで2～6週間が目安です。

陽子線治療だけに限っていえば、治療は週5日間、毎日通院して行われます。基本的にはとくに入院の必要はなく、仕事をしながらの治療も可能ですが、化学療法を併用する場合や、ほかに合併する病気をもつ患者さんの場合は、入院して治療することもあります。陽子線治療に特化している施設では近隣病院に入院して、陽子線治療のときだけ通います。遠方だったり、体力的に通院が難しかったりする場合は、近隣の宿泊施設を利用することもあります。

照射室内

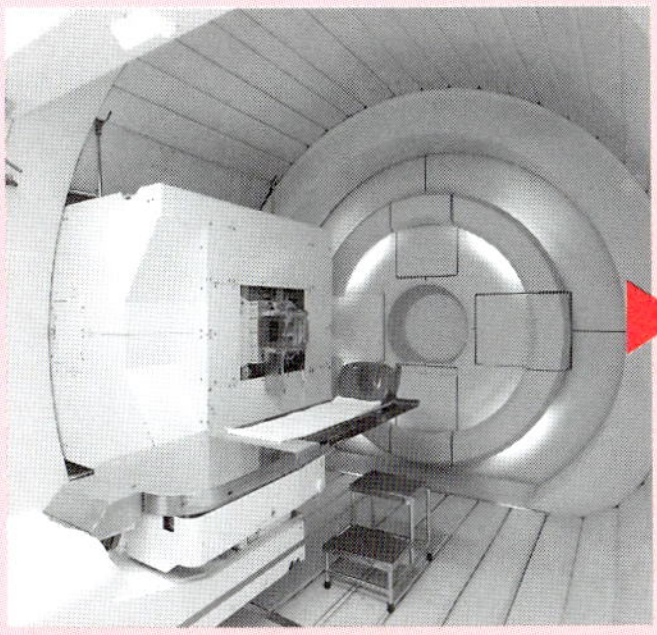

円形のトンネル部分が回転ガントリーで、内部に360度回転可能な照射口がある

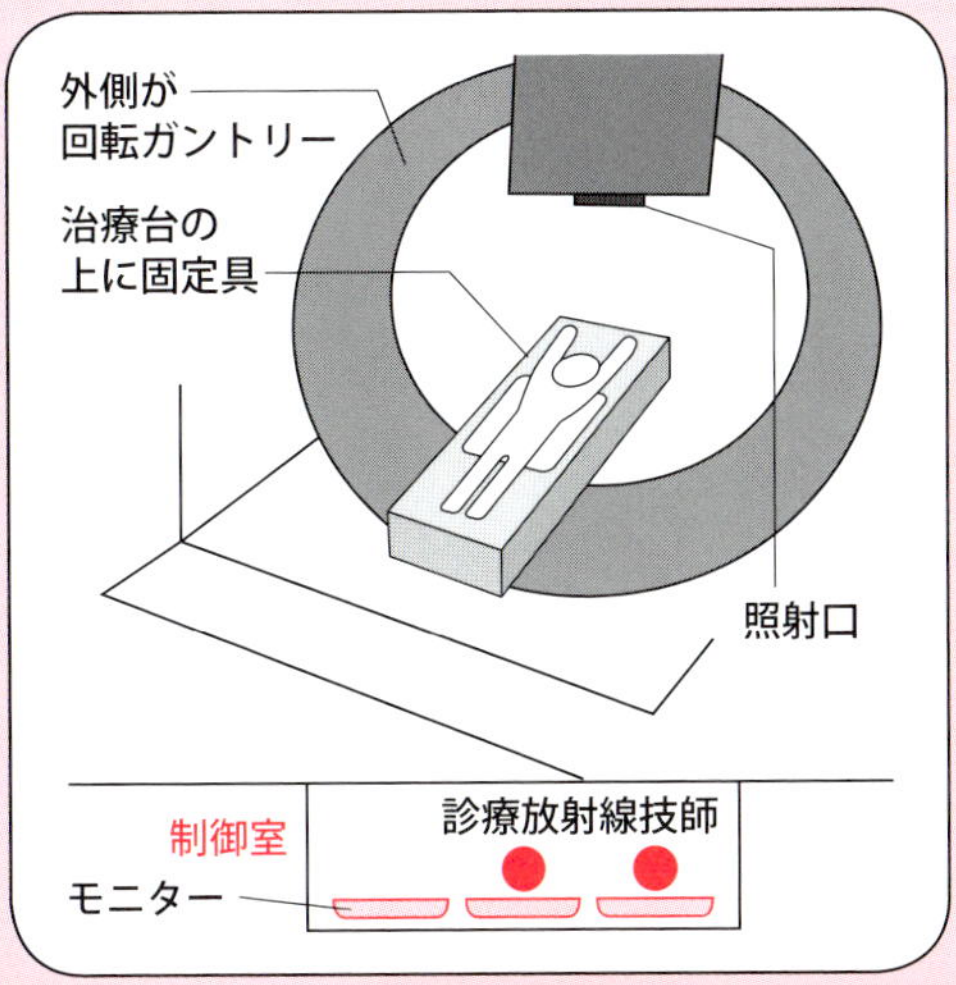

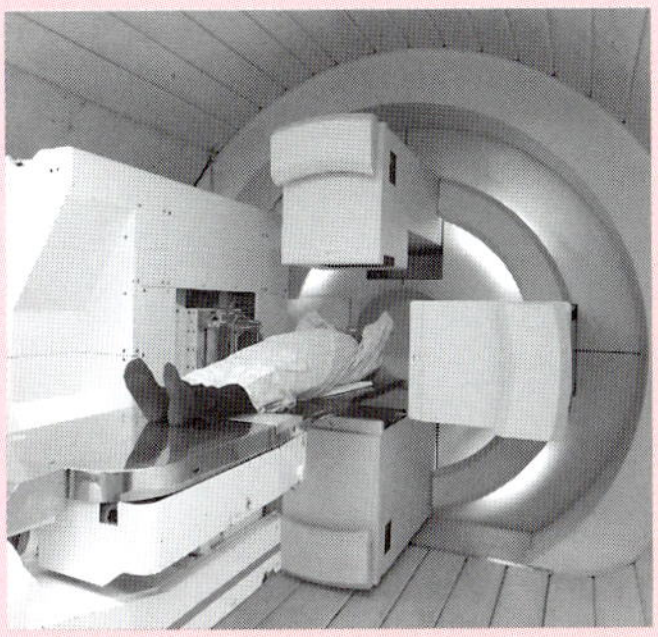

治療台に横になった患者さんを2方向からX線で撮影。治療計画をもとに慎重に位置合わせを行う

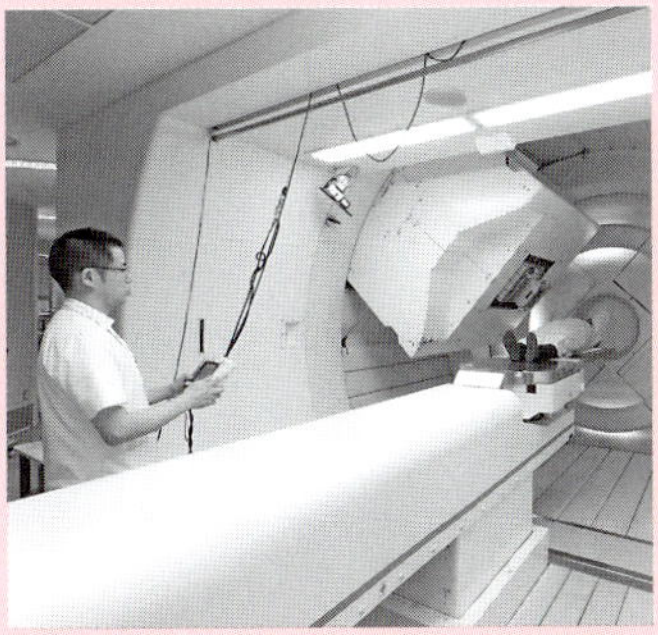

診療放射線技師が照射口の角度を調整する

照射の手順

治療着に着がえ、固定具をセットした治療台に横になる

▼

固定具で体を固定

▼

2方向のX線で撮影し、正確な位置を確認

▼

陽子線を照射

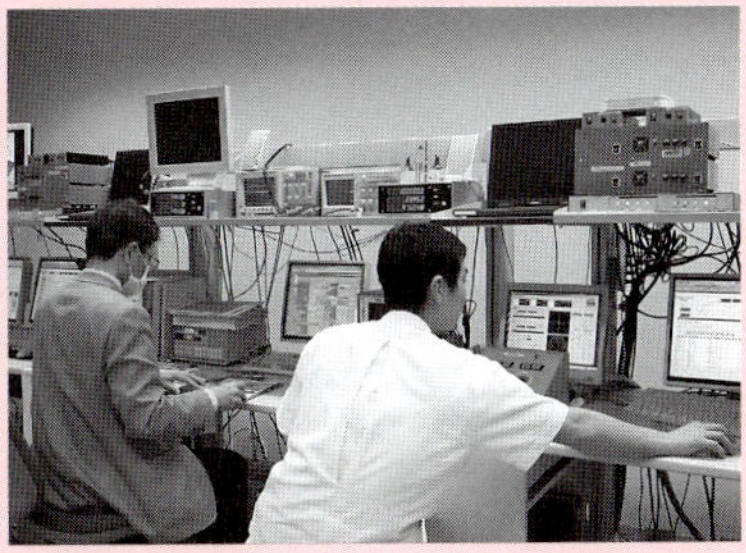

制御室でモニターを確認しながら陽子線を照射

写真提供：筑波大学附属病院陽子線治療センター

効果・合併症

小児がんの治療で好成績 頭頸部がんも有望な選択肢

陽子線治療では、がんをピンポイントで攻撃でき、正常細胞へのダメージを一般の放射線治療よりも少なくすることができます。また、治療そのものに苦痛を伴わず、QOL（生活の質）を保ったまま治療を受けることができます。このため、ほかの治療法では治療が難しい部位のがんや、持病があったり、体力が低下していたりする高齢の患者さんも、陽子線であれば治療できる可能性が高くなります。

治療成績の多くは標準の治療法と同等、ないしは上回っており、主な対象が手術のできないがんであることを考慮すると、有効な治療であるといえます。

なかでも有力な選択肢となっているのが小児の固形がん（神経《しんけい》芽《が》腫、横紋筋《おうもんきん》肉腫など）の治療です。陽子線治療は成長を妨げるリスクが低く、二次がんの予防にも有効と考えられます。

また、形態が複雑で重要な臓器の多い頭頸部がんも、陽子線治療に適しています。顔にメスを入れたくない、形態を温存したいという患者さんの願いに応える治療法といえます。目に近接して腫瘍がある場合、手術では眼球摘出となったり、一般の放射線治療でも失明のリスクがあったりしますが、陽子線治療では、視神経を避けて照射することができ、視力を温存できる可能性が高くなります。

陽子線治療は、正常細胞に与えるダメージが小さいため、放射線治療のなかでは合併症が少ない治療法ですが、まったくないわけではありません。たとえば、陽子線を照射した部位の皮膚炎や周辺臓器の炎症などをおこすことがあります。合併症は治療するがんの種類によっても異なるので、治療前に説明を受けましょう。

●治療の実際

集学的治療

複数の治療法の併用で攻撃力を相互補完する

陽子線治療では、がんの種類によって、化学療法（抗がん薬治療）、ホルモン療法や、手術療法と併用する集学的治療が行われています。

集学的治療によって、それぞれの治療法単独では不足する部分を相互に補い合い、より効果を上げることができます。陽子線治療は局所療法で、ピンポイントでがんを攻撃する力をもっていますが、全身に散らばっているがんには効果がありません。局所にがんが見つかった場合、検査では発見できない小さながんが全身に散らばっている可能性があるため、局所療法と全身療法を組み合わせると効果的です。

そこで、すでに一定の効果が確認されている全身療法の抗がん薬治療やホルモン療法と、陽子線治療を組み合わせることで、治療効果を高められる可能性があります。また、がんの種類によっては、手術と陽子線治療の併用や、X線またはＩＭＲＴ（強度変調放射線治療／＊）と陽子線治療を組み合わせて、トータルに線量を計算して治療計画を立てる場合もあります。

食道がんや膵がん、進行した肺がん、脳腫瘍などに対する集学的治療は、全身へのダメージが少ない陽子線を用いることで、抗がん薬による強い治療が可能となり、これから最も期待される陽子線治療の分野になると考えられています。

集学的治療への取り組みは、陽子線治療施設によって異なりますが、施設により臨床研究として陽子線治療を含む集学的治療が行われている場合もあります。また、総合病院に併設された治療施設では、内科や外科の医師や医療スタッフと密接な連携がとりやすく、集学的治療に取り組むうえで利点があるといえるでしょう。

（＊）113ページ参照

●これからの治療

切らずにがんを治す
患者さんにやさしい陽子線治療

近年、新しい施設の開設が相次ぎ、普及が加速化する陽子線治療。小児がんへの健康保険の適用も決定し、がん治療の有力な選択肢となりつつある陽子線治療の今後の課題などを櫻井英幸先生に伺いました。

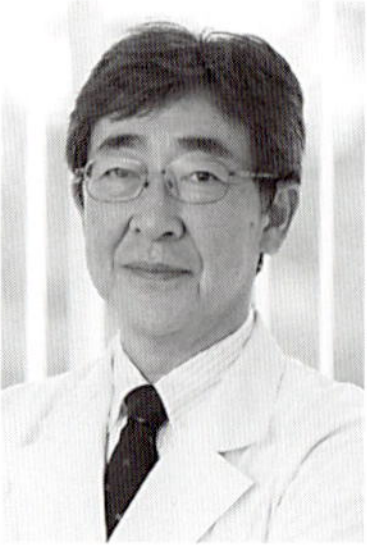

櫻井英幸
（さくらい・ひでゆき）
筑波大学医学医療系
放射線腫瘍学教授
筑波大学附属病院
副病院長
陽子線治療センター
部長

日本の技術レベルは高水準を誇る

「従来のＸ線治療も、ＩＭＲＴなど照射技術がかなり高度化し、治療効果は向上してきています。しかし、線種の特性上、越えられない壁があるのです」と、櫻井先生。それにくらべ、近年は、重粒子線、陽子線、中性子線など新しい粒子を使った治療が注目されています。特に、陽子線治療施設が増えはじめているのが、最近の日本の特徴といえます。

櫻井先生が所属する筑波大学附属病院陽子線治療センターは、１９８３年より陽子線治療の本格的な臨床研究を開始し、国内で最も長い歴史と、多くの経験、実績が蓄積されている施設です。その成果は、国内のみならず、世界へ発信されており、日本の陽子線治療をリードする役割を果たしています。

「日本のレベルは非常に高い水準で保たれており、今後広がっていくと考えられますが、一方で、諸外国でも、普及への取り組みが積極化しており、むしろ、社会的な位置づけは確立されつつあります」。

保険制度の違いの影響も少なくないようです。特にアメリカでの施設の増加が注目され、この3年で40～50施設ほどに増えて、全放射線治療の患者数の20～30%を陽子線治療が占めることになるのではないかと予測されています。

現在、日本の年間の陽子線治療数が約３０００例（重粒子線２０００例を含めると約５０００例）です。放射線治療全体をみると、全患者数が約20万人、つまり、粒子線治療はそのうちの約2%、これは全がん患者の０・５%に相当します。確かにアメリカほどの勢いは感じられません。

ただし、着実な臨床試験、先進医療の積み重ねにより、各施設とも高水準の技術が保たれていることは、日本の大きな強みです。２０１６年4月より小児がん治療に健康保険が適用となり、陽子線治療にとって、新しい時代の始まりといえるかもしれません。

重粒子線の施設に比較すると、陽子線治療施設はかなりコンパクトですが、通常のX線装置（約5億円）と比べれば、施設規模、コスト（約7倍といわれている）ともに負担が大きくなります。高い治療効果と安全性には定評があるだけに、普及のスピードを大きく左右するのは小型化、低価格化に尽きるといえます。各施設、各医療機器メーカーなどが協力し、いろいろな技術開発にしのぎを削っているところです。

肝がんや小児がん治療の試み

筑波大学附属病院陽子線治療センターでは、１９８３年より２０１６年3月までに４６０５名の患者さんを治療してきています。疾患別では肝がんが最多で、体の深いところにある臓器などへの世界に先駆けての試みは、世界のスタンダードとして認められています。

また、小児がんへの貢献度も高く、現在行われている子どもに対する陽子線治療の約8割を担っています。

「放射線の影響を受けやすい子どもだからこそ、陽子線治療が向いています」。

ただし、子どもは照射する間、一定の姿勢を保ってじっとさせることなど、子どもならではの治療の難しさがいろいろあります。小児専門の麻酔医をはじめ、ほかの治療法の専門医など、多くのスタッフが質・量ともに充実していなければ、対応できません。将来が長い子どもにとって、最適な治療の組み合わせで、必要なとき即座に治療できる環境整備は重要です。

「小児がんで一番大事なのは患者さんを待たせてはいけないということ。いま必要だというほかの施設からの要求に対しては、つねに、早急に応じられること。集中して対応するセンター化の発想でのアプローチが大切です」。

陽子線治療普及の条件

地域を越えた他施設との連携は、小児がんだけでなく、陽子線治療をスムーズに進めるための課題でもあります。通常のX線では効果が得られないが陽子線であれば治療が可能ながん、あるいは、手術や抗がん薬には持病や体力の問題で耐えられない患者さんなどに対し、選択肢として、陽子線治療を提示できるかどうかが今後の普及に大きくかかわってくるはずです。

「マイナーながん、頭蓋底や頭頸部の悪性黒色腫に対して陽子線治療が有効であるということをわかっている医師がどれだけいるか、ということです。まず陽子線治療というアイディアがないと、患者さんの救済にはつながりません」。

専門施設への紹介、連携を円滑にするには、まず、一般の患者さん、専門医以外の医師への陽子線の周知は欠かせない条件といえます。

そして、普及に際して、さらに重要なことは、専門医の研修体制の整備など人材育成です。施設数が増えても、一定の技術が保たれなければ意義はありません（安全性と有効性の担保）。

教育を担う大学病院として、現在、陽子線治療施設を併設しているのは、筑波大学、北海道大学の2大学です。これらは非常に大きな役割を担っています。なかでも歴史が古く、実績のある筑波大学はその中心的存在となります。

「現在、各地で広がりをみせている陽子線治療の施設に在籍している先生方は、ほとんど筑波大学を経て活躍しています。いまも半年から1

年、若手の先生が研修にきています」。

陽子線治療が、がん治療の選択肢として日本に根付くには、いくつかの課題がありますが、近い将来の実現に向け、さまざまな分野での努力が重ねられています。

次ページからは、陽子線治療の対象となるそれぞれのがんについて解説します。治療内容は、施設によって異なる部分もありますが、本書では、筑波大学附属病院陽子線治療センターで行われている治療を参考にしています。

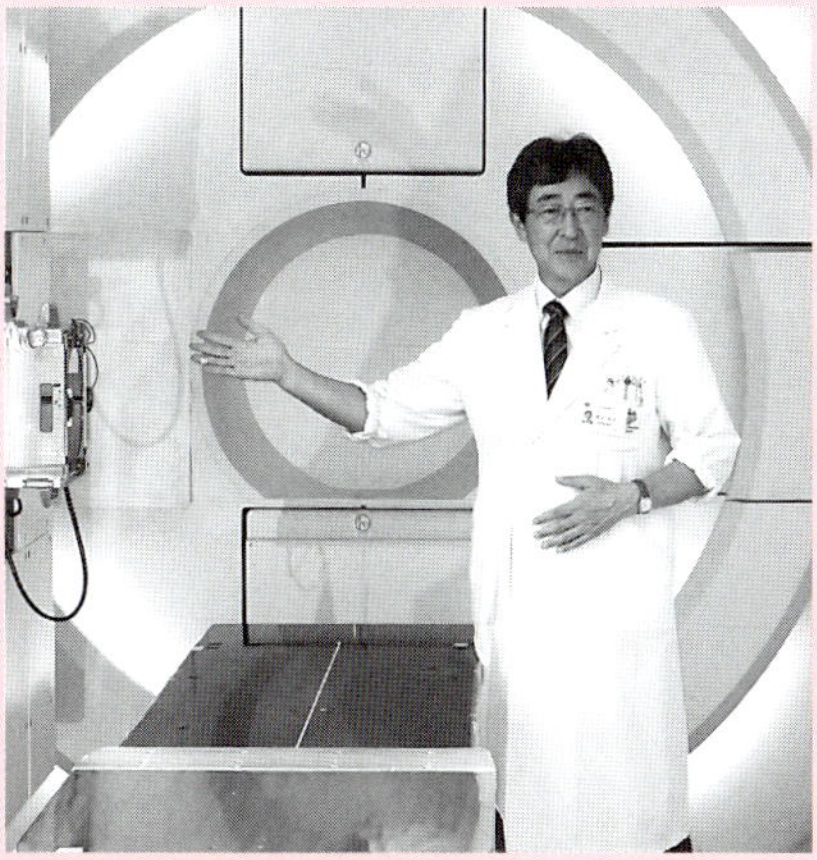

治療室の
櫻井英幸先生

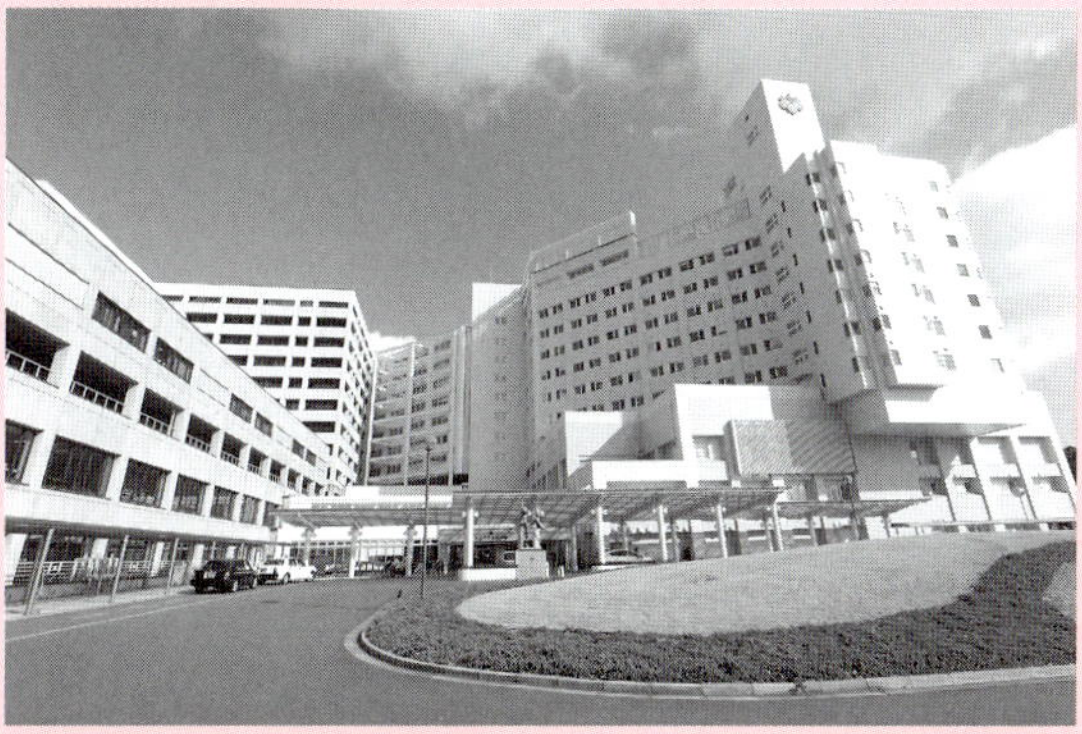

陽子線治療センターが併設されている筑波大学附属病院。各診療科のがん専門医との密接な連携で、最適な治療、集学的治療の選択が可能となっている

陽子線治療が期待されるがん（X線治療と比較して）

絶対的適応	小児がん
治癒率が高まるもの	肝がん、頭蓋底腫瘍、眼のがん、鼻・副鼻腔がん、骨軟部腫瘍 など
安全性が高まるもの	局所進行肺がん、食道がん など
今後検討が必要なもの	脳腫瘍、膵がん、膀胱がん、婦人科がん、転移再発がん、早期肺がん、前立腺がん　など

小児

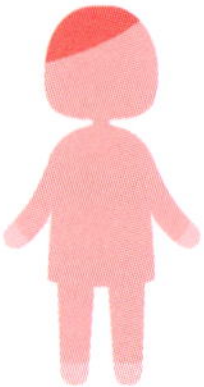

小児がんの背景と特徴

発生部位にかかわらず、子どもがかかるがんは、小児がんと総称されます。主なものとしては、小児がんの約40%を占める白血病をはじめ、脳腫瘍、横紋筋《おうもんきん》肉腫、神経芽《しんけいが》腫、ユーイング肉腫、網膜芽細胞腫（網膜芽腫）、ウィルムス腫瘍（腎芽腫）、悪性リンパ腫などが挙げられますが、生まれつきの体質にかかわるなど、大人にはまれな子ども特有のがんが多くなっています。

これらの小児がんは、手術しか治療法がなかった時代には不治の病とされていましたが、放射線治療、抗がん薬治療などの効果が示され、それぞれの治療法の進歩、さらにそれらの効果的な組み合わせの検討が重ねられ、現在では、7〜8割は治るようになってきています。

一方、治療効果が高まり長期生存者（サバイバー）が増えるにしたがって、晩期障害（治療後長期を経過してから現れる合併症）の発生がもたらす影響が明らかになってきました。子どもの心身の成育、将来の生活の質を大きく左右する晩期障害は、発育途中にある子どもだからこそおこり得る現象であり、また、できるだけ防ぐべきものとして、その調査・分析、研究が進められています。

晩期障害に大きくかかわる放射線照射量

晩期障害は、がんそのものの影響で現れたり、放射線や抗がん薬など治療が要因になって生じたりしますが、現れ方や症状は、がんの種類、治療内容、年齢などにかかわると考えられています。症状は多様で、成長や発達にかかわる症状（低身長、やせ、肥満、無月経など）、中枢神経にかかわる症状（てんかん、学習障害など）、

●陽子線による小児がん治療の条件

○固形がんで、手術による切除ができないか、手術後に放射線治療を必要とする（白血病は対象にならない）
○手術、化学療法と併用して行う

●治療期間	2〜6週間

陽子線治療の対象となるおもな小児がん

脳腫瘍	頭蓋骨内にできる腫瘍で、小児がんの約20%を占める。小児に多くみられる脳腫瘍は、神経膠腫《しんけいこうしゅ》（グリオーマ）、胚細胞腫瘍、髄《ずい》芽《が》腫など
横紋筋《おうもんきん》肉腫	骨や筋肉·脂肪などの軟部組織にできる腫瘍（肉腫）で、全患者中、小児が占める割合が高い。頭頸《とうけい》部《ぶ》、泌尿器、生殖器、手足などに発生することが多い
神経《しんけい》芽《が》腫	小児の腫瘍中、脳腫瘍に次いで多い。交感神経のもとになる細胞ががん化したもので、背骨のわきの交感神経節、副腎などに多く発生する
ユーイング肉腫	主に骨に発生する肉腫で、小児から青年期に多く発症する。発生部位は頭頸部、脊椎、骨盤などさまざま。
網膜芽細胞腫（網膜芽腫）	眼の奥にある網膜に発生する悪性腫瘍で、95%が5歳までに発見される。10年生存率は90%を超え、治療の目的は眼球・目の機能温存となっている
ウィルムス腫瘍（腎芽腫）	小児の腎臓に発生する悪性腫瘍。胎児期にすでに発生していると考えられ、5歳までに90%が発症する
悪性リンパ腫	リンパ組織から発生する悪性腫瘍。リンパ組織は全身に張り巡らされているため、全身のどこの部位にも発生する可能性があるが、縦隔（左右の肺、胸骨、胸椎に囲まれた部分）、腹部の発生が多い

小児がん治療の晩期障害

成長·発達への影響	身長の伸び、骨格・筋・軟部組織、知能・認知力、心理的・社会的成熟、性的成熟
生殖機能への影響	妊娠可能か、子孫への影響
臓器機能への影響	心機能、呼吸機能、腎機能、内分泌機能、消化管機能、視力・聴力
二次がん（腫瘍）	良性腫瘍、悪性腫瘍

「小児がんの晩期合併症」（by SmitaBhatia）／国立がん研究センター小児がん情報サービス

心臓や肝臓、その他の機能障害（呼吸機能障害、肝炎、免疫機能低下など）、そして新たながんができる二次がんの発生などがみられます。

子どもと大人で放射線による影響（感受性／＊）を比較すると、子どものほうがより多く影響を受ける（感受性が高い）ことが知られています。小児がんの晩期障害の頻度《ひんど》や重症度と放射線照射量は密接にかかわる（照射量に依存する＝多く照射すれば正常な臓器への影響が大きくなる）ことが確認されています。これまで一般的に用いられてきた透過性の高いX線では、治療効果を優先して、がんを死滅させるだけのパワーを求めると、周囲の臓器への影響も大きくなり、その結果、のちに望ましくない合併症がおこる確率まで高めてしまいます。逆に安全性を優先すると、がんへの攻撃力が十分発揮できないという結果になります。

欧米では、以前より晩期障害を抑える予防策の一環として、小児がんに対する放射線治療に際しては、陽子線が用いられるようになっています（多くは公費負担）。日本でも、多施設共同研究により、X線（強度変調放射線治療）と陽子線治療の、安全性（有害事象の発生率）と治療効果が比較され、陽子線治療のほうが、より安全に同等の効果を得られるという結果が報告されています。がんの病巣への集中度が高い陽子線の特性を生かした治療法といえます。

小児がんは保険医療へ

こうした研究成果を受け、日本でも、２０１６年４月より小児の固形がんに対する陽子線治療には健康保険の適用が認められました。

がんを克服した子どもたちが、将来、さまざまな合併症に悩むことなく、さらに二次がんの発生によって命を落とすことなく、より安全で効果の高い陽子線治療の利用が普及することが望まれます。

小児がんの治療には、小児専門の腫瘍医をはじめ麻酔科医、放射線治療医、ナースなど多くのスタッフのかかわりが欠かせません。設備とともに、こうしたスタッフが充実した施設の整備は今後の課題です。

（＊）114ページ参照

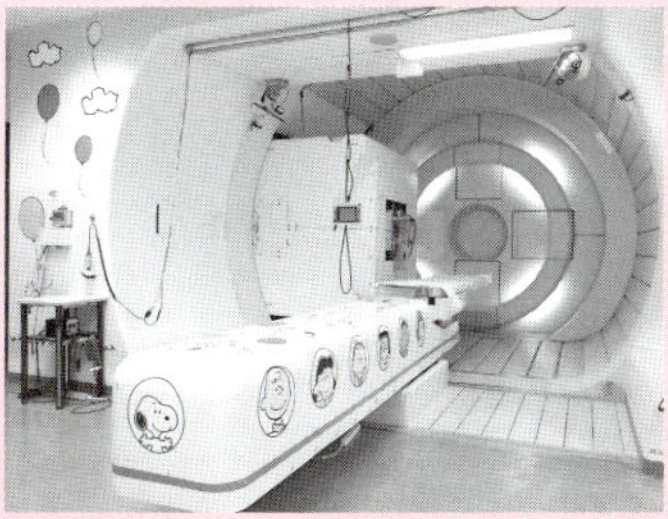

治療を受ける子どもたちのためのスヌーピーの治療室（筑波大学附属病院）

治療した腫瘍の内訳

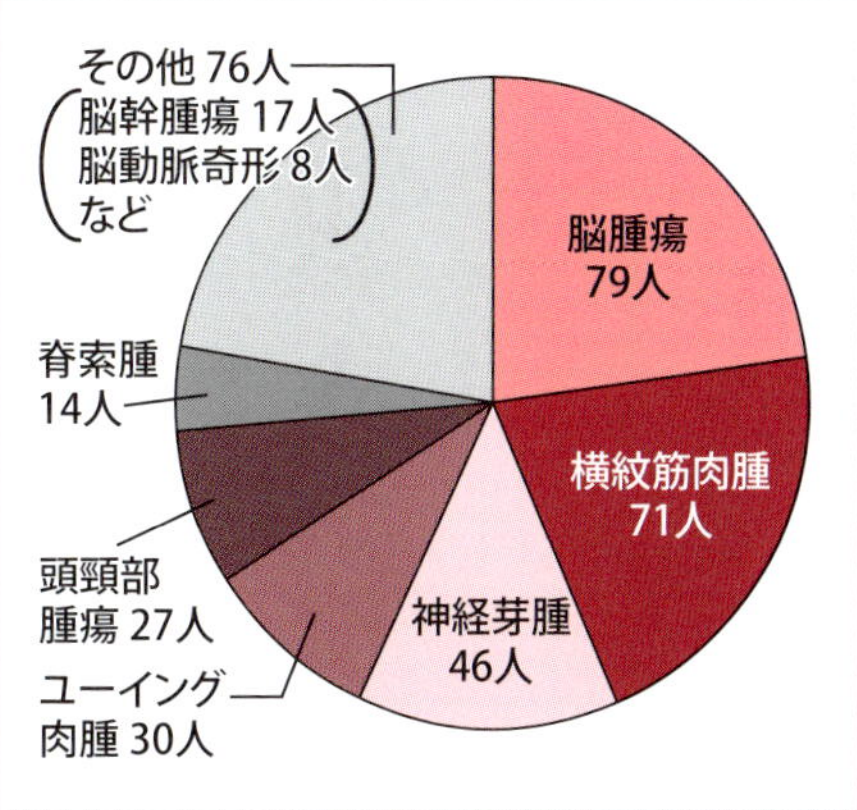

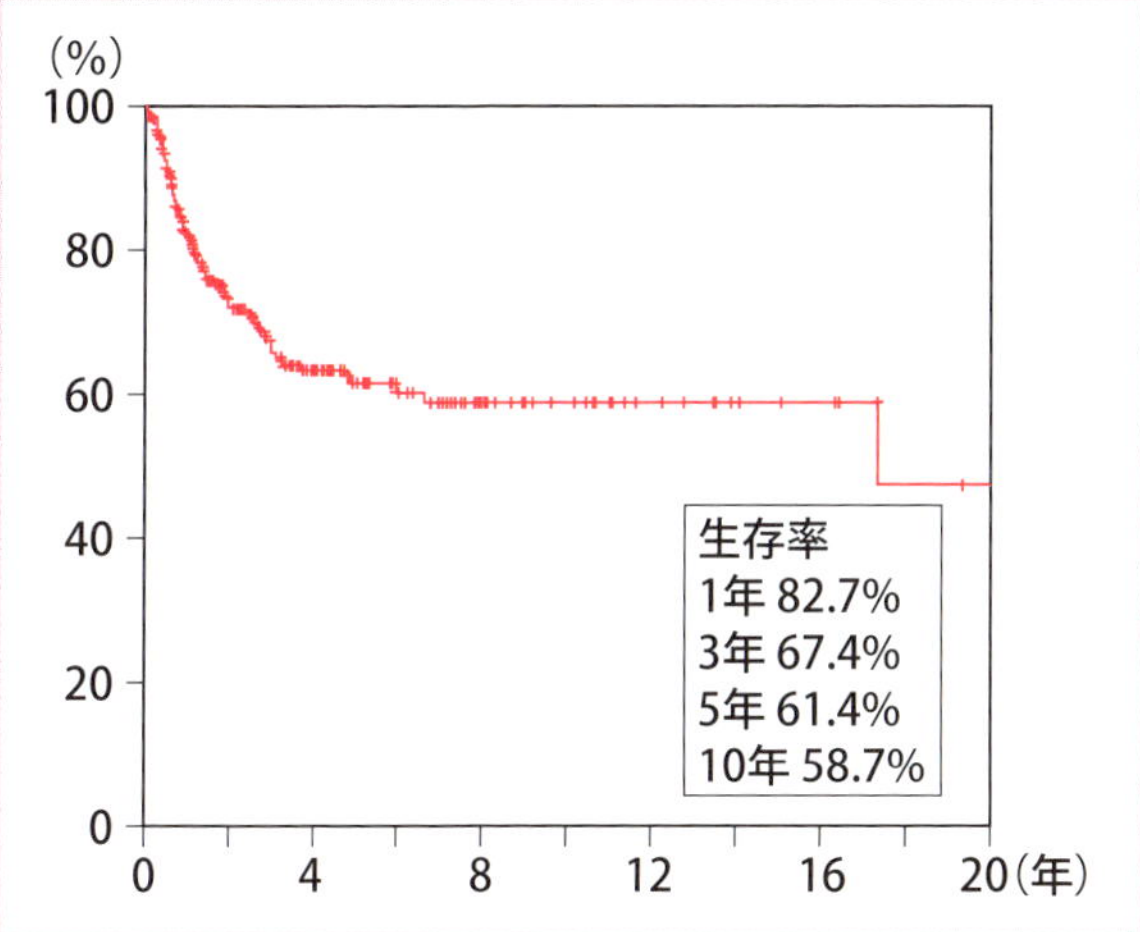

治療した患者さんの生存期間

厚生労働省先進医療会議資料（2015.8.6）「小児腫瘍に対する陽子線治療の多施設後向き観察共同研究」報告書より

- 1983年1月～2014年10月に参加施設で陽子線治療を行った20歳未満の患者343名が対象
- 参加施設：筑波大学附属病院、静岡県立静岡がんセンター、国立がん研究センター東病院、兵庫県立粒子線医療センター

●陽子線による1歳女児・横紋筋肉腫の治療例

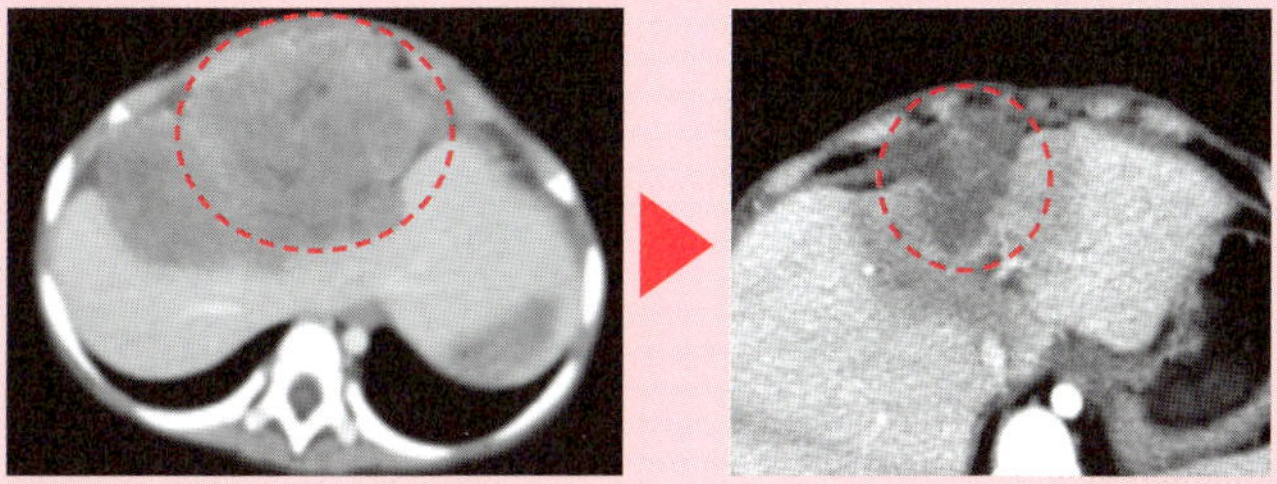

左は治療前の画像で円内が肉腫。右は陽子線治療後の画像で95%の縮小がみられる

Takizawa D, Oshiro Y, Mizumoto M, et al. Ital J Pediatr 2015;41:90

資料提供：筑波大学附属病院陽子線治療センター

頭頸部／頭蓋底（骨軟部）／脳

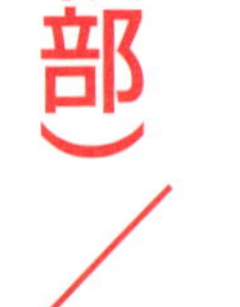

頭頸部～頭蓋底には多様ながんが発生

一般に頭頸部《とうけいぶ》がんは、口唇・口腔、咽頭、喉頭、鼻腔、副鼻腔、甲状腺、唾液腺、頸部食道など、首から上の狭い範囲に含まれるさまざまな臓器・器官にできたがんを指します（脳、眼球を除く）。これら頭頸部のがんは、それぞれ発生した部位によって性格やタイプ、悪性度などが異なり、症状や進行のしかたも多様です。

また、それぞれの器官は、食事や呼吸、発声、聞くといった生活に欠かせない機能を担っており、できた部位に応じて治療方針がまったく異なってきます。

さらに、隣接して重要器官がある、あるいは重要な血管や神経に非常に密接に位置している場合がほとんどであり、治療に際してはがんが発生した部位だけではなく周辺臓器・器官への注意が必要になります。

そうした特性から頭頸部がんは、陽子線治療がもつ利点を発揮できる部位でもあります。

頭頸部のがん

実際には、陽子線治療の対象となるがんは、鼻腔がん、副鼻腔がん、外耳道がんなどの、主に扁平上皮がん（＊1）が多くなっていますが、特に腺がん（＊2）や悪性黒色腫に、優先的に陽子線治療が行われます。

腺がん、悪性黒色腫は、放射線治療が効きにくいがんとされていて、周囲への影響が避けられないX線では、効果を得るに十分な照射線量を確保できないことが、その要因ともなっています。陽子線は周囲の臓器などに対する安全性が高いため、X線よりも総照射線量を高くすることが可能で、これらのがんにも強力な効果を得ることができます。

（＊1、2）114ページ参照

頭頸部がん

●治療期間	6〜7週間

●鼻副鼻腔非扁平上皮がんの照射線量と回数

悪性黒色腫	総線量60〜60.8グレイ／15〜16回
腺様のう胞がん	総線量65〜70.2グレイ／26回
嗅神経芽細胞腫	総線量65〜70.2グレイ／26〜32回

●鼻腔悪性黒色腫の治療成績

1年局所制御率（＊3）	75.8%
3年全生存率（＊4）	46.1%

Zenda S, et al. Radiother Oncol 2016;118:267-271

●陽子線による鼻副鼻腔がん治療例（化学療法併用）

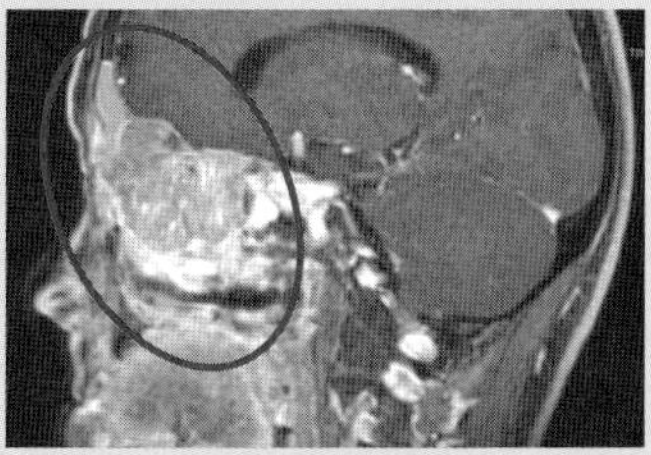

治療直前。赤線内ががん。病変は眼球内、頭蓋内に進展している

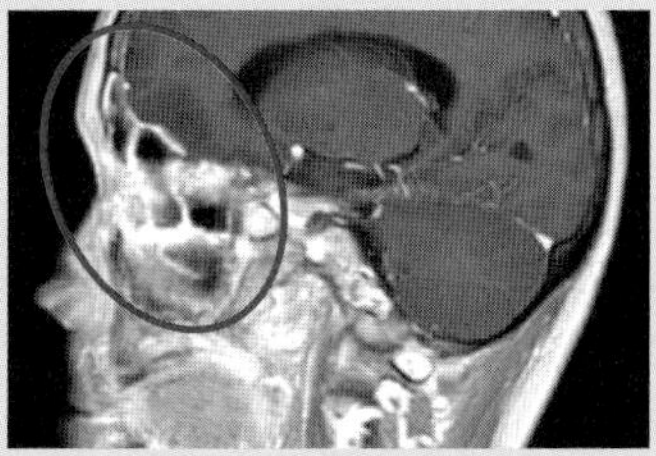

治療1年後。がんは明らかに縮小し、脳の圧迫もなくなっている

脳腫瘍

●治療期間	5〜6週間

●神経膠腫《しんけいこうしゅ》の照射線量と回数

低悪性度	総線量54グレイ／30回
高悪性度	総線量60グレイ／30回
併用療法	手術、化学療法

●神経膠腫の治療成績（低悪性度・20名対象）

3年無増悪生存率（＊5）	85%
5年無増悪生存率	40%
3年生存率	95%
5年生存率	84%

Shin HA, et al. Cancer 2015;121:1712-1719

●陽子線による神経膠芽《しんけいこうが》腫治療例

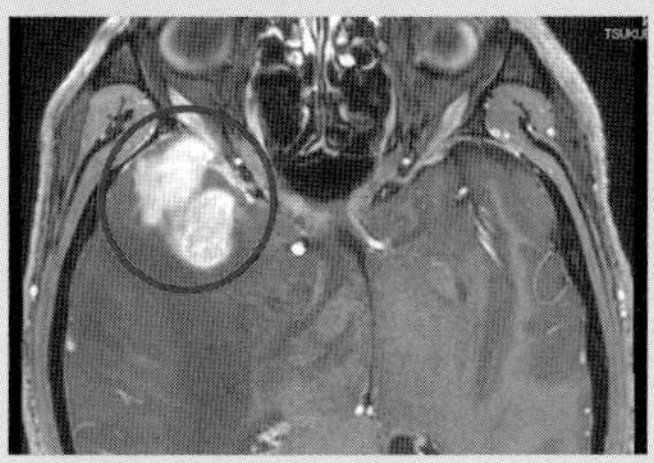

治療直前。円内ががん

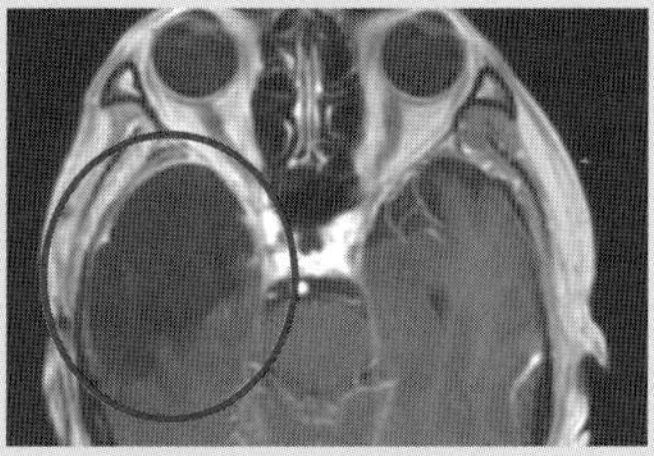

治療3年後。がんの病変は消えている

写真提供：筑波大学附属病院陽子線治療センター

（＊3、4、5）114ページ参照

頭頸部／頭蓋底（骨軟部）／脳

それぞれの部位の特性や病期、悪性度などによっては、陽子線の単独治療だけでなく、外科手術、放射線治療（X線）、化学療法などと組み合わせた集学的治療の一つとして用いられる場合もあります。

また、外科手術では口や鼻など顔の整容性が非常に損なわれてしまう場合に、手術を希望しない患者さんなどに対しても、陽子線治療が検討されます。

頭蓋底腫瘍

頭蓋底《とうがいてい》とは、脳を支えている頭蓋骨の底の部分を指し、そこに発生するがんを頭蓋底腫瘍といいます。非常に奥まった深いところに発生し、しかも重要な神経や主要な血管に接していたり、癒着《ゆちゃく》していたりすることが少なくありません。

頭蓋底腫瘍の治療は手術による切除が基本となりますが、手術では完全に病巣を取りきれない、あるいは手術が不可能な場合に、陽子線治療が行われます。また、陽子線単独治療だけではなく、手術による切除と併用した集学的治療が行われる場合もあります。

脊索腫《せきさくしゅ》、軟骨肉腫や、鼻腔・副鼻腔、眼窩《がんか》から発生して頭蓋底に進展した腫瘍などが、陽子線治療の主な対象となります。陽子線の照射に際しては、できるかぎり近接の視神経や脳幹を避けるように、照射方向を調節します。

脳腫瘍

脳腫瘍のうち、悪性神経膠腫《あくせいしんけいこうしゅ》や神経膠芽《こうが》腫、手術では摘出できない髄膜腫、下垂体腫瘍などに対して、陽子線治療が行われることがあります。

また、手術による切除や、抗がん薬を用いる化学療法との併用療法も用いられています。

ただし、隣接する器官や臓器への浸潤が多くみられ、陽子線治療の場合でも周囲への安全性を確保して効果をあげることは簡単ではなく、さまざまな工夫が検討されています。

なお、ほかの臓器から遠隔転移によって発生した転移性脳腫瘍は、一般の放射線治療が可能なため、陽子線治療の対象にはなりません。

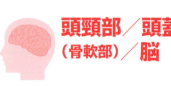

部位別に見るがんの治療

食道

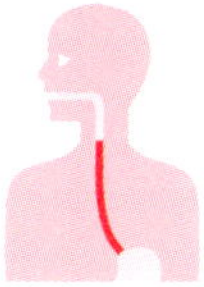

食道は、のどと胃をつなぐ長さ約25㎝（頸部、胸部、腹部）の管状の臓器です。周囲には気管・気管支、肺、心臓、大動脈、脊髄など重要な臓器が隣接しています。

抗がん薬治療併用の化学放射線療法を行う

食道がんの治療方針は病期によって検討されますが、外科的手術が一般的な治療法となっています。しかし、食道の位置や形態の特徴から手術の負担は大きく、年齢や持病など全身状態によっては手術に耐えられない患者さんも少なくありません。そうした患者さんで、ほかの臓器に転移がなく、リンパ節転移があってもがんの広がりが照射範囲におさまる場合には、陽子線治療と化学療法の併用療法が有望な選択肢の一つとなり得ます。

通常のX線治療と化学療法の併用により根治を目指す試みも積極的に行われるようになっていますが、従来の療法では、照射後治療が必要となる合併症（肺炎や心外膜炎など）が約2割の患者さんにおこると報告されています。陽子線では、そうした合併症はほとんどみられず、高い安全性が確認されています。周囲の重要な臓器への影響と病巣への照射量のバランスを考慮すると、陽子線が有利であると予測されます。

放射線治療による合併症が低減されれば、化学療法を併用した場合の、抗がん薬による副作用の管理に対処しやすくなります。陽子線と抗がん薬の併用療法は、消化器内科の医師との連携により進められています。

このように、進行がんに対する集学的治療は今後の課題であると同時に、大きな可能性でもあります。そのなかで、従来の放射線治療に替わる選択肢の一つとして、陽子線治療が担う役割は大きくなっています。

肺

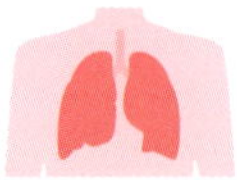

肺がんは、死亡率が高く、治りにくいがんとして知られています。がん細胞の組織型により、大きく小細胞肺がんと非小細胞肺がんに分類されるほか、非小細胞肺がんはさらにいくつかのタイプに分かれます。

リンパ節転移のない限局した肺がんには単独で

早期の非小細胞肺がんに対する標準治療は手術（肺葉切除＋リンパ節郭清《かくせい》）ですが、体力や肺（呼吸）機能の低下、持病などで、手術ができない、あるいは手術を希望しない患者さんには、陽子線治療が選択肢の一つとして勧められます。進行がんであっても、病巣が肺に限局していれば、治療による効果が期待されます。

さらに、最近の試みとして、局所進行非小細胞肺がん（Ⅱ期、Ⅲ期）に対する陽子線治療、化学療法併用が行われるようになっています。リンパ節転移の部分も含めると照射範囲が広くなり、通常のX線照射では正常な肺組織にまで影響が及ぶことが避けられません。陽子線を用いることで周囲への影響を抑え、安全性を保ちながら病巣への照射量を増やすことが可能になります。分子標的薬など新しいタイプの抗がん薬も登場しはじめ、化学放射線療法による予後の改善には大きな期待が寄せられています。

呼吸同期照射法で2～7週間

肺は呼吸によって動く臓器なので、実際の照射にあたっては、呼吸同期照射法（＊）といって息を吐ききったときだけに照射する方法がとられます。治療期間は陽子線単独の場合は2～7週間（通院）です。化学療法を併用する場合は、呼吸器内科との密接な連携をとって進めますが、抗がん薬によっても期間が異なり、入院治療となることもあります。

（＊）113ページ参照

●治療期間	2～7週間

陽子線治療の適応となる肺がん

○Ⅰ期とⅡ期の一部の限局性肺がん 病巣が肺内にとどまっており、他臓器への転移がない 手術ができない、または手術を希望しない
○局所進行非小細胞肺がんで病期がⅡ、Ⅲ期

がんの状態別に見た治療法

肺がんの状態	治療法	線量と照射回数	
Ⅰ期とⅡ期の一部の限局性肺がん	陽子線治療単独 1日1回・連日照射（週5回）	①末梢型 Ⅰ期	総線量66～70グレイ／10回
		②末梢型 Ⅱ期の一部	総線量66～70グレイ／10回 または80グレイ／20回
		③中枢型 Ⅱ期の一部	総線量80グレイ／25回 または72.6グレイ／22回
局所進行非小細胞肺がん	化学療法併用 1日1回・連日照射（週5回）	総線量60～66グレイ／30～33回	
		総線量70～74グレイ／35～37回	

＊末梢型：肺の奥の細い気管支や肺胞など、末梢部分にできたがん
＊中枢型：肺の入り口の肺門付近にできたがん。他の臓器や器官と重なるため照射が難しい

●陽子線によるⅠ期非小細胞肺がん治療例

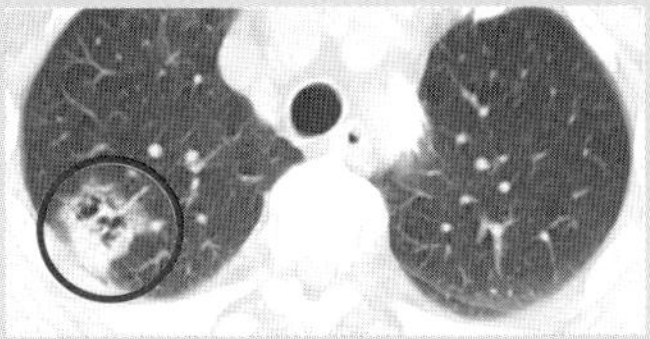

治療前。円内ががん

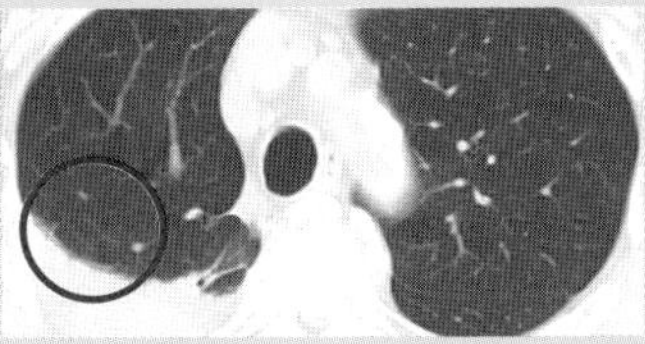

治療2年半後。がんの病変は消えている

●陽子線によるⅢ期非小細胞肺がん治療例（化学療法併用）

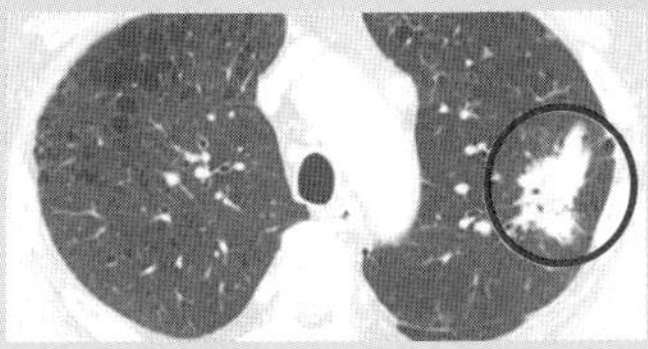

治療前。円内ががん

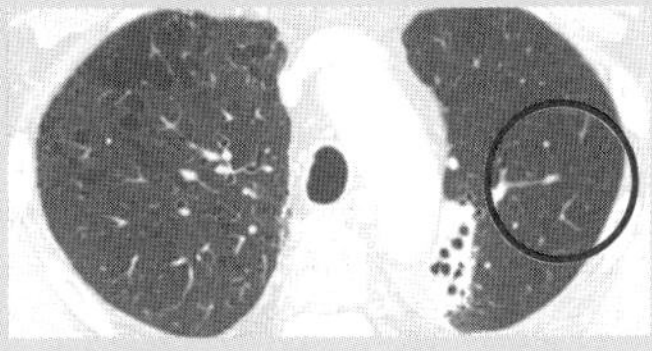

治療2年後。がんの病変は消えている

写真提供：筑波大学附属病院陽子線治療センター

肝臓

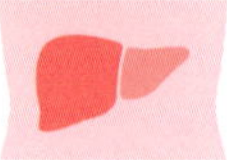

肝機能の維持に期待 再発してもくり返し行える

日本の肝がんは、多くがB型、C型のウイルス性の肝炎が慢性化し、肝硬変を経て発症しています。予防策が浸透し、新たなウイルス感染は抑えられているので、今後は減っていくがんと考えられますが、いまだ肝がんによる死亡者は年間3万人を超えるため（『肝がん白書』平成27年度、日本肝臓学会）、適切な治療が求められています。

肝がん（肝細胞がん）はコモンキャンサー（患者数が比較的多い一般的ながん）のなかでは、陽子線治療の効果が最も期待されるがんの一つです。肝臓は放射線に対して弱い（感受性が高い）臓器であり、病巣以外の正常な部分に照射すると影響が出やすくなります。陽子線治療は、がんに集中的に照射できるので治療効果を確保したうえで、正常な肝臓へのダメージを小さくすることができます。すでに肝機能の低下が進んでいる患者さんにとっては、肝機能を損なわずにできるだけ保てることは大きなメリットとなります。

さらに、肝がんは再発しやすいという特徴をもっていますが、肝臓への負担が少ない陽子線治療は、くり返し行うことも可能です。

呼吸に同期する照射法と マーカー埋め込みで病巣を捉える

肝臓は呼吸によって動く臓器です。そこで、肝がんの治療に際しては、照射したい病巣を正確に捉え、確実に陽子線を当てるために、呼吸同期照射法という方法がとられます。これは特殊なレーザーなどを用いたシステムによって呼吸の様子を観察し、息を吐き次に吸い込むまでの間に照射できるようにする方法です。

●治療期間	2〜7週間

陽子線治療の適応となる肝がん

○肝臓内にとどまっている限局性のがんで、遠隔転移がない
○がんの病巣の数が3個以内
○肝臓の機能がある程度保たれている

照射の線量と回数

肝がんのタイプ	総線量	照射回数
末梢型	66グレイ	10回
肝門部型	72.6〜76グレイ	20〜22回
消化管近接型	74〜76グレイ	37〜38回

●照射の線量分布を示す画像

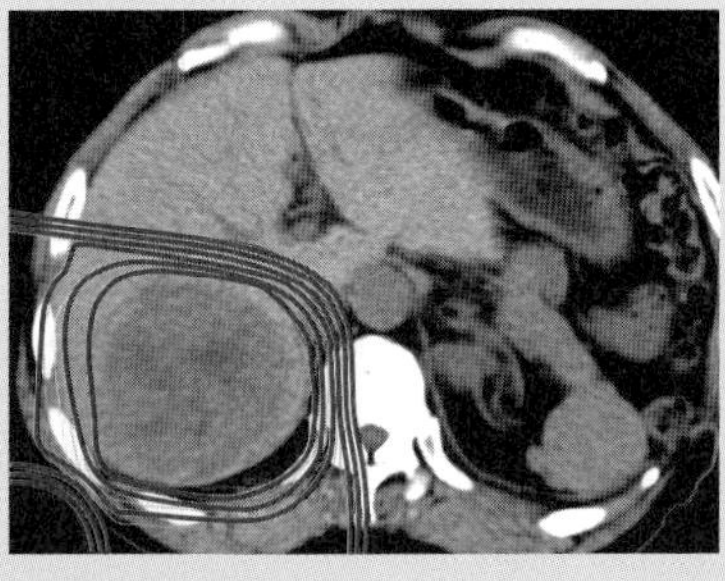

●陽子線による肝がん治療例

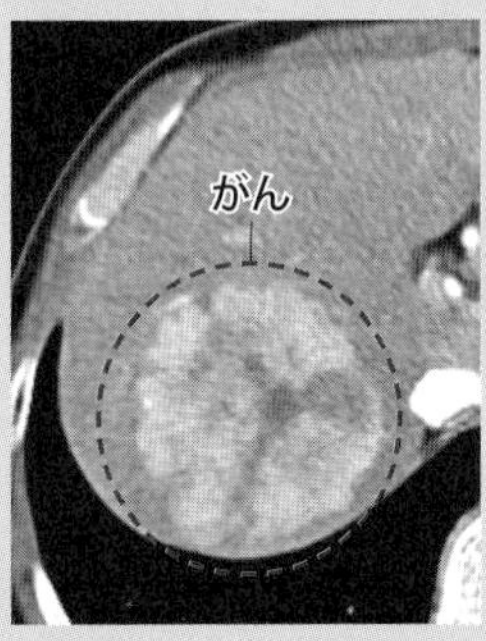

治療前。円内ががん

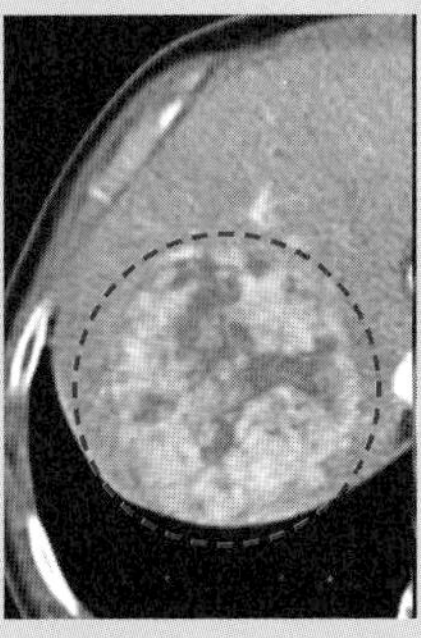

治療開始から2カ月。壊死が進む

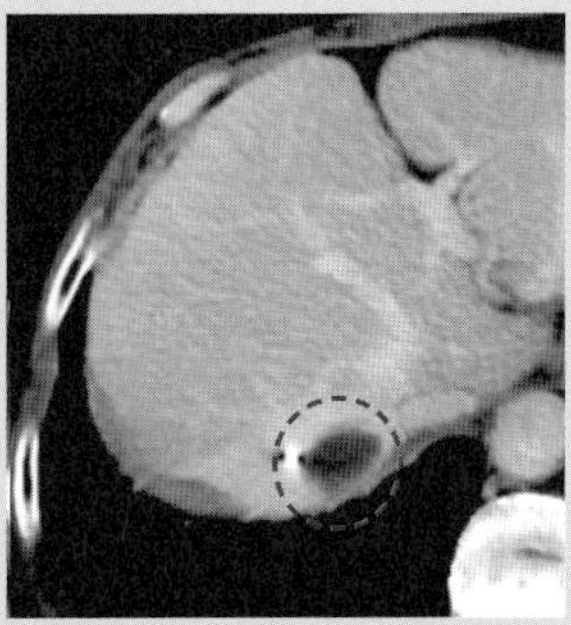

28カ月後。明らかな縮小がみられる

写真提供：筑波大学附属病院陽子線治療センター

陽子線による肝がん治療成績

5年全生存率	48%
肝機能良好例　5年全生存率	55.1%
肝機能低下例　5年全生存率	11.4%

Mizumoto M,et al.
Int J Radiat Oncol Biol Phys
2011;81(4):1039-1045

さらに、精密な照射を行うため、がんの周囲に金属のマーカーをあらかじめ埋め込み、位置合わせの目印として使用することもあります。マーカーはシャープペンシルの芯程度の太さ、数ミリの長さです。施術は局所麻酔をしたうえで、専門医によって行われます。患者さんの負担は小さく、短時間で、安全に挿入《そうにゅう》することができます。

治療に要する時間は位置決めなどを含め、1回30分程度、治療期間は、がんの位置や個数により綿密な治療計画が立てられますが、通常2～7週間となっています。たとえば、病巣の位置が肝臓の縁に近く、隣り合っている臓器（胃や腸）にかなり近い場合には、1回あたりの照射量を少し減らし、その分回数を多くするなどの工夫がなされます。

位置、大きさ、個数などから適切な患者さんを判断

陽子線治療の対象となるのは、がんの位置、大きさ、個数などからは切除可能な病巣でありながら、肝機能などほかの条件によって手術できない患者さんや、手術以外の治療法（ラジオ波焼灼《しょうしゃく》療法や肝動脈化学塞栓《そくせん》療法）では効果が期待できない患者さんです。胃や十二指腸、小腸、大腸に照射がおよぶと、深い潰瘍《かいよう》や出血、穿孔《せんこう》が生じる危険性が大きいため注意が必要です。また、腹水の多い患者さんは正確に腫瘍を狙うことができないので、陽子線治療の対象にはなりません。

手術と同程度の効果が認められる（ほぼ90％の局所制御率）との報告があり、深刻な合併症はみられないとされていますが、病巣の位置によって、肺、肋骨、腎臓などが照射範囲に含まれていると、肺炎、肋骨骨折、腎機能低下といった合併症の可能性はゼロではありません。

先にも述べたように、肝がんを発症する患者さんは、慢性的な炎症が続き、肝硬変を伴っていることなどから、肝臓自体ががんを発症しやすい状態になっています。再発の早期発見のため、治療後は、専門医による経過観察が必要になります。

●部位別に見るがんの治療

前立腺

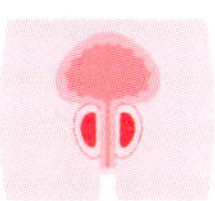

前立腺がんは、比較的ゆっくり進行するがんで、適切な治療をほどこせば治癒が望めるがんです。治療方針は、がんの進行度や位置、病理検査による組織の悪性度（グリソンスコア）、血液検査（ＰＳＡ値など）からリスク分類をし（53ページ参照）、患者さんごとのそれぞれの条件を検討して決定されます。

治療の選択肢としては、手術、放射線治療（陽子線治療、重粒子線治療を含む）、ホルモン療法およびそれらの組み合わせなどがあります。

陽子線治療は、放射線治療のなかでも有効で安全性の高い治療法の一つであり、前立腺がんに対しても、多く陽子線治療が試みられています。

陽子線治療のメリットは合併症の低減

がんが前立腺にとどまっている限局がん、ほかの臓器やリンパ節への転移がない局所進行がんが、陽子線治療の対象となります。

こうした患者さんは、手術やＸ線による放射線治療によっても根治を目指すことができるので、治療法の選択にあたっては、がんの状態だけではなく、患者さんの年齢や治療への考え方、治療後の合併症、価値観などを含め、慎重な検討が必要となります。

Ｘ線を用いた治療でも、近年、集中度を高める照射技術（ＩＭＲＴ：強度変調放射線治療／＊）が開発されています。早期の前立腺がんについての欧米の研究によると、手術（根治的前立腺全摘術）と根治的放射線治療（陽子線治療やＸ線ＩＭＲＴ）を比較した場合、それぞれの治療法による局所制御率は、ほぼ同等と報告されています。

ただし、Ｘ線ＩＭＲＴによる治療では、集中度を高めるための複雑な照射計画などの策定に、

（＊）113ページ参照

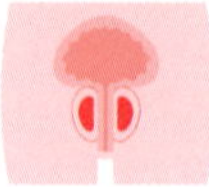

担当する放射線治療医や医学物理士の経験や習熟度が必要とされ、施設の間で成績にばらつきがあるとの指摘もあります。

　また、治療後の合併症（尿失禁、男性機能の喪失、直腸出血など）については、陽子線治療での出現率が低いとされています。これは、陽子線の特性である集中性の高さによって、がんへの効果は最大限にしつつ、膀胱や性機能を司る神経、直腸といった周辺の重要な臓器への影響は最小限に抑えることができるからです。とくに、晩期合併症として避けるのが難しいといわれている直腸、膀胱の合併症に関しては、陽子線治療ではごく軽度で済み、安全性は評価されています。

　陽子線治療の集中度をさらに上げる方法として、金属のマーカーを位置決めの目印になるように、前立腺に挿入することがあります。マーカーはシャープペンシルの芯程度の太さで長さは数ミリです。実際の挿入に際しては、泌尿器科の医師と相談のうえ、安全で負担の少ない方法が選ばれます。

中・高リスクの患者さんには ホルモン療法を併用

リスク分類は、治療方針決定の重要な目安ですが、陽子線治療を選択した患者さんでは、追加のホルモン療法を行うかどうかを決める条件となります。低リスクの患者さんは、陽子線治療単独で治療を終了しますが、中・高リスクの患者さんでは、ホルモン療法を併用します。

　陽子線治療のみの低リスク群では、治療期間は5〜8週間となります。

　中リスク群では、陽子線治療を開始する前に6〜8カ月程度のホルモン療法を行います。

　高リスク群では、陽子線治療開始前に6〜8カ月程度のホルモン療法を行い、陽子線治療終了後にも約2年間のホルモン療法を行うのが原則となっています。

　治療が終了したのちも、定期的に再発の指標となるＰＳＡ値を測定するなどして再発の早期発見に努めるとともに、合併症の有無の観察など、長期的な経過観察が行われます。

陽子線治療の適応となる前立腺がん

○限局がん、ないしは局所進行がん
がんが前立腺内にとどまっていて、リンパ節転移やほかの臓器への転移がない

照射の線量と回数

	総線量	照射回数
通常分割法	74～78グレイ	37～39回
少分割法	69～70グレイ	28～30回
少分割法	60～66グレイ	20～22回

リスク別治療方針

リスクは病期、組織の悪性度（グリソンスコア）、血液検査（PSA値など）から判定

	治療法	治療期間
低リスク群	陽子線治療単独	5～8週間
中リスク群	短期ホルモン療法併用	陽子線治療前に6～8カ月のホルモン療法
高リスク群	長期ホルモン療法併用	陽子線治療前に6～8カ月のホルモン療法 陽子線治療後にホルモン療法を2年間継続

●前立腺がんの陽子線治療・線量分布

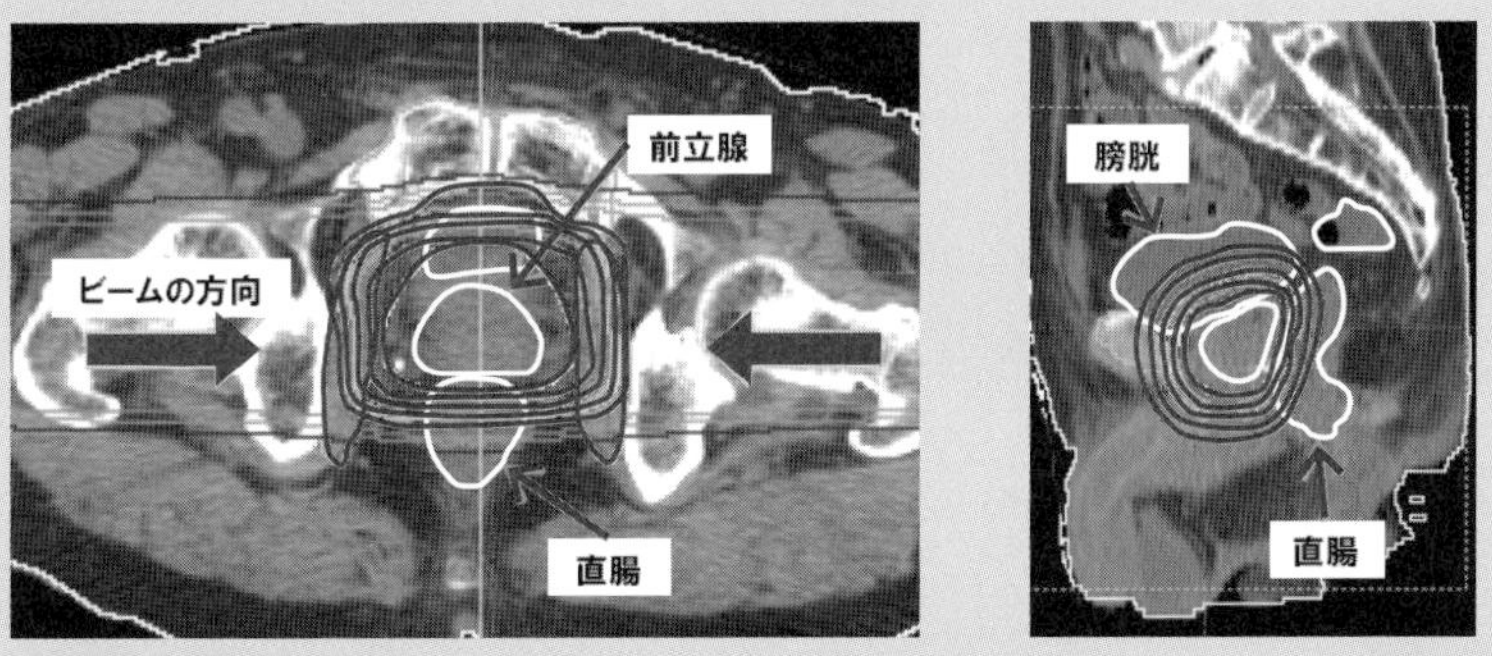

水平面と縦断面の線量分布。周辺の重要臓器である直腸や膀胱をできるだけ避け、前立腺にビームが集中するように設定されている

写真提供：筑波大学附属病院陽子線治療センター

リスク別非再発率

リスク群	5年非再発率
低リスク群	85～95%
中リスク群	85～95%
高リスク群	70～85%

Bryant C, et al. Int J Radiat Oncol Biol Phys. 2016;95:422
Sheets NC, et al. JAMA 2012;307:1611
Slater JD, et al. Int J Radiat Oncol Biol Phys. 2004;59:348

膵臓／膀胱／腎臓／乳腺／直腸（術後局所再発）／転移性腫瘍

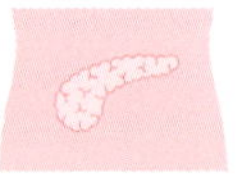

膵がん

　膵がんに特有の症状は乏しく、とくに早期にはほとんど症状がみられません。腹痛などをきっかけにみつかることはありますが、膵臓はおなかの深いところに位置し、胃、十二指腸、小腸、大腸、肝臓、胆のう、脾臓などの後ろに隠れるようにしてあるので、あらかじめ膵がんを疑わなければ、非常に早期発見が難しいがんです。しかも、進行が速く、手術のみで治癒をめざせる段階でがんがみつかる患者さんは多くありません。

　そこで、膵がんでは、進行度（病期）に応じて、手術、化学療法、放射線治療を適宜組み合わせて行う集学的治療が中心となります。

　陽子線治療は、通常のＸ線治療より高い安全性、有効性を期待され、手術ができない局所進行がん、再発した局所進行がんに対して、化学療法との併用が試みられています。

膀胱がん

　膀胱がんは、表在性膀胱がん、浸潤性膀胱がん、上皮内膀胱がんの3タイプに分けられ、それぞれ進行度や異形度を考慮し、治療方針が決められます。治療法は、手術（経尿道的膀胱腫瘍切除術、膀胱全摘除術）、放射線治療、抗がん薬治療（化学療法）、ＢＣＧ（ウシ型弱毒結核菌）や抗がん薬の膀胱内注入療法（動注化学療法）などがあり、それぞれ単独あるいは組み合わせて治療が行われています。

　陽子線治療の特性を生かせる対象として、表在性膀胱がんのうち、経尿道的膀胱腫瘍切除術ではがんが取りきれず、通常であれば膀胱全摘になってしまう患者さんに対しての集学的治療（膀胱温存療法）が試みられています。従来のＸ線治療、抗がん薬による化学療法を用いながら、陽子線によって病巣を集中的に照射する方法です。

対象となる患者さんの吟味は必要ですが、適応と判断された場合には、かなりの確率で膀胱が温存されています。膀胱全摘、それに伴う尿路変向術は、患者さんにとって大きくＱＯＬを左右する選択となるので、陽子線治療を含む集学的治療の可能性は今後期待される分野と考えられます。

腎がん（腎細胞がん）

腎臓は腹膜と背中の間に位置し、背骨の左右に一つずつある臓器です。病期にかかわらず、腎がんに対して基本的に推奨されている治療法は外科手術（根治的腎摘除術：がんのある側の腎臓を、隣接する副腎や脂肪組織とともにすべて摘出、リンパ節切除を加える場合もある。あるいはがんの部分切除）です。遠隔転移がある場合でも、腎臓の摘出術を行うことがあるのも腎がんの治療の特徴です。

しかし、さまざまな理由によって手術が行えない患者さんに対しては、陽子線治療は選択肢の一つとなり得ます。従来のＸ線では、隣接する腸管などへの影響が避けられず、効果を得られる線量を確保できませんでしたが、陽子線では、十分な線量の照射が可能となります。徐々に有効性が評価されつつあり、期待がもたれています。

乳がん

乳腺周辺には心臓や肺など非常に重要な臓器が集まっています。それら臓器への影響を最小限にとどめて治癒を目指すのは困難であること、また、乳房は可動性が高く照射時に固定することが難しいこと、外科手術という有効な治療法があることなどから、これまで放射線治療は、乳がんに対して根治性を目指す治療法として行われてきませんでした。

一方、早期に発見されながら、外科手術を望まない患者さんがおり、そうした場合の治療選択に憂慮することが少なからずみられています。

最近、固定法の開発などを背景に、外科手術が可能な病期で発見されても手術を選択しない患者さんなどを対象に、陽子線治療による臨床試験が行われはじめている施設があります。

今後の成績の集積が待たれます。

直腸がん（術後局所再発）

直腸がんでは、病巣の位置が肛門《こうもん》に近いほど、手術の難易度が増します。肉眼で見える範囲で可能な限りがんを取り切ることを目指すものの、取り切れないこともあり得ます。

手術した場所に近いところに再発してしまった場合に、陽子線による治療が選択されることがあります。再発したがん細胞は、非常に悪性度が高いことが知られており、通常のX線では十分な効果を得ることが困難とされています。

そこで、陽子線の集中度の高さが注目され、周囲の腸管への影響を極力抑えながら、病巣には強いダメージを与える治療に期待が寄せられています。

転移性腫瘍

転移したがんであっても、ある程度局所に集まり、個数が多すぎず（3個以内）、照射範囲におさまるものであれば、陽子線による治療が選択される場合があります。

たとえば、大腸がんの肝臓転移などは、手術による切除が標準治療として効果が認められています。一方、陽子線治療の場合は、むしろ、手術よりも患者さんへの負担が小さく、肝機能の低下も避けられるという利点があります。持病や体力の低下のため、手術に耐えられない患者さんに対しても行うことができます。

肺転移、リンパ節転移に対しても、周囲の臓器に影響を与えず、病巣だけを攻撃する陽子線治療は有効な方法となり得ます。画像診断などで事前に、転移巣が限局していることを慎重に確認し、効果が期待できる患者さんを見極めることが重要です。

膵がん

適応	○周囲に浸潤しているが、リンパ節転移、遠隔転移がない ○上記の状態なら、再発がんにも適応 ○切除できない、化学療法で効果が得られない
照射線量・回数	総線量50～56グレイ／25～28回 総線量60～67.5グレイ／20～25回
併用療法	ゲムシタビン、ティーエスワンなどの抗がん薬

膀胱がん

適応	○周囲に浸潤しているが、リンパ節転移、遠隔転移がない ○80歳以下で腎機能低下がない ○切除できない
併用療法	①手術（経尿道的膀胱腫瘍切除術） ②動注化学療法+放射線（X線）全膀胱照射（総線量40～41.4グレイ／20～23回） ③陽子線治療（局所照射） 消化管近接：総線量59.8～66.6グレイ／30～37回 消化管非近接：総線量73～78グレイ／30～34回

腎がん

適応	○周囲に浸潤しているが、リンパ節転移、遠隔転移がない ○切除できない
照射線量・回数	内腹側：総線量76～79.2グレイ／20～24回 総線量77グレイ／35回 内背側：総線量66グレイ／10回

直腸がん（術後局所再発）

適応	○切除した最初のがんと同位置、または近接位置の再発 ○再切除できない
照射線量・回数	消化管近接：総線量60～70グレイ／30～35回 消化管非近接：総線量72～75グレイ／18～25回

Column●------

ホウ素中性子捕捉療法（ＢＮＣＴ）

中性子線生成は原子炉から加速器へ
がん細胞のみを内部から破壊する注目の治療法

1回の照射で治療が終わる

ホウ素中性子捕捉療法（Boron Neutron Capture Therapy：ＢＮＣＴ）は、ピンポイントでがん細胞のみを破壊するがんの新しい治療法で、放射線治療の一種です。現在、限られた施設で臨床試験が行われていますが、従来の放射線治療に比べて合併症が少なく、治療自体は１回の照射で終わります。

ホウ素は目の洗浄にも使われている元素です。この治療で使われるホウ素は、点滴で体の中に入れると、がん細胞だけに取り込まれ、正常細胞にはほとんど取り込まれることのないように合成したものです。このような薬剤の開発がこの治療を可能にしています。

ホウ素薬剤を点滴したあと、体外からエネルギーの低い中性子線を当てると、がん細胞に取り込まれたホウ素と中性子が核分裂反応をおこして、強力な細胞殺傷能力をもつリチウム線とヘリウム線（α線）という二つの放射線を発します。

リチウム線とヘリウム線は正反対の方向に進みますが、それぞれの進む距離の合計はほんのわずかで、ちょうど細胞の一つ分の大きさにおさまる約14ミクロン（1ミクロンは１０００分の１㎜）です。それ以上進む力はないので細胞の外へは出ていきません。

体内に入れたホウ素は、ほとんどがん細胞だけに集まっているので、リチウム線とヘリウム線はがん細胞の内部だけで発生します。このため、正常細胞を傷つけることがほとんどないのです。

ホウ素中性子捕捉療法の特徴

●がん細胞だけを選択して破壊
●正常細胞へのダメージが少ない
●標準的な放射線治療より合併症が少ない
●体力が低下した人や、高齢者への治療も可能
●正常細胞とがん細胞が混在するがんにも効果がある
●単一臓器に広がったがんや浸潤がんにも効果が期待できる
●放射線治療後の再発がんも対象となる
●原則として１回のみの照射で治療が完了
● QOL（生活の質）の維持が期待できる

がん細胞を攻撃するしくみ

❶ 点滴でホウ素薬剤を体内に投与する

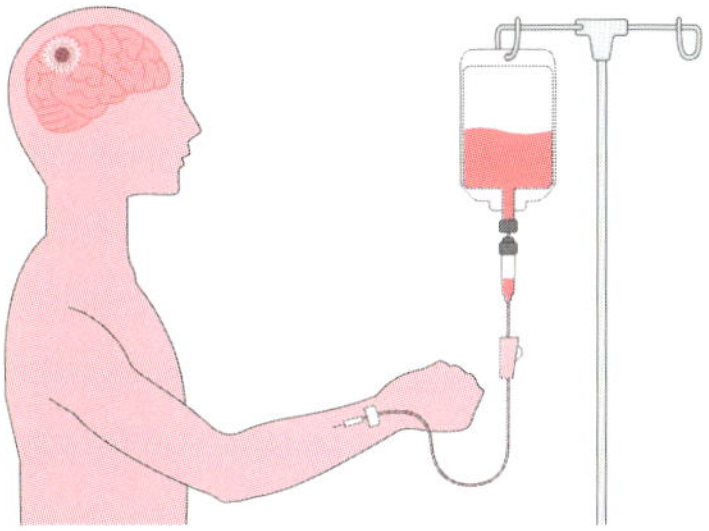

❷ 点滴したホウ素薬剤はがん細胞だけが取り込む

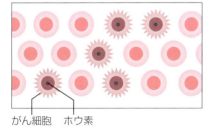

❸ 中性子線を照射。がん細胞内で中性子とホウ素が核反応をおこして粒子線が発生し、がん細胞を破壊する

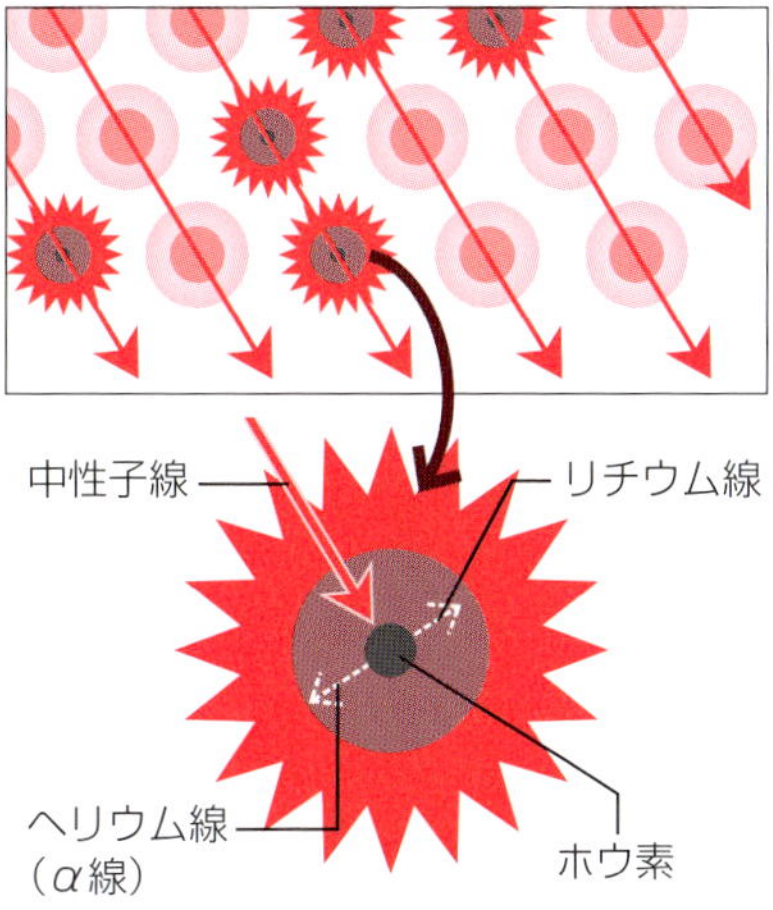

❹ ホウ素を取り込んでいたがん細胞だけが破壊され、正常細胞はほとんど影響を受けない

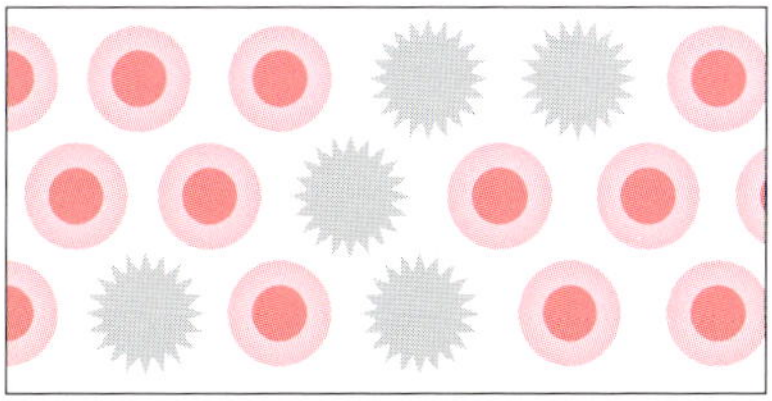

Column●

加速器の開発で注目の治療法に

ホウ素中性子捕捉療法は、１９５０年代に米国ブルックヘブン国立研究所において医療用の原子炉が完成し、世界で初めてがんの治療に用いられました。

日本では、１９５９年からホウ素中性子捕捉療法の基礎研究が始まり、１９６８年には東京大学医学部脳神経外科の畠中担《はたなかひろし》助手（当時。のちに帝京大学医学部脳神経外科主任教授）が、日立製作所の日立炉を用いて、初めてがんの治療を行っています。

中性子線の生成には原子炉が必要だったため、ホウ素中性子捕捉療法に取り組む施設は限られていました。また、原子炉は医療専用施設ではなく、病院からも遠く離れた場所にあり、原理的には優れていたものの、がんの治療法としてはあまり普及してきませんでした。

ところが、最近になって、原子炉を使わずに中性子線を生成する加速器中性子照射システムが開発され、病院での治療が可能になりました。このため、今後は臨床研究が進み、有力ながんの治療法の一つとして普及していくことが期待されています。

脳腫瘍、頭頸部がんで実績

ホウ素中性子捕捉療法の治療対象は、手術のできない進行がんや、標準治療では治療の難しい再発がんです。がん細胞と正常細胞が混在している脳腫瘍や頭頸部がんで比較的多くの治療実績があります。ほかに、肝がん、肺がん、中皮腫、骨軟部肉腫、皮膚がんなどで治療が行われています。エネルギーの低い中性子線は、体の奥深くには到達しないため、体の浅い位置にあるがんの治療に適しています。

年齢は原則として85歳以下で、90分間静止状態を保てることが条件です。ホウ素薬剤の取り込みには、体質や臓器によって違いがあり、PET検査で事前に治療効果を予測することができます。過去にX線による放射線治療を受けた人でも、ホウ素中性子捕捉療法を受けることができる場合があります。

中性子線でがんを治療

治療数時間前にホウ素を点滴し、がん細胞に取り込ませる。患部の形に合わせたコリメータを照射口にセットして中性子線を30～90分照射する

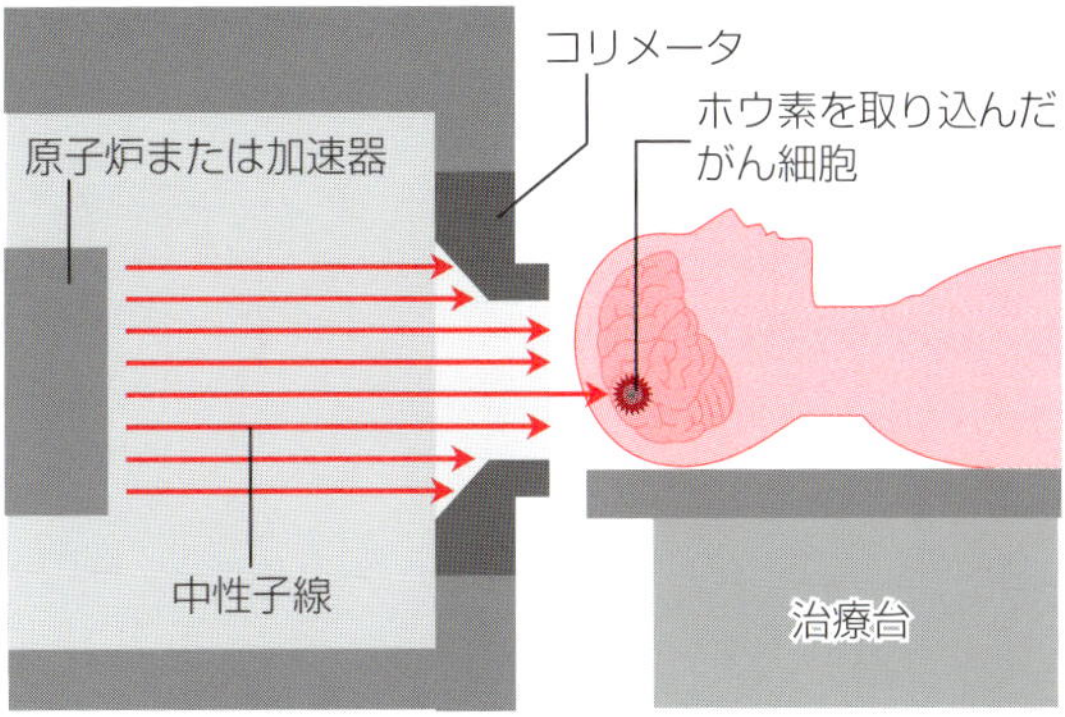

頭頸部の進行した唾液腺がん

画像の範囲、方向で中性子線の照射が行われた

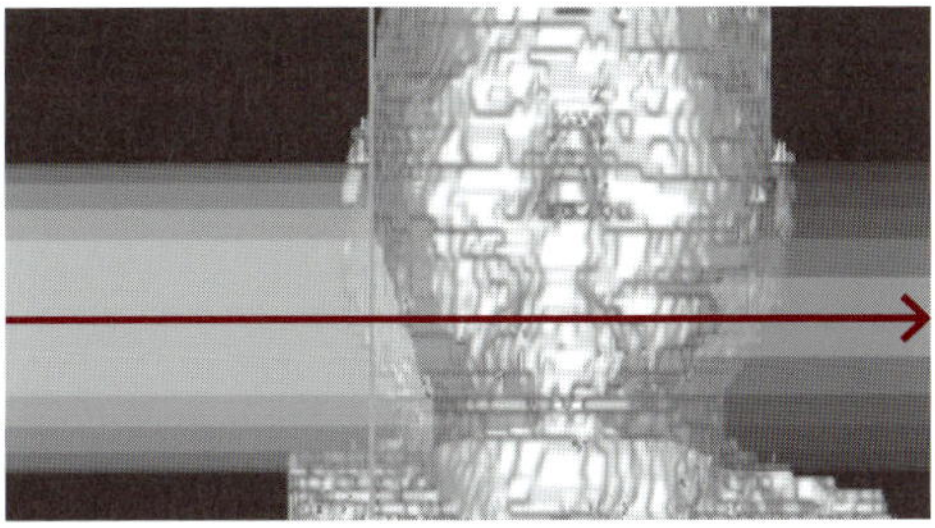

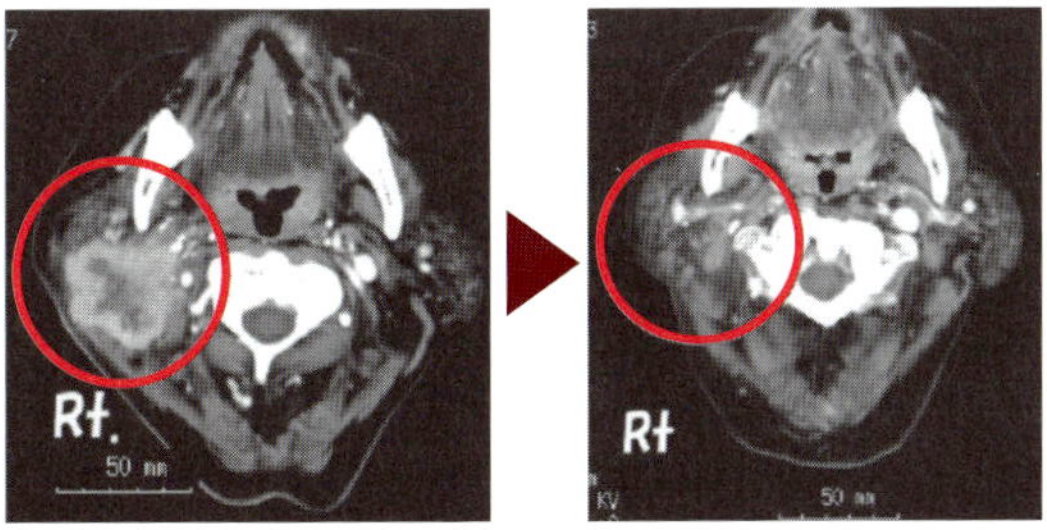

左は治療前のCT画像。円内が進行した状態のがん

右は治療2カ月後。がんはほとんど消失している

Aihara T, et al. Int J Clin Oncol 2014;19(3):437

ホウ素中性子捕捉療法施設

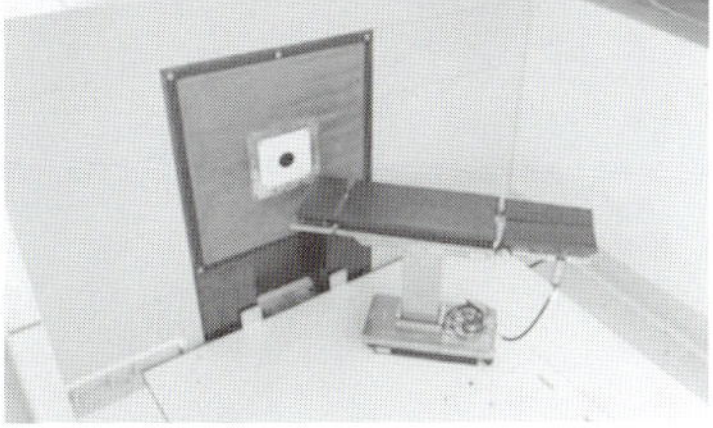

照射室。治療台と照射口

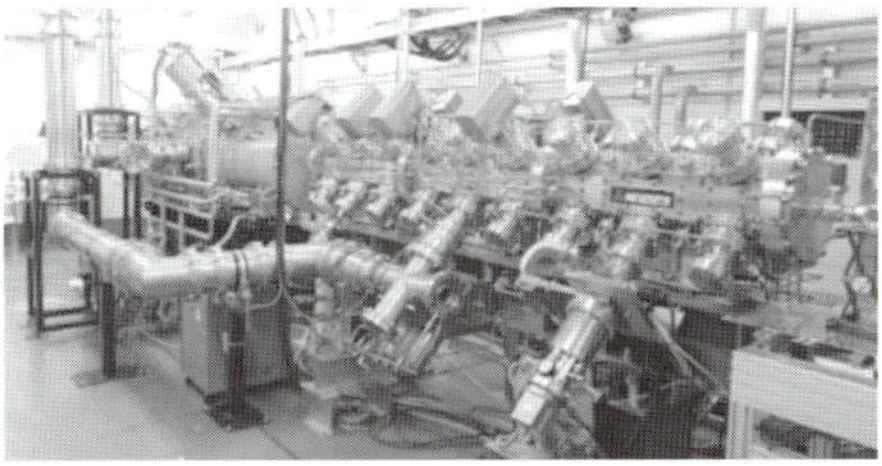

中性子線を生成する加速器

写真提供：筑波大学附属病院
陽子線医学利用研究センター 中性子医学研究開発室

医療に新たな視点

「身体にやさしいがん治療」そして提供したいのは「幸せな医療」

取材協力
メディポリス国際陽子線治療センター
センター長　菱川良夫

メディポリス国際陽子線治療センターは、体の負担を軽減し、切らずに治す陽子線治療を「闘わないがん治療」と位置づけ、さらに「リゾート滞在型治療施設」として、これまで日本にはみられなかった治療概念、施設特性に、開設以来注目が集まっています。

「闘いはしませんが、患者さんには一生懸命、本気で治るつもりになってもらう必要があります。温泉にでもつかりながら、のんびりと元気を取り戻せる環境、そしてスタッフ全員が心から寄り添い、支援する体制を準備しました」。

開設して5年、自分を休ませ、英気を養い、主体的に病気を治すという発想のもと、スタッフたちは徹底したホスピタリティの提供を追求してきました。こうした医療の価値に共感し同施設を選択する患者さんが増えつつあります。

「日本は地域医療というスタイルが強調されますが、情報の入手手段や交通手段などのインフラは十分整い、全国どこでも半日ほどで移動が可能。自宅から離れた施設での治療も有力な選択肢の一つになり得ます」。

「リゾート型」と謳えるのは、医療技術、人材の教育、設備の安全性などすべてにおいて、質の高さにはゆるぎない自信があるからこそ。

陽子線治療という分野での新しい研究的な治療にも積極的に取り組み、その一つとして早期乳がんへの治療の試みが始まっています。

放射線治療では、乳房の奥にある肺や心臓などへの影響が大きいのですが、陽子線治療ではほとんどありません。また、乳房は柔軟で一定の形を保ちにくく、可動性がある特徴などから、固定が非常に重要です。同施設は、病巣への集中度を増し周囲への影響を抑えるための装置（必要に応じて体位の反転を行える）、適切な形を保って乳房を固定できる装置（３Ｄプリンター技術を応用）を独自に開発することでこれらの課題を克服し、臨床研究に臨みました。

「装置の開発段階から患者さんの参加・協力が不可欠。究極のチーム医療が今回の臨床研究につながり、患者さんの満足感・達成感の大きさにも触れることができました。２０１６年５月末現在、安全性に関する臨床研究（４例）を終了し、今後は評価法の確立、および至適線量・回数に関する臨床研究を進めていく予定です」。

乳がんは長期に経過をみていかないと油断できないがん。

「陽子線治療が確固たる手段になるのはまだ少し先ですが、私たちが究極に目指すのは『幸せな医療』の提供。乳房にメスを入れずに治したい患者さんの笑顔を目指し、努力を続けます」。

メディポリス国際陽子線治療センターの所在地は日本でも有数の温泉地である鹿児島県指宿市。広い敷地内に併設されたホテルには、温泉や体育館、プール、ジムなども備えられている。

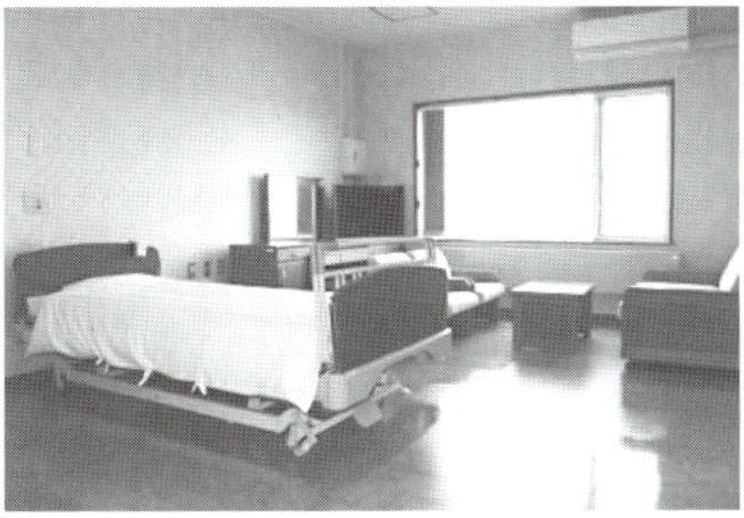

太陽光が降り注ぐ、明るい病室

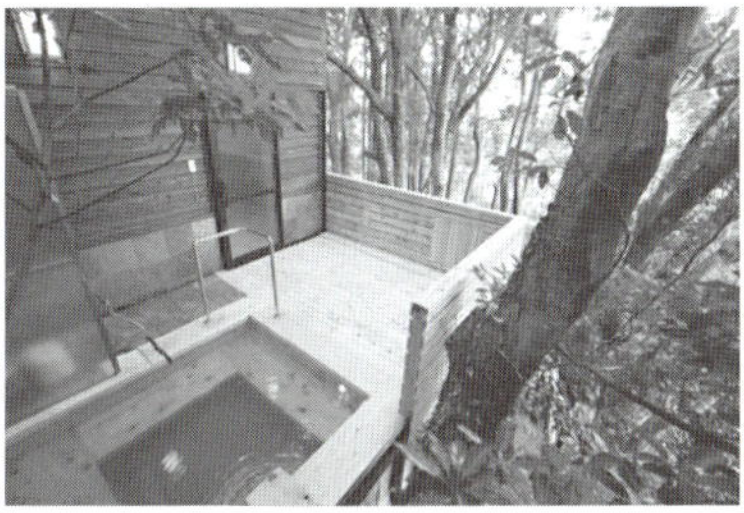

隣接するホテル「指宿ベイテラス HOTEL & SPA」の貸し切り露天風呂

写真提供：指宿ベイテラス HOTEL & SPA

●乳がん治療に用いられている体位変換装置

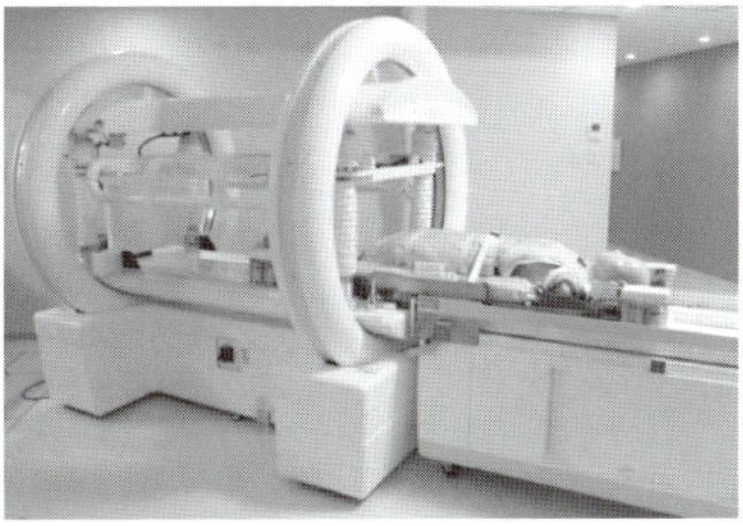

乳房の奥にある肺や心臓などの保護のため、あお向けとうつ伏せの体位を自在に反転させることができる

写真提供：メディポリス国際陽子線治療センター「nature outlook November 2015」掲載写真

「北大型」陽子線照射技術・専用装置

世界有数の施設が次々に採用
スタッフの盛んな国際交流で医療の質も高まる

取材協力
北海道大学病院陽子線治療センター
副センター長　清水伸一

「北海道大学病院陽子線治療センター開設を可能にしたのは、『北大型』といってもよい病巣の微妙な動きを正確に捉えて照射する動体追跡技術と、最新の照射技術であるスポットスキャニング法を組み合わせた世界初の分子追跡陽子線治療装置の開発に成功したことです。しかも従来の装置より非常にコンパクトであることも大きな特徴、それによって、病院敷地内に併設することができました」。

　世界初の新装置の研究開発は、国家プロジェクトとして発足した「最先端研究開発支援プログラム」公募テーマのうちの「ＴＯＰ30」に選定されており、医学と工学といったまさに分野を超えた研究事業の成果といえます。陽子線治療のもつ利点である病巣への集中性を効率よく最大限に引き出すこの装置は、同施設に導入されて以来、国内外から大きな期待が寄せられ、注目されつづけています。

「メイヨー・クリニック、セント・ジュード小児研究病院、ジョンズ・ホプキンス病院など、アメリカ有数の医療機関のスタッフが視察に訪れ、導入に至っています。実際の稼働前には研修にも協力し、臨床上ぶつかるさまざまな問題点も共有しながら運営にあたっています」。

　さらに、２０１４年1月からはスタンフォード大学の研究チーム（医師、放射線専門医、医学物理士、生物学者など）と北海道大学の共同研究もスタートしています。

　北海道大学病院はスローガンの一つとして「最先端治療を北大から―北大から世界へ―」

を掲げていますが、陽子線治療センターの設立に伴う今回の新装置の実現、それに続く施設間、スタッフ間の国際交流は、それを見事に具現化した好例となっています。診療を受ける患者さんの国際化も当然視野に入れており、すでにロシアなどから来訪した患者さんの治療を行っています。

大学病院敷地内にあることで他科ともスムーズに連携しながら、がん診療全体をともに担う新しい選択肢としての陽子線治療を、必要な患者さんに、適切なタイミングで提供できる体制が整っているのも強みです。

「前立腺がんを中心に治療が開始されました。有効な結果を蓄積しつつ、保険収載となった小児腫瘍のほかに、肝臓、肺、膵臓など、微妙な動きを伴う臓器、十分な放射線量を必要とする臓器など、新装置の特徴がより生かされる部位への治療が増えていく予定です」。

次世代型陽子線治療の拠点の一つとして期待され、大きな役割を担っています。

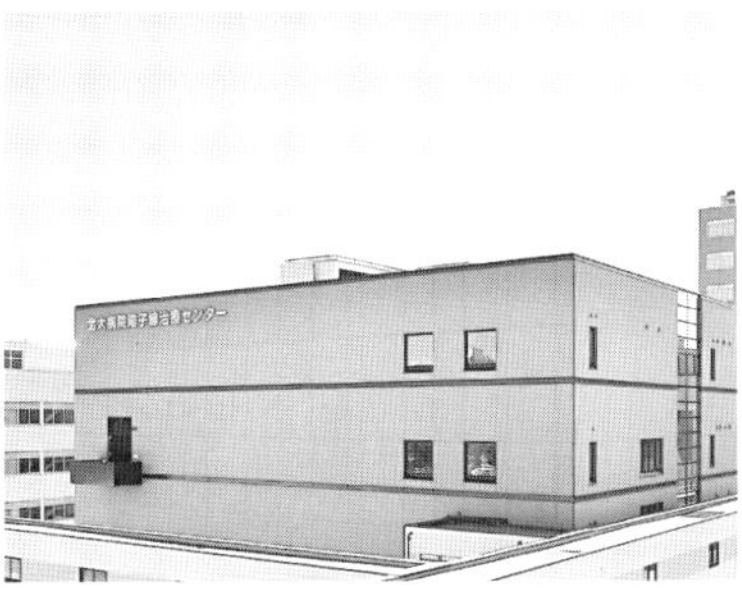

北海道大学病院陽子線治療センターは大学病院敷地内にあり、他科との連携の体制が整っている

北大から世界へ―世界有数の医療機関との連携が進められ、国際化がこの施設の特徴の一つとなっている

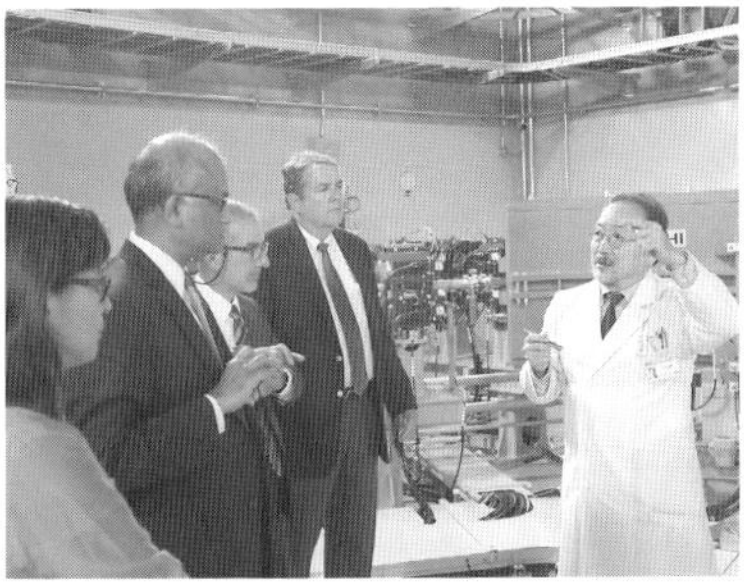

スタンフォード大学（アメリカ合衆国）教員の施設見学（2015年9月）

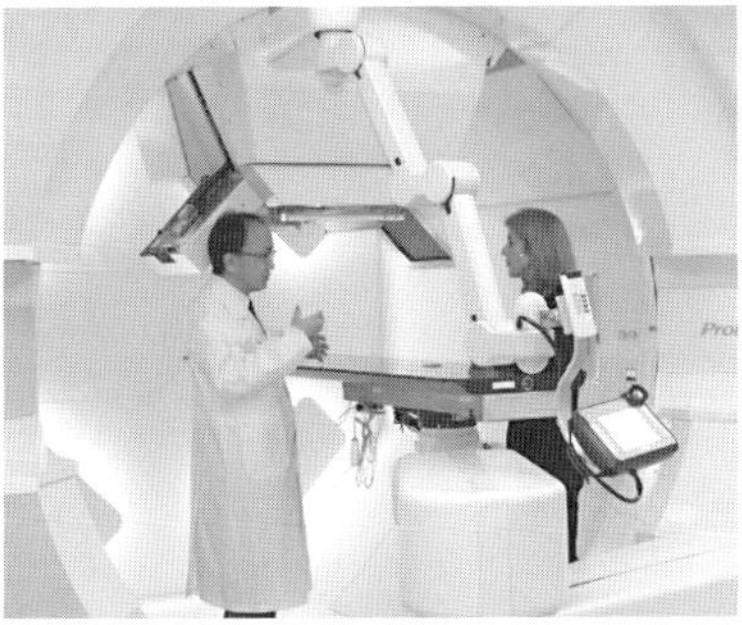

ケネディ米駐日大使が陽子線治療センターを訪問。治療室回転ガントリー内にて（2015年2月）

写真提供：北海道大学病院陽子線治療センター

地域住民それぞれが望む治療を提供

陽子線治療センター実現により、集学的がん治療の一層の充実を図る

取材協力
社会医療法人財団 慈泉会 相澤病院
理事長・院長 **相澤孝夫**

相澤病院は、長野県松本市を中心に、ＥＲ方式（すべての救急患者に24時間・３６５日対応する救急医療システム）などの先進的な試みを通じ、長く地域に根差した医療を提供し続けてきました。がん治療に対しても、がん集学センターを設立するなど、つねに患者一人ひとりのニーズに応じた治療法が用意されています。

「がん治療全体へ注力するなかで、患者さんへの負担が少なく、体にやさしいというメリットがあるなら、そうした治療（陽子線）を患者さんが選択できるようにするのは当然の流れ」との考えのもと、適切なガントリーの台数、コストの試算などの調査を進め、陽子線治療施設設立へのチャレンジが始まりました。

あくまでも「病院の機能の一部」「がん治療のメニューの一つ」であることは譲れない条件であり、敷地内に併設することが大前提、越えるべき大きな壁は装置の小型化でした。限られたスペースで稼働できる装置の開発は可能か。国内外のメーカーのプレゼンテーションを経て、ようやく実現の確信を得られたアイディアが世界初の「上下配置式小型陽子線治療設備」です。平面で広さに限界があるなら、縦（垂直）に置いてみるという発想の転換でした。非常にコンパクトで機能的な空間として陽子線治療センターは２０１４年に開設しました。

病巣の形に沿ってより精度の高い照射ができるペンシルビームスキャニング照射や、リアルタイムで病巣の位置を確認できるインルームＣＴ（治療室内に備えられたＸ線ＣＴ）など、最

新の機器もそろえられています。

同センターは、がん集学治療センターと建物内でひとつながり、患者さんは必要に応じて自由に行き来できる構造になっています。最新の機器が備えられた放射線治療、通院で行える化学療法など、いろいろな治療法を組み合わせて行う、これからのがん治療のあり方の方向性が具現化されているともいえます。

「国内各地で陽子線治療施設が開設され、患者さんの選択の幅が広がるのは望ましいこと。今後は、それぞれの治療機関が連携しながら、多施設が共同して臨床試験を行うなど、新しい治療法の実績を積み上げていかなければなりません。陽子線治療単独、あるいは抗がん薬など他の治療法との併用といった、さまざまな可能性を柔軟に探りながら、難治例も克服できるようにしていきたいですね」。

地域住民の健康のため、新しい選択肢の一つとして結実した陽子線治療センターには、大きな可能性が広がっています。

●省スペース型の陽子線治療装置

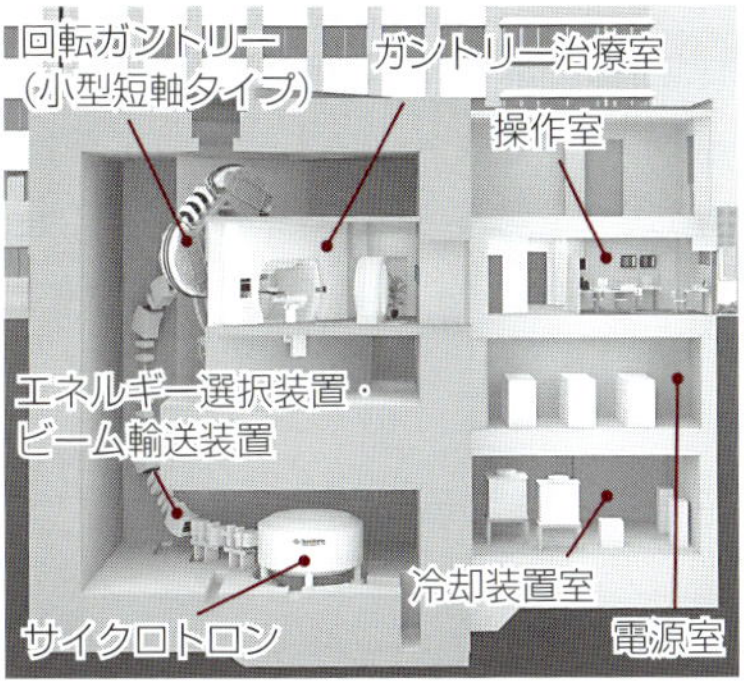

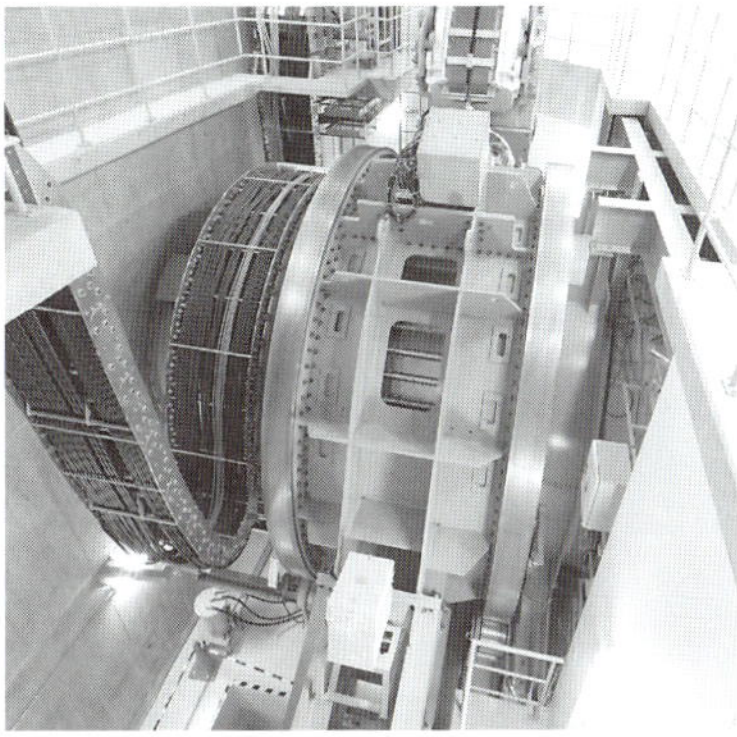

回転ガントリーを縦に設置するという発想の転換でコンパクト化を実現

●ペンシルビームスキャニング照射

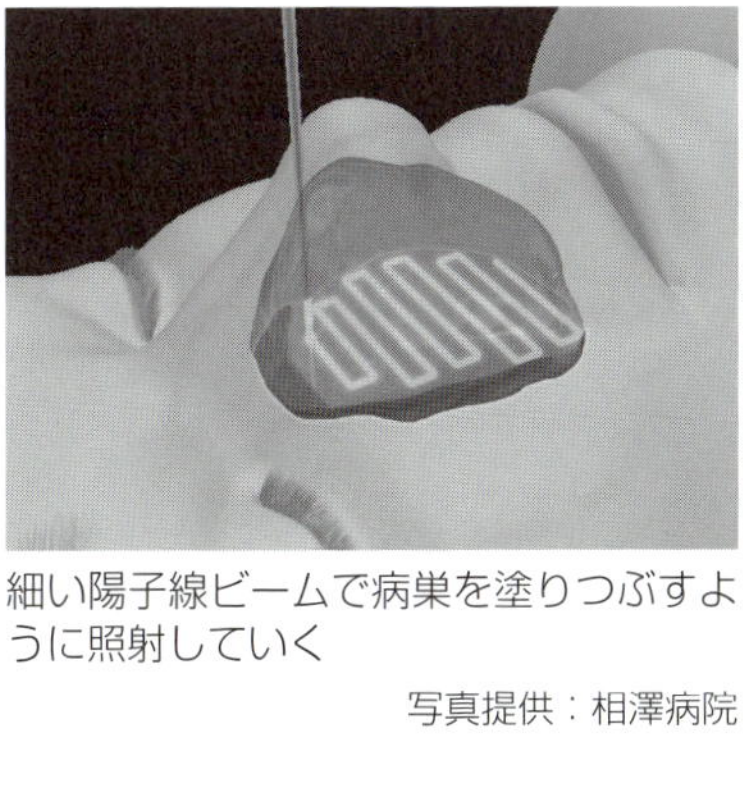

細い陽子線ビームで病巣を塗りつぶすように照射していく

写真提供：相澤病院

小児がんの陽子線治療に希望

兵庫県に子ども対応が可能な施設を建設中
小児専門病院と陽子線治療専門施設が連携

取材協力
兵庫県 病院局企画課

兵庫県では、２０１７年度後半の治療開始を目標に、小児がんに重点を置いた新しい粒子線施設の建設を進めています。

陽子線治療は、ある種の小児がんに対しては非常に高い有効性が認められ、しかも通常のX線治療より、何年後かにがんを発生させる二次がんのリスクも低いといわれてきました。

それらが評価され、２０１６年4月より、小児がんの保険診療が認められました。しかし、子どもたちが陽子線治療を受けられる施設は限られており、地理的な条件に偏りもみられます。

兵庫県は、日本でも珍しい陽子線、重粒子線という2種類の核種により治療を行う粒子線医療センターをもっています。そこに蓄積された７０００件以上のノウハウを生かして、がんの治療による子どもの発育・発達障害を防ぐ治療施設を開設することは、県の医療行政の施策の一つです。

小児がんの陽子線治療には、陽子線を扱う医療者としての知識やスキルとともに、小児科医としての経験、子どもの特性に配慮したケアの視点が欠かせず、そうしたスタッフの確保の難しさが、小児に対応できる施設を少なくしています。

今回の施設の大きな特徴として「県立こども病院と渡り廊下で直結している」ことが挙げられ、このことで県立こども病院と新施設が一体となって、子どもの不安を取り除き、落ち着いて治療が受けられるよう、治療医、麻酔医、ナースなどがチームでの対応を行う予定です。

ここが知りたいQ&A

Q 以前に放射線治療を受けていると、重粒子線・陽子線治療は受けられないのでしょうか。

A 以前に放射線治療を受けた病巣と、今回、重粒子線・陽子線治療を受けたい病巣が別の部位であれば、受けることができる可能性があります。一方、以前の治療病巣と、今回の病巣が同じ部位の場合は、合併症の危険性が高くなるので、重粒子線・陽子線治療を行うのは難しい場合が多いということになります。

ただし、病巣の部位によってはそれほど合併症の危険性を高めずに治療できる場合もあるので、以前放射線治療を受けたのと同部位であっても、重粒子線・陽子線治療を行えることもあります。希望する場合は治療施設に相談してみてください。

Q 重粒子線・陽子線治療について相談したいときはどうすればよいのですか。治療を受けたいとき、紹介状はどこで書いてもらえばよいのでしょう。

A 重粒子線・陽子線治療が適しているかどうかは専門医による詳細な検討が必要となりますが、まずは、がんと診断した施設、あるいはがんの治療を受けている施設の医師に、「重粒子線（または陽子線）治療を受けたい」と相談してみるとよいでしょう。

重粒子線・陽子線治療を受けるためには、この治療を実施している施設で診察を受ける必要がありますが、その際には必ずこれまでの検査結果や治療経過などについて記載した紹介状（診療情報提供書）を提出しなければなりません。この紹介状は、がんと診断した医師またはがんの治療を受けてきた主治医に書いてもらうことになります。

また、重粒子線・陽子線治療を実施している施設によっては、セカンドオピニオンや電話相談を受け付けている場合もあります。セカンドオピニオンを受ける場合も、紹介状が必要です。電話相談の場合、紹介状は必要ありませんが、病名や病状、これまでの治療経過、主治医から受けている今後の治療方針、といったことを説明できるようにしておきましょう。

Q 早期発見のがんでないと治療は受けられませんか。転移があったら治療できないのでしょうか。再発した場合はどうですか。

A

重粒子線・陽子線治療を実施している施設によって、対象となるがんの種類が異なります。さらに、がんの発生している部位によっても、重粒子線・陽子線治療の対象となる条件が異なります。必ずしも早期発見のがんでないと治療を受けられないということはありません。

また、転移はその程度で判断が分かれます。原則として、ほかの臓器へ転移していたり全身にがんが広がっていたりする場合は、重粒子線・陽子線治療の対象にはなりません。このような場合は、ほかの治療法で対応したほうがよいと考えられます。一方、再発したがんについては、再発の仕方によって、重粒子線・陽子線治療を受けられる場合もあります。たとえば、大腸がんで手術を受けたあと骨盤内に再発したような場合は、重粒子線・陽子線治療の対象になります。個別に判断しなければならないので、重粒子線・陽子線治療を実施している施設の医師に相談してみましょう。

Q 治療にどれくらいの日数がかかりますか。入院は必要ですか。1回の治療時間はどれくらいですか。

A　重粒子線・陽子線の治療は、準備段階にある程度の日数がかかります。病巣をピンポイントで攻撃するため、患者さん一人ひとりの体型に合わせた固定具を製作しています。また、照射の範囲・深さを決めるコリメータやボーラスを作る場合もあります。これらの器具の製作に7~10日程度かかります。このほか、CTを撮影して綿密な治療計画を立案する必要もあり、治療を受けると決めてから1~数カ月の準備期間が必要です。

治療日数はがん種や病気の進行度によって異なりますが、おおむね2~8週間程度です(重粒子線治療では1週間以内の場合もあります)。施設によって、原則入院して治療を行うところと、通院で治療するところがあります。また、合併している病気の治療をする必要がある場合では、近隣の病院に入院して、そこから治療に通うこともあります。

重粒子線・陽子線の治療は、1日1回です。照射時間は数分程度ですが、位置を正確に合わせる必要があるため、1回の治療時間は30分程度になります。

Q 治療に痛みはありますか。放射線の治療では髪が抜けるとか、吐き気が出るとか聞きますが、重粒子線・陽子線治療でも同じですか。

A　重粒子線・陽子線治療では、治療中に痛みを感じることはありません。また、X線を使った治療に比べて正常細胞に与えるダメージが少ないので、合併症も軽いといえます。

ただし、合併症がまったくないわけではありません。合併症には、照射後早期に現れるものと、治療後半年以上してから現れるものがあります。早期に現れる合併症としては、照射した部位の皮膚が日焼けしたように赤くなったり、口腔に照射した場合には口内炎になったりすることがあります。治療後半年以上してから現れる晩期合併症としては、直腸や食道など消化管に照射した場合に、潰瘍《かいよう》や穿孔《せんこう》が認められたり、前立腺に照射した場合に直腸出血がおきたりすることがあります。

　このほか、照射部位によってさまざまな合併症の可能性があるので、治療前に医師から十分に説明を受けるようにしましょう。なお、放射線を頭部に当てなければ、髪が抜けることはありません。照射部位によっては、人により吐き気の合併症が出る場合もあります。

Q 施設が増えてきていますが、それぞれに違いはありますか。

A

　重粒子線・陽子線の治療を実施している施設により、治療できるがんの種類に違いがあります。どのようながんを治療対象としているかについては、各施設のホームページなどで公開されているので、調べてみましょう。また、施設によっては、手術や化学療法と組み合わせた治療などについて、臨床試験を実施している場合があります。

　設備も施設ごとに異なっていて、たとえば呼吸やぜん動によって病巣が動いても、正確に照射できる新しい設備を持っているところがあるなど違いがあります。治療費も多少違いがあり、照射の回数によらず一律に費用を決めているところもあれば、照射回数によって費用に差を設けているところもあります。居住地に治療施設がある場合、自治体の利子補給制度を使って、金融機関から低利で融資を受けられる場合があります。公立の施設と民間の施設があり、民間の施設の中には、リゾート施設に滞在しながら治療を受けられるところもあります。自分に合った施設であるか確認し、納得のいく治療を受けるようにしましょう。

用語解説

スキャニング照射●重粒子線、陽子線の照射法の一種。細いペンシル状のビームを標的となるがんの形状に合わせて三次元的に照射する方法。これまでのブロードビーム照射に比べ、より複雑な形状のがんに対しての治療が可能になる。スキャニング照射には、一筆書きのように細いビームで標的をラインで連続的に塗りつぶすラインスキャニング法、点描のように球状のビームを断続的に照射するスポットスキャニング法がある。従来のブロードビーム法では、患者一人ひとりのがんの形状に合わせて照射するためにボーラスやコリメータという器具を製作していたが、スキャニング照射では、これらの器具が不要になるため、治療開始までの時間が短縮され、放射性廃棄物やランニングコストが軽減される。

呼吸同期照射法●呼吸によって動く臓器を標的として正確に捉え、照射する方法。多くは、息を吐き切り、次に息を吸うまでの瞬間に照射する。呼吸のタイミングを検知するシステムとして、腹部の表面に設置した赤外線マーカー（外部信号）をセンサーとして用いるもの、標的となる臓器近くに金属のマーカー（内部信号）を埋め込むものなどがある。こうして得られた呼吸のサイクルのデータや病変のCT画像データを分析し、精密な照射計画が立てられる。内部信号を用いる方法は、動体追跡法とも呼ばれる。

　これらの方法に、さらにスキャニング照射を組み合わせた照射システムも開発されている。

定位放射線照射●X線による高精度の治療法の一つ。標的となるがん（比較的小さい病変）に対し、多方向から細い高エネルギーの放射線ビームを用いて照射線量を集中させる方法。一般にピンポイント照射と呼ばれている。高精度の位置合わせ、病変に対する高い集中度、高線量の照射により短期間治療などが可能になる。

3次元原体照射●X線による高精度の治療法の一つ。CTなどによってがんの3次元画像を作成し、その画像データに基づき複数の方向から放射線を照射する方法。3D-CRT（three-dimensional conformal radiotherapy）。

強度変調放射線治療●X線による高精度の治療法の一つ。コンピュータを用いた精密なシミュレーションを経て、がんの形状に合わせ、放射線の強度を調整し、最適化した線量分布計画を作成して行われる照射法。複雑な形状のがんで、重要な臓器と隣接している場合でも、がんだけに集中して照射ができ、正常細胞への影響を最小限に抑えることができる。三次元原体照射や強度変調放射線治療などを、高精度放射線治療と呼ぶ。IMRT（Intensity Modulated Radiation Therapy）。

骨軟部腫瘍●骨組織にできた腫瘍を骨腫瘍、骨よりやわらかい軟部組織（主として脂肪、筋肉、神経、血管など）にできた腫瘍を軟部腫瘍といい、あわせて骨軟部腫瘍と呼ぶ。

用語解説

原発性（もともとそこから発生したもの）と転移性（ほかの部位に発生し、転移したもの）、良性、悪性に分類される。全体の約9割が良性といわれ、悪性（肉腫と呼ばれる）は1割程度で、診断、治療ともに難しい腫瘍とされている。全身のさまざまな場所に発生する可能性があり、性質も多様。

扁平上皮がん●体の表面や、内部が空洞になっている臓器の内側の粘膜組織から発生するがん。おもな発生部位は、口の中、舌、のど、食道、気管、肺、肛門、外陰部、膣、子宮頸部など。

腺がん●体の各臓器の分泌腺組織に発生するがん。肺、肝臓、膵臓、子宮、精のう、胃など全身のあらゆる臓器に発生する可能性がある。

局所制御率●治療効果を評価する尺度の一つで、放射線治療に対して用いられる。治療が終了してから、その治療部位から再発または再燃（治療によって進行が止まり、安定した状態にあったがんが、再び進行すること）がない割合を指す。3年局所制御率といえば、3年間再発、再燃がないこと、5年局所制御率といえば、5年間再発、再燃がないことになる。放射線照射を行っていない部位への転移の有無は問わない。

生存率●治療効果を評価する尺度の一つ。治療を受けた人が、その治療後何年生存しているかの割合を表す。たとえば、5年生存率85％であれば、治療後5年間生存している人の割合が85％であることを示す。再発によって治療を受けている人も、生存率に含まれる。

原病生存率という場合は、その病気で死亡しない確率を指し、ほかの病気で亡くなった人は含まれない。

無増悪生存期間●治療効果を評価する尺度の一つ。治療後、がんが進行せず安定した状態である期間を指す。

生存期間中央値●治療効果を評価する尺度の一つ。治療を受けた集団のなかで生存している人が50％になるまでの期間のこと。たとえば、9名の患者さんが治療を受けはじめた場合、5名目の患者さんが亡くなるまでの期間を指す。生存期間中央値15カ月という場合、治療を開始してから15カ月で患者さんの半分が亡くなっていることを示す。

感受性●放射線感受性。放射線により影響を受ける度合いを指す。放射線の影響は、体の組織や臓器によって異なり、細胞分裂の頻度が高い組織、将来行う細胞分裂の数が多い組織、形態・機能が未分化な細胞ほど感受性が高いとされる。具体的には、活発に分裂をくり返している血液や骨髄などの造血臓器、皮膚、消化管粘膜などは放射線感受性が高く、一方、分化が終了している筋肉組織や神経組織は放射線感受性が低いことが知られている。

なお、X線やガンマ線では、細胞内の酸素濃度によって感受性が左右され、酸素濃度が高いほど感受性が高くなり、酸素濃度が低いほど感受性は低くなる。

3章
国内の全治療施設紹介

- 重粒子線治療施設
- 陽子線治療施設
- 重粒子線治療、陽子線治療の疾患別統一治療方針

重粒子線治療施設

（建設中の施設も含む）
平成28年6月末現在

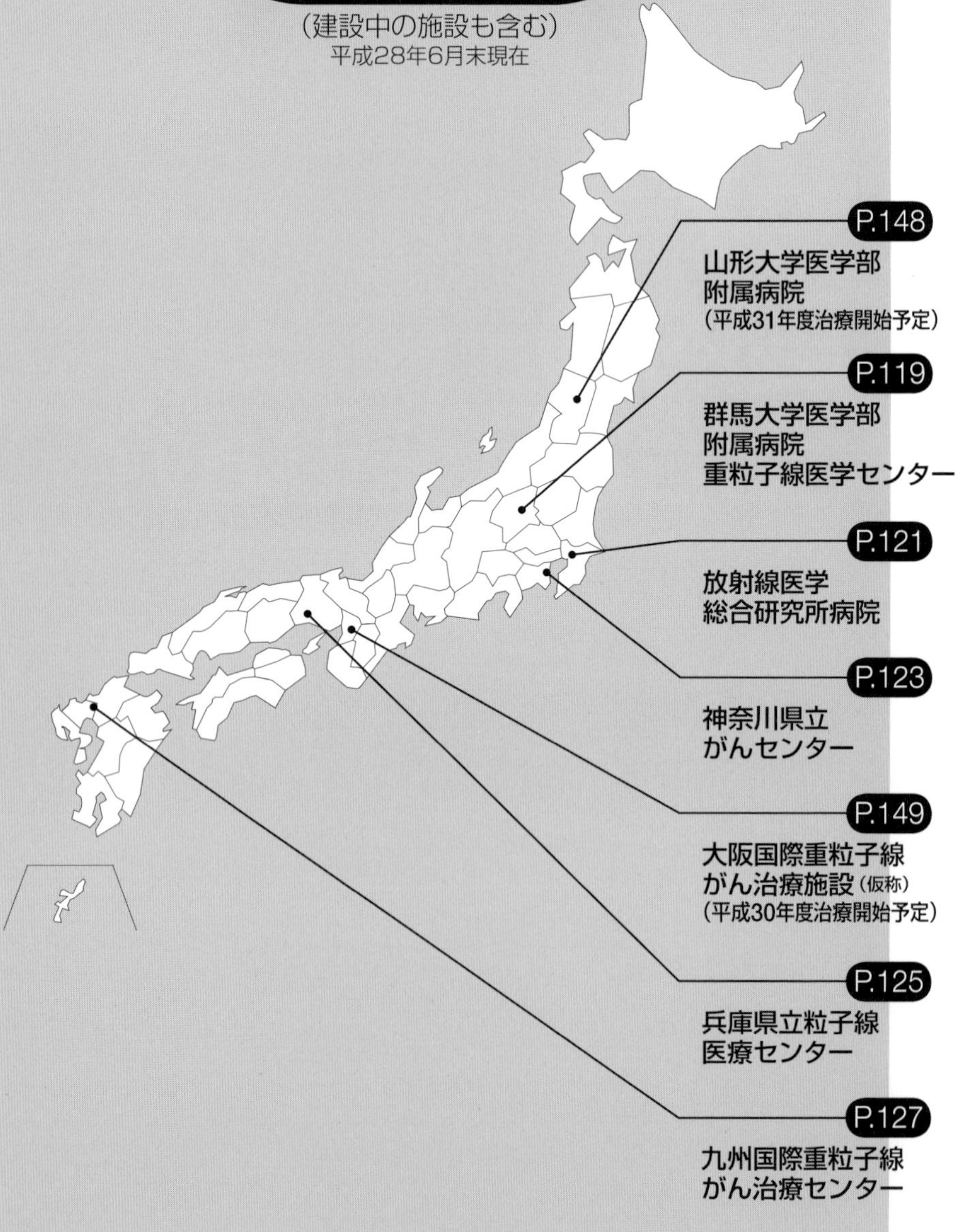

陽子線治療施設

（建設中の施設も含む）
平成28年6月末現在

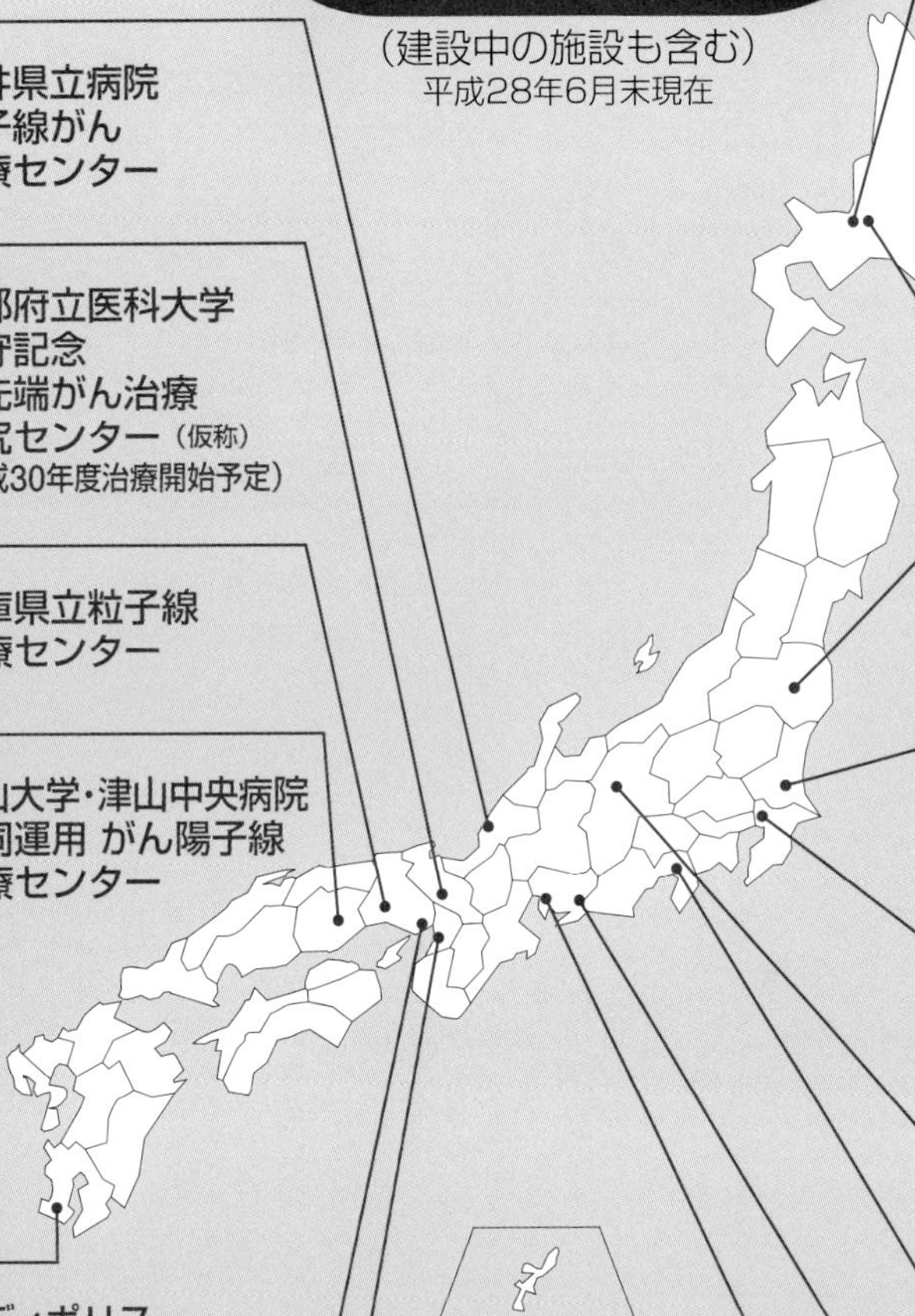

P.143
福井県立病院
陽子線がん
治療センター

P.152
京都府立医科大学
永守記念
最先端がん治療
研究センター（仮称）
（平成30年度治療開始予定）

P.125
兵庫県立粒子線
医療センター

P.145
岡山大学・津山中央病院
共同運用 がん陽子線
治療センター

P.147
メディポリス
国際陽子線
治療センター

P.154
小児がんに重点を
置いた新粒子線
治療施設（仮称）
（平成29年度下期開院予定）

P.153
大阪陽子線
クリニック（仮称）
（平成29年夏治療開始予定）

P.129
北海道大学病院
陽子線治療センター

P.150
札幌禎心会病院
陽子線治療センター
（平成28年秋以降治療開始予定）

P.131
南東北がん陽子線
治療センター

P.133
筑波大学附属病院
陽子線治療センター

P.135
国立がん研究
センター東病院

P.137
相澤病院

P.139
静岡県立
静岡がんセンター

P.151
成田記念
陽子線センター
（平成29年度開設予定）

P.141
名古屋陽子線
治療センター

●重粒子線治療室数、照射方法

全３室４ポート（水平：1室、垂直：1室、水平・垂直：1室）

照射方法：ブロードビーム法を用いています。通常の照射法に加え、積層照射法も対応可能です。スキャニング照射法も開発中です。

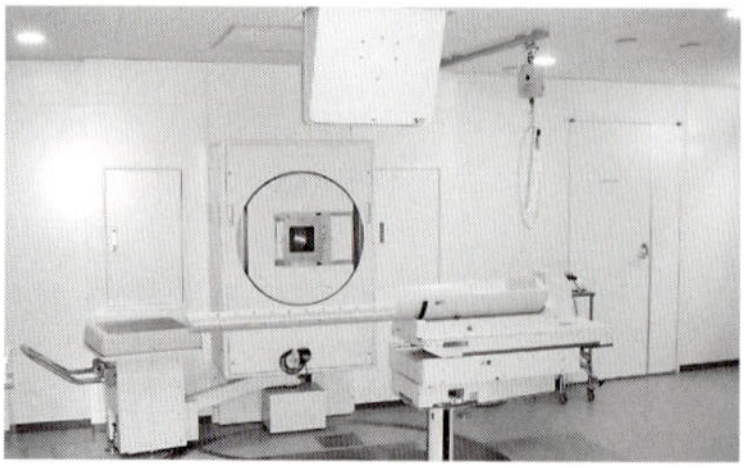

●照射前後の画像データ

後腹膜の軟部肉腫（ハイグレード多形性肉腫）

治療前　→　治療後（3年後）

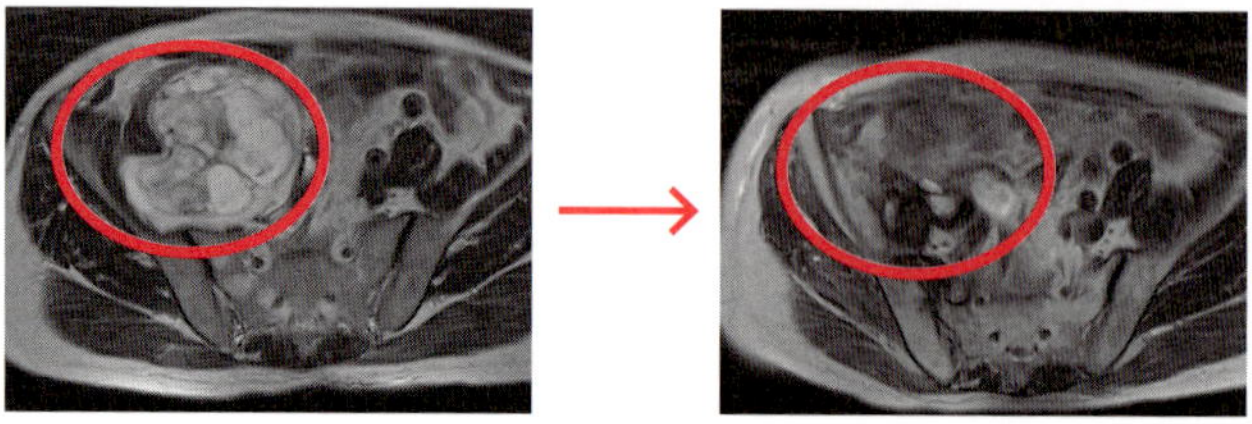

●治療費（保険適用外）について

先進医療の場合、重粒子線治療技術料として314万円です。

群馬県重粒子線治療資金利子補給制度があります。

問い合わせ先：027-226-2535（群馬県健康福祉部 医務課 医療計画係）

●治験・臨床研究中のがんについて

現在、先進医療Bにて多施設共同前向き試験を計画中です。

●施設の特徴

大学病院（総合病院）に設置されているために、多くのがん治療専門家がいます。

キャンサーボード（※）による適応判断や重粒子線治療と他のがん治療の併用療法を行う体制に恵まれているとともに、がん以外の持病に対しても専門家が対応できます。

※適切な治療の提供を目的に、医療機関内で外科、内科、放射線科など合同で治療方針や意見交換、確認等をする検討会

●施設からのPR

大学併設は国内初で、ドイツ・ハイデルベルク大学に次いで世界でも2番目です。

総合病院として全ての診療科、多くの医療チームを有するという特長から、骨肉腫などの小児骨軟部腫瘍に対する治療には特に強みがあります。

●関係のある医療機関（セカンドオピニオン、診療科、治療受付クリニックなど）

- 粒子線がん相談クリニック（東京都千代田区）

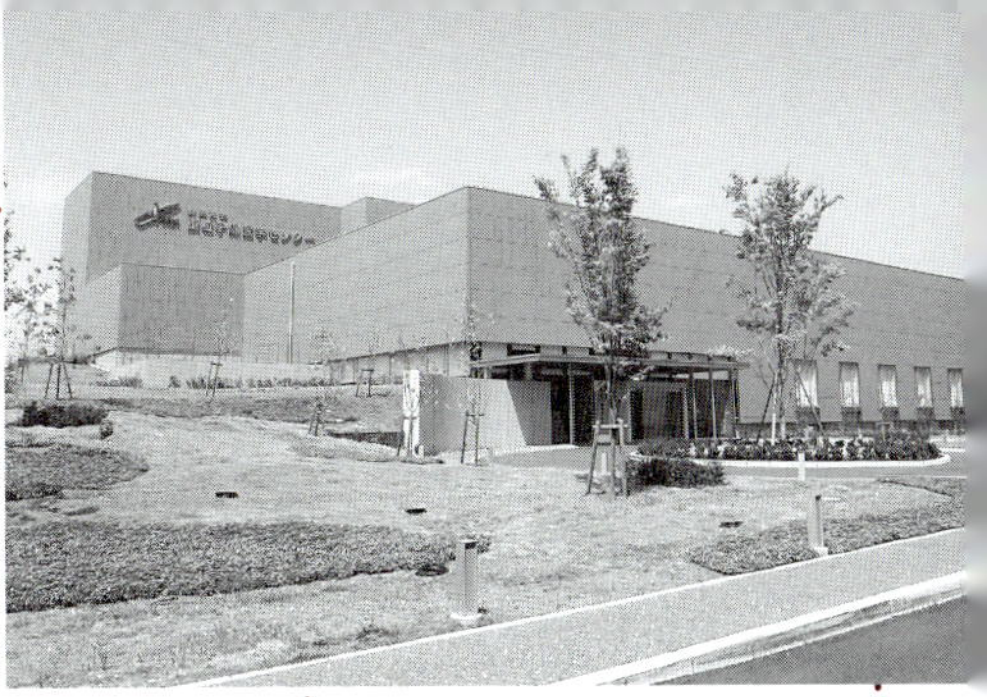

国立大学法人
群馬大学医学部附属病院 重粒子線医学センター

〒371-8511

群馬県前橋市昭和町3-39-15

TEL 027-220-7111、FAX 027-220-7720

http://heavy-ion.showa.gunma-u.ac.jp/

●受診の申込方法　主治医に当センターの受診を希望している旨を伝えていただき、医療機関で患者支援センターHPから「初診予約申込書」をダウンロードし、すべての項目を記入して、患者支援センター宛にFAXしてください。受信後15分を目安に「初診予約票」をFAX返信いたします。

・患者支援センター

http://kanjasien.dept.showa.gunma-u.ac.jp/

FAX送信先 027-220-7777

●初診時に患者さんが持参するもの

・初診予約票

・診療情報提供書（紹介状）

・疾患に関わる資料（検査結果・病理標本など）

・保険証

●施設の治療開始年

平成22年3月

●相談・質問等の問い合わせ

027-220-7895　平日：8時30分～17時

●治療担当医

重粒子線医学センター

教授

大野 達也先生

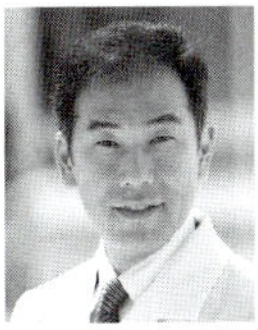

●治療実績データ（平成28年3月末現在）

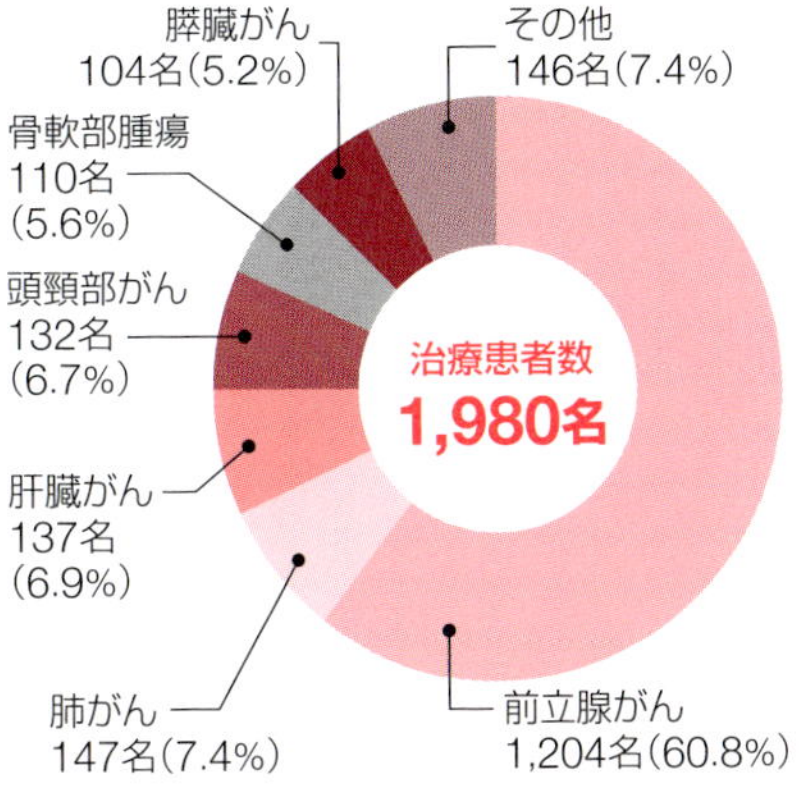

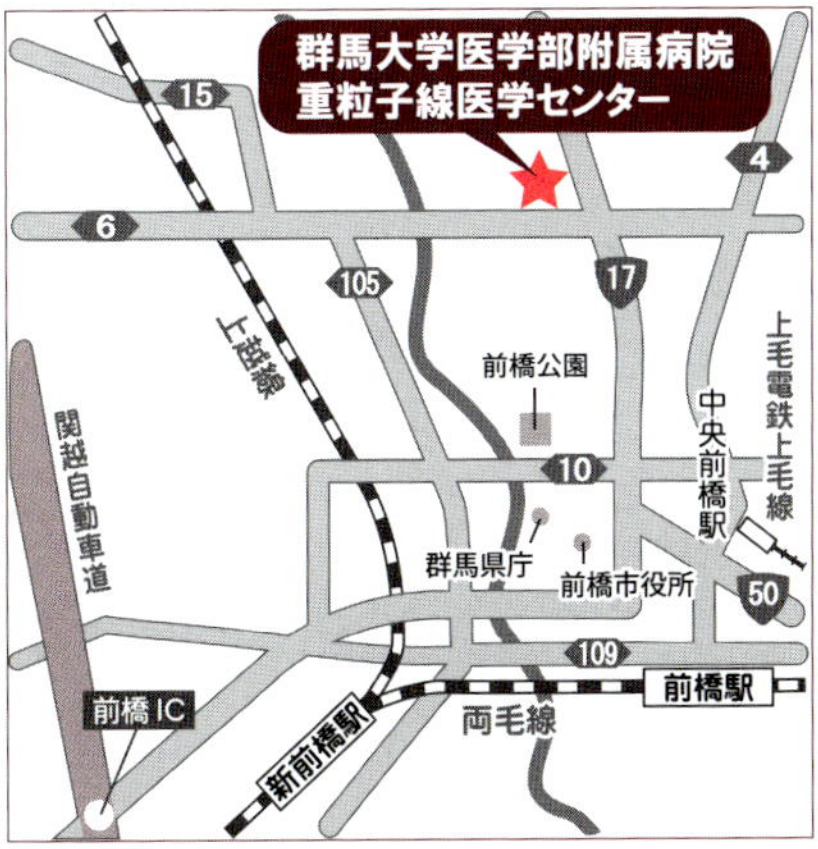

●アクセス

JR両毛線・前橋駅下車

　バス▶北口より2番、3番で乗車し、「群大病院」下車／約15分

　タクシー／北口より約10分

車▶関越自動車道・前橋ICから約8分

●重粒子線治療室数、照射方法

全5室（水平：1室、垂直：1室、水平・垂直：1室…ブロードビーム方式）、（水平・垂直：2室…3次元ビームスキャニング方式）、その他でガントリー室：1室が追って加わる予定です。

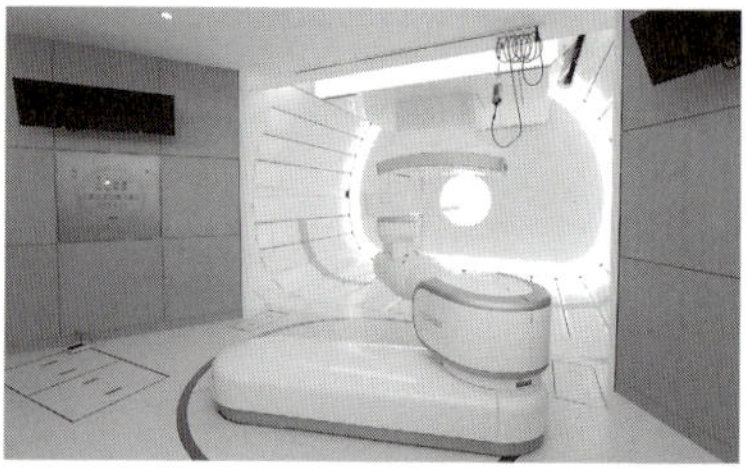

●照射前後の画像データ

頭頸部がん
（腺様嚢《のう》胞がん）

治療前　→　治療後（16回照射後）

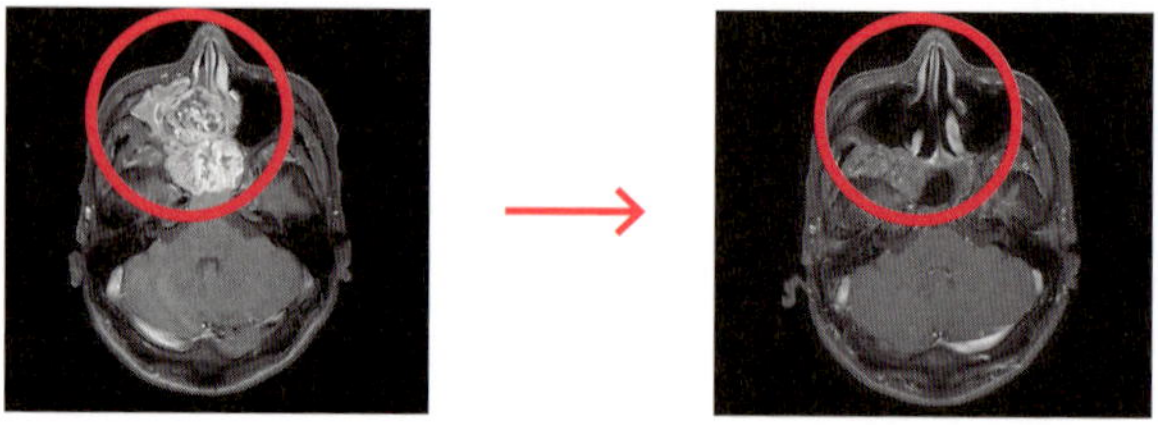

●治療費（保険適用外）について

照射回数に関係なく、１つの治療に対して先進医療部分として314万円です（平成28年3月現在）。

●治験・臨床研究中のがんについて

食道がん、乳がん、膵臓がん（一部）、転移性肝臓がん1回照射、子宮がん（一部）、腎臓がん、など。

●施設の特徴

わが国唯一の放射線診療科病院で、ベッド数は96床あります。

研究病院として、今後も様々な臨床開発の拠点として活用されます。放射線治療担当医師以外に多くの医学物理研究者、放射線生物学研究者を加え、重粒子線治療の発展に向けた基礎研究も精力的に行っています。

国内で唯一、重粒子線回転ガントリーを保有しており、これを利用することによる、より高度な治療法の開発が期待されます。

●施設からのPR

世界で初めて本格的な重粒子線（炭素イオン線）の臨床応用に成功し、この治療の世界的な普及の礎となったと自負しています。現在でも世界最多の治療実績を誇り、国内外の重粒子線がん治療をリードするとともに、新たな装置開発、生物研究などの基礎研究も行っており、さらに高度な治療法を目指して着実に成果を上げています。

●関係のある医療機関（セカンドオピニオン、診療科、治療受付クリニックなど）

特になし。

国立研究開発法人 量子科学技術研究開発機構 **放射線医学総合研究所病院**

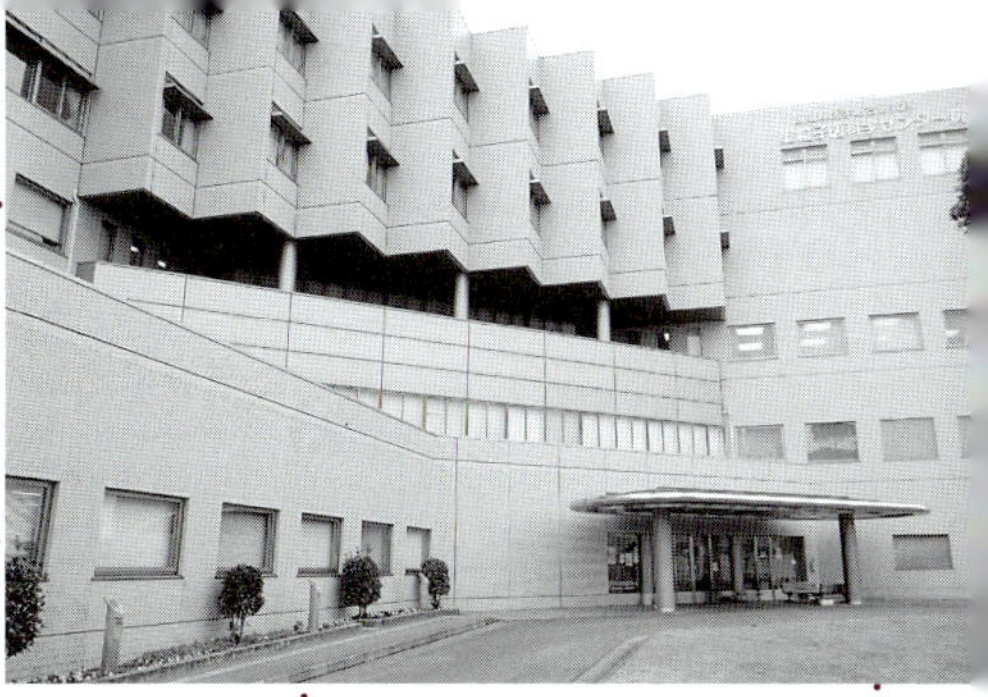

〒263-8555
千葉県千葉市稲毛区穴川4-9-1
TEL 043- 206-3306、FAX 043-206-3345
http://www.nirs.qst.go.jp/hospital/

●受診の申込方法　紹介医療機関に、病院指定の診療情報提供書をFAXしていただき、適応について担当医が判断しFAXにて、一両日中に返信します。用紙については当院の書式でも診療中の医療機関の書式でも構いません。返信先FAX番号を必ずご記入ください。当院の診療情報提供書　http://www.nirs.go.jp/hospital/radiant02/radiant02_05a.shtml
宛先：病院　新患FAX担当者あて、FAX043-206-3345（24時間対応、FAX返信は平日のみの対応）

●初診時に患者さんが持参するもの
- 診療情報提供書（紹介状）
- CTやMRなどの画像データ（のコピー）
- 保険証

※プレパラート（病理標本）は、前立腺と頭頸部の方は必須、骨軟部は可能であれば持参。

●相談・質問等の問い合わせ
043-206-3306

●施設の治療開始年
平成6年6月

●治療担当医
臨床研究クラスタ　重粒子線治療研究部　部長
辻 比呂志先生

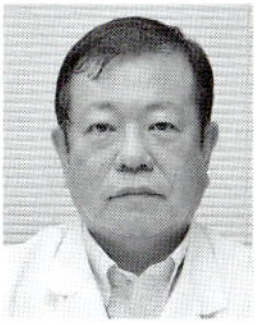

●治療実績データ（平成28年3月末現在）

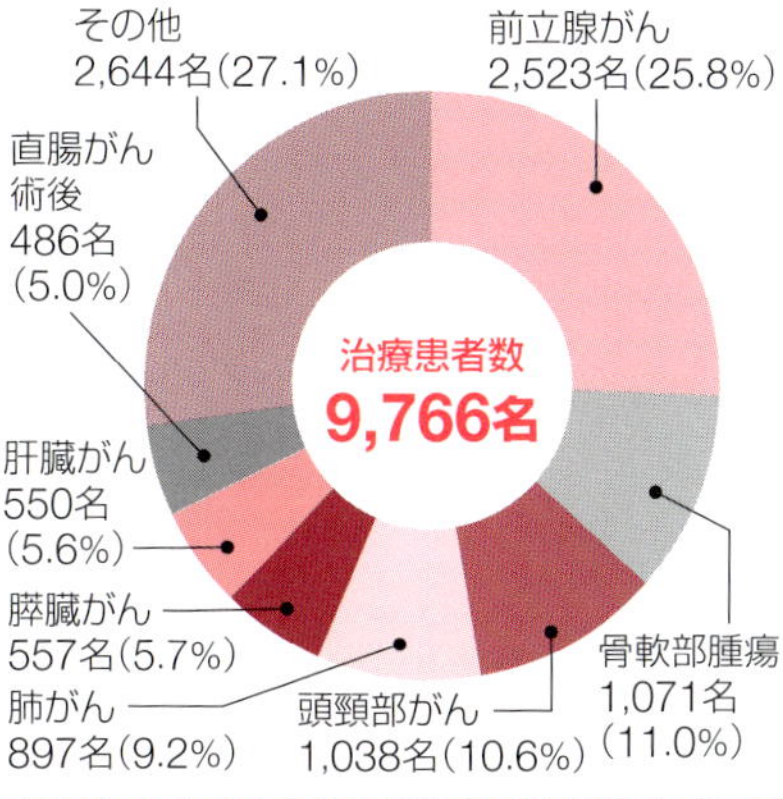

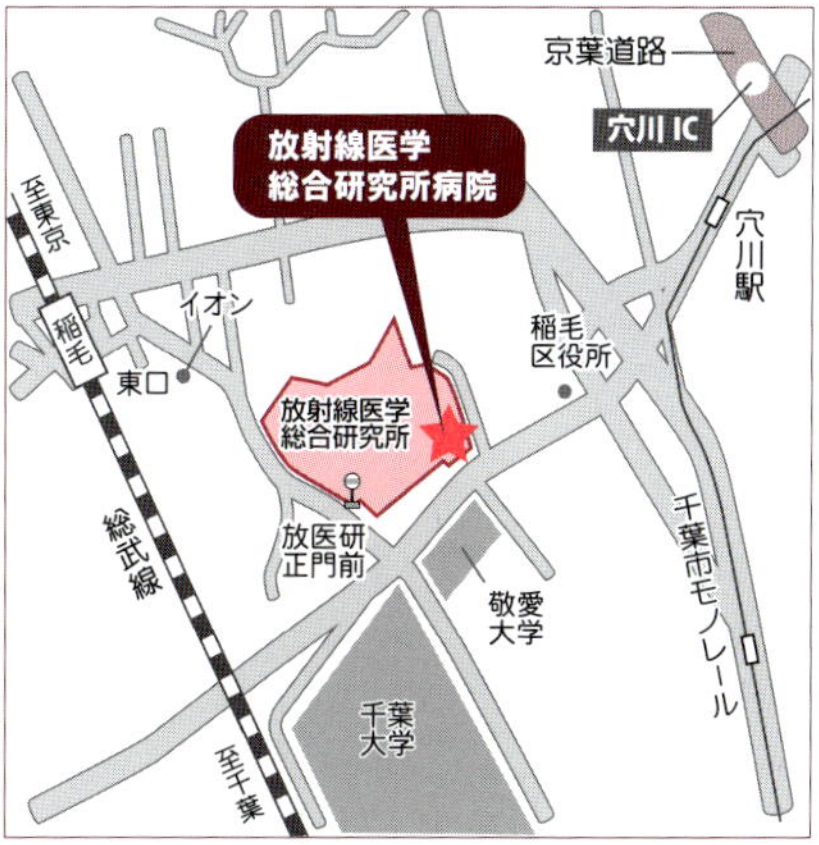

●アクセス
JR総武線・稲毛駅下車（快速停車駅）
バス▶東口・京成バス「山王町」行き乗車、「放医研正門前」(1区間、100円)下車、すぐ
タクシー／5分、徒歩／10分
車▶京葉道路・穴川ICより10分。
また東関東自動車道・千葉北ICより15分

●重粒子線治療室数、照射方法

全4室（水平2室、水平・垂直2室）、スキャニング法

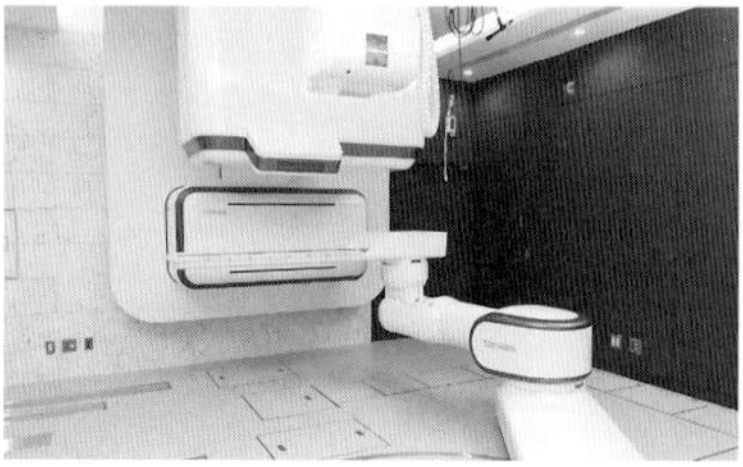

●照射前後の画像データ

治療開始直後のため、画像はありません。

●治療費（保険適用外）について

- 先進医療の場合、重粒子線治療技術料として350万円です。

補助制度

【神奈川県】

- 重粒子線治療費助成制度：県内に1年以上在住の方に治療費の1割（最大35万円）を補助。
- 重粒子線治療費利子補給制度：県内に1年以上在住の方に重粒子線治療費のうち最大315万円の専用ローンを借り入れた場合の利子に対する利子補給。

【大和市】

- 大和市内に1年以上在住の方に治療費の1割（最大35万円）を補助。

●施設の特徴

- がん専門病院併設型の重粒子線治療施設は世界初。がんセンターでは、いろいろながん専門医と十分に話し合って、患者さんの治療方針を検討しています。
- 最新の高速3次元スキャニング照射法、ロボット治療台による自動照合、治療室全室にＣＴを設置。

●治験・臨床研究中のがんについて

現在、治験は行っていません。

前立腺がん、頭頸部非扁平上皮がん、頭頸部粘膜メラノーマ（悪性黒色腫）、直腸がん、肝臓がんの一部、肺がんの一部について、先進医療として臨床研究を行っています。

●施設からのPR

放射線治療科では、最新機種を含めたリニアック4台体制でＸ線による高精度放射線治療（SRT※1、IMRT※2など）を行っており、重粒子線治療も含め、それぞれの患者さんに最も適した放射線治療を受けることができます。

重粒子線治療施設（i-ROCK）は、神奈川県内はもちろん、東京駅や羽田空港からもアクセスしやすい横浜市にあり、その利便性を活かして外来通院治療を中心に行っています。

※1 定位放射線治療（SRT）：腫瘍に対し、多方向からピンポイントに数回で照射する方法。

※2 強度変調放射線治療（IMRT）：腫瘍の形状に合わせて強度を変えて照射する方法。

●関係のある医療機関（セカンドオピニオン、診療科、治療受付クリニックなど）

特になし。

地方独立行政法人 神奈川県立病院機構 神奈川県立がんセンター

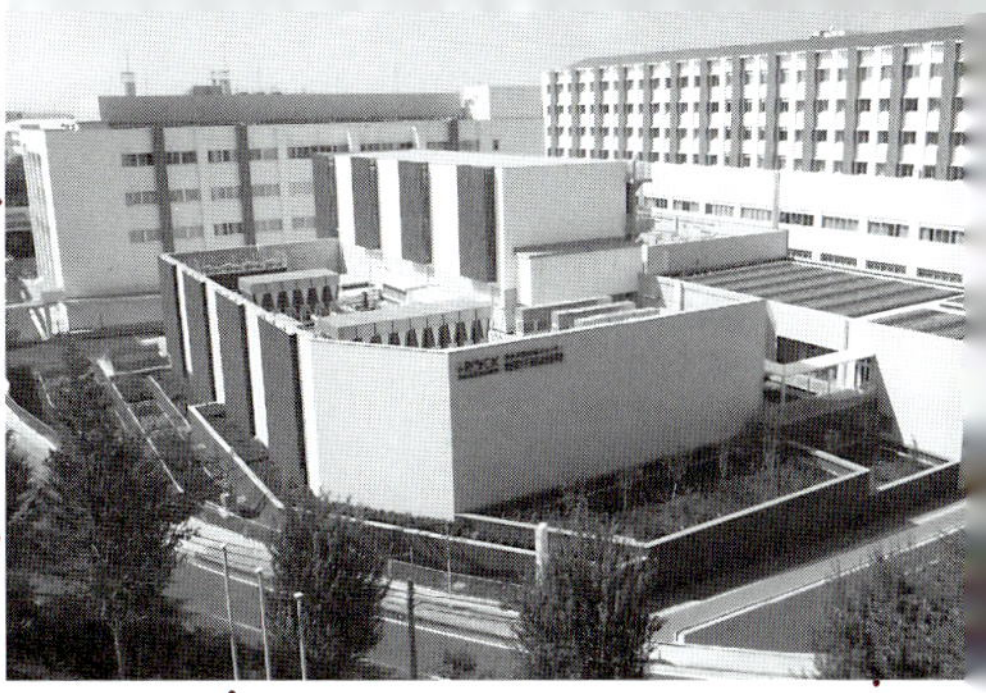

〒241-8515
神奈川県横浜市旭区中尾2-3-2
TEL 045-520-2222、FAX 045-520-2202
http://kcch.kanagawa-pho.jp/i-rock/

●受診の申込方法　医療機関からの紹介予約制のため、現在診療を受けている医療機関の医師から紹介状を取得したうえで、郵送してください。

［郵送先］上記住所の患者支援センター（重粒子線治療受付）行き

その後、担当医師が初診日を決めたうえで、患者支援センターより医療機関と患者さんへ文書にて連絡します。

●初診時に患者さんが持参するもの

- 診療情報提供書（紹介状）
- 資料（CT、MRIなどの診断画像、病理標本〈プレパラートなど〉、検査データ等）
- 保険証

●施設の治療開始年

平成27年12月

●相談・質問等の問い合わせ

045-520-2225（直通）、
重粒子線治療電話相談窓口、平日9時～17時

●治療担当医

放射線治療科部長
中山 優子先生

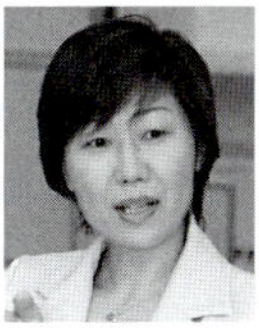

●治療担当医

重粒子線治療科部長
野宮 琢磨先生

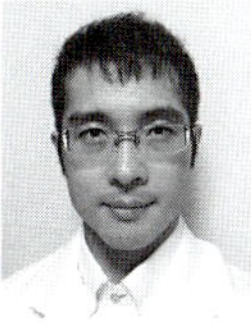

●治療実績データ

平成27年12月治療開始後、24例を治療（平成28年3月末現在）。現在、順次適応疾患を拡大しており、適応疾患については、ホームページをご覧ください。

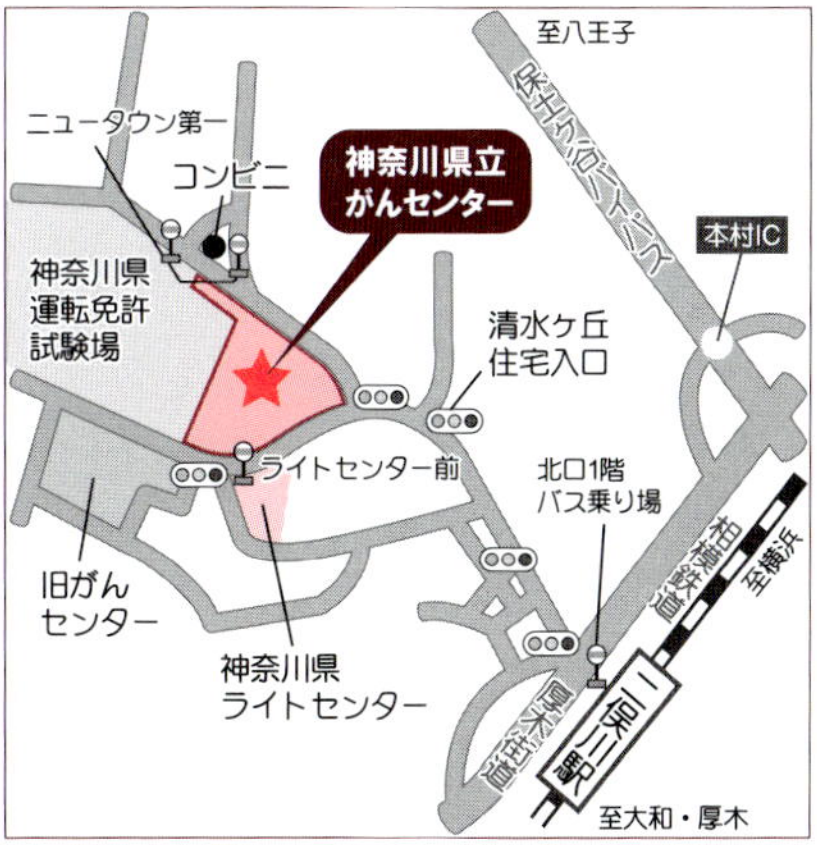

●アクセス

相模鉄道・相鉄本線「二俣川駅」下車

バス▶北口から相鉄バス　運転試験場（がんセンター）循環に乗車、「ライトセンター前」で下車／約5分
旭高校入口行きに乗車、「ニュータウン第1」で下車／約5分

タクシー／北口から約5分、徒歩／北口から約15分

車▶保土ヶ谷バイパス本村ICを下り、厚木街道を厚木方面へ。「運転試験場入口」の信号を右折
※駐車場は有料

●治療室数、照射方法

全5室（回転ガントリー照射室：2室、水平・垂直：1室、斜め45度：1室、水平：1室）

照射方法：ブロードビーム法、呼吸同期照射システム

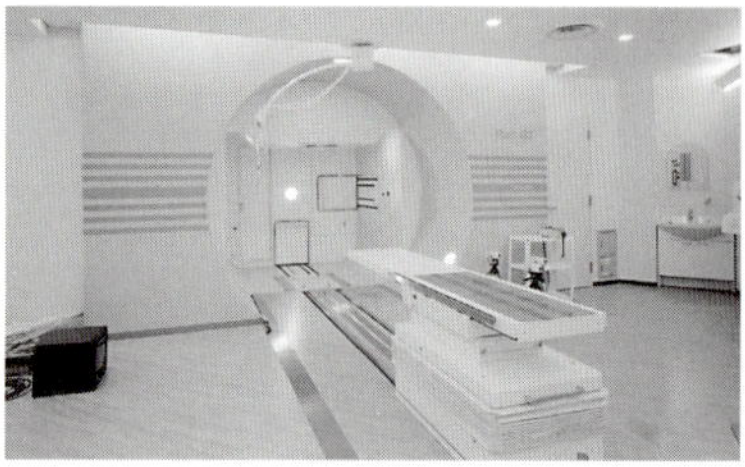

●照射前後の画像データ

仙骨脊索腫腫瘍

治療前

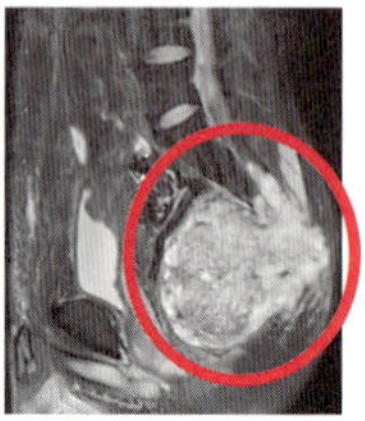

治療後（26カ月後）

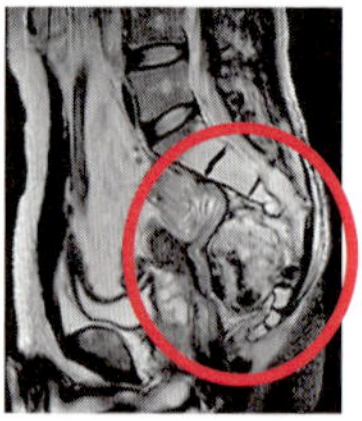

●治療費（保険適用外）について

粒子線治療費（先進医療の技術料）は288万3千円となります（重粒子線、陽子線とも）。

粒子線治療費貸付制度：国内に1年以上お住まいの方で、世帯者全員の総所得額の合計が346万円以下の方に対する貸付制度（無利子）があります。

●治験・臨床研究中のがんについて

現在なし。

●施設の特徴

陽子線および重粒子線の両方の線種での治療を実施できる世界初、国内唯一の施設であり、症例に応じて最適な治療方法を選択しています。

●施設からのPR

開設以来7,000例を超える国内屈指の治療実績を有しています。

セカンドオピニオンも受け付けています。

自然豊かな広い敷地には散策路があり、病棟は全てのベッドが窓に面し、木々をふんだんに使用した暖かみのある空間となっています。

●関係のある医療機関（セカンドオピニオン、診療科、治療受付クリニックなど）

- 神戸大学医学部附属病院 粒子線外来（兵庫県神戸市）
- 兵庫県立がんセンター 粒子線外来（兵庫県明石市）
- 兵庫県立こども病院 粒子線外来（兵庫県神戸市）

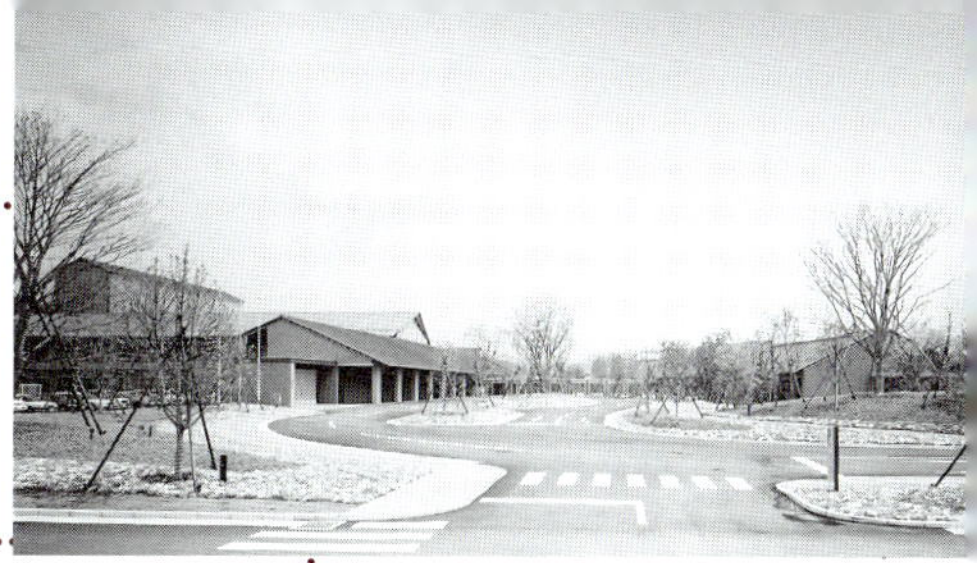

兵庫県立粒子線医療センター

〒679-5165　兵庫県たつの市新宮町光都1-2-1
TEL 0791-58-0100、FAX 0791-58-2600
http://www.hibmc.shingu.hyogo.jp/

●受診の申込方法　センターのHPから必要書類3点（主治医の先生へのお願い、粒子線治療をご希望の方へ、粒子線治療患者紹介FAX用紙（1）（2））をダウンロードしてください。主治医に必要事項を記入していただき、主治医からセンター宛てに粒子線治療患者紹介FAX用紙（1）(2) をFAXしてください。翌日～3日程度でセンターから主治医宛てに受診日時を返信します。FAX 0791-58-2600　受付時間 平日：9時～17時

●初診時に患者さんが持参するもの

- 診療情報提供書（紹介状）
- 画像診断データ（CTやMRI、PET、レントゲン等）
- 各種検査結果
- 服用中のお薬
- 保険証

●施設の治療開始年
平成15年4月

●相談・質問等の問い合わせ
0791-58-0100
受付時間 平日：9時～17時

●治療担当医
院長
沖本 智昭先生

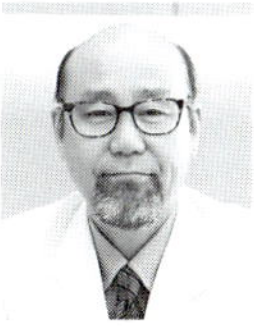

●炭素イオン線（重粒子線）治療実績データ（平成28年3月末日現在）

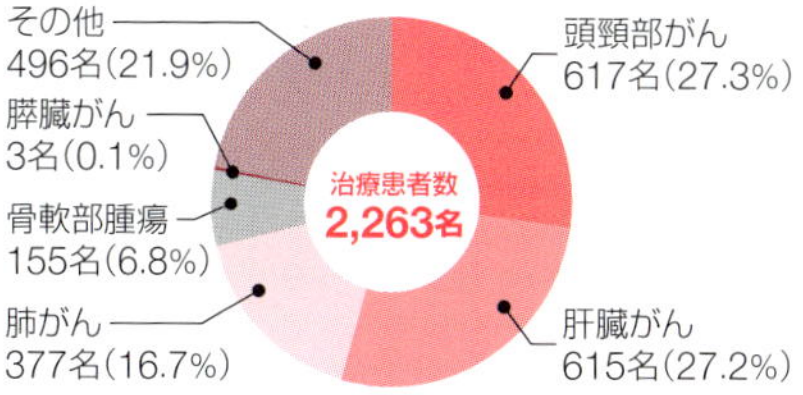

●陽子線治療実績データ（平成28年3月末日現在）

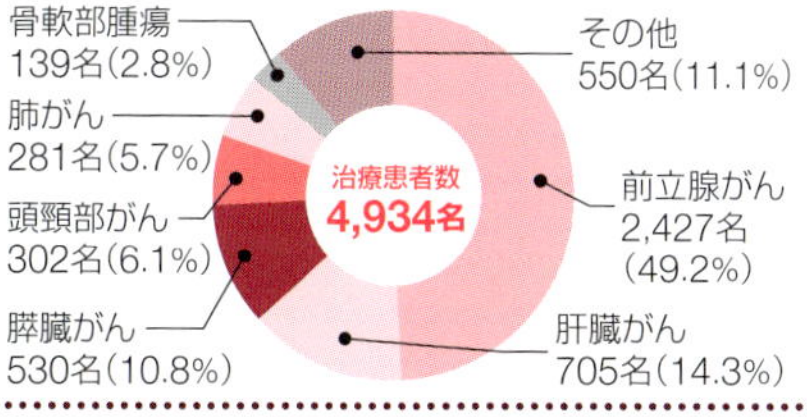

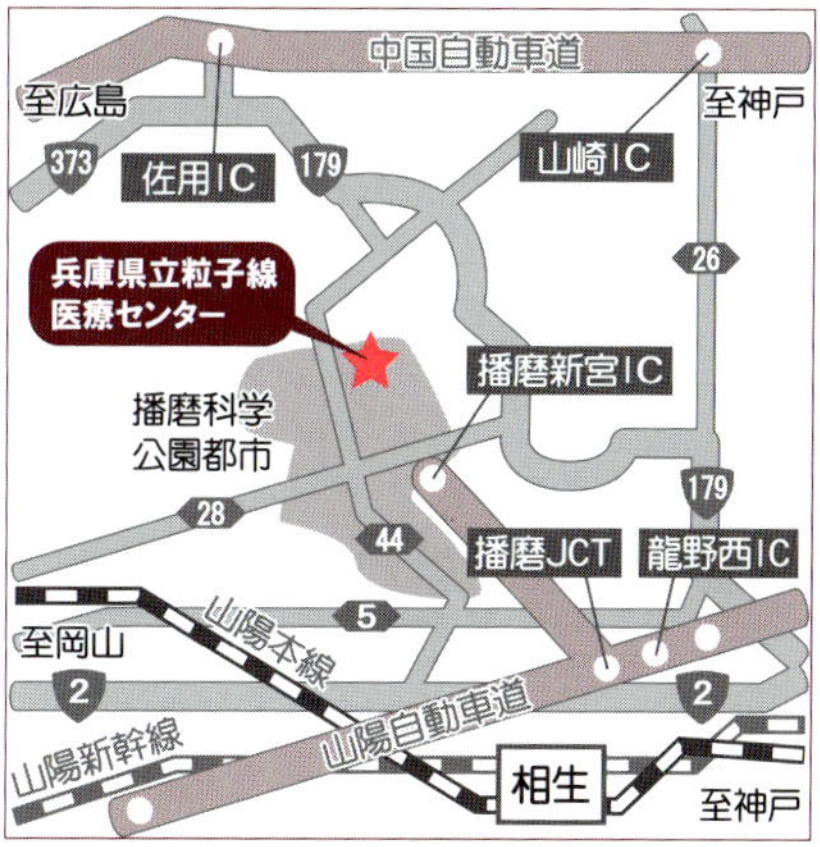

●アクセス
JR山陽本線・新幹線・相生駅から
　バス▶約35分／神姫バス・スプリング8行き乗車、「粒子線医療センター」下車すぐ
　タクシー▶約20分
JR山陽本線・新幹線・姫路駅から
　バス▶約60分／神姫バス・スプリング8行き急行乗車、「粒子線医療センター」下車すぐ
　タクシー▶約50分
車▶山陽自動車道・播磨JCTを経由し、播磨自動車道・播磨新宮ICから約6分、龍野西ICから約25分、中国自動車道・山崎ICから約35分、佐用ICから約20分

●重粒子線治療室数、照射方法

全3室（水平・45度：1室、水平・垂直：1室）ブロードビーム方式、（水平・垂直：1室）スキャニング方式（平成29年春完成予定）

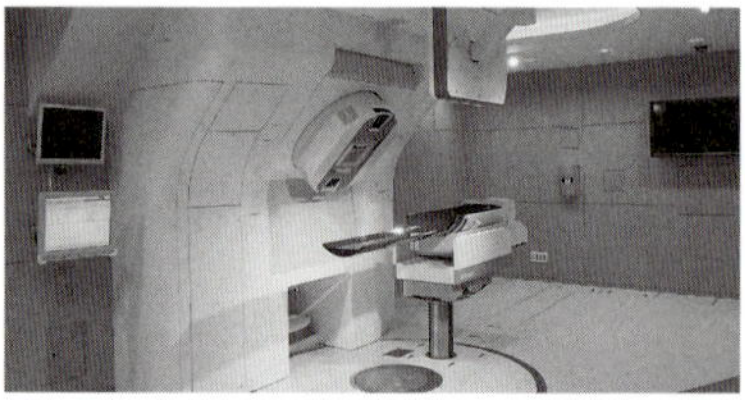

●照射前後の画像データ

頭頸部がん

治療前　　　治療後（6カ月後）

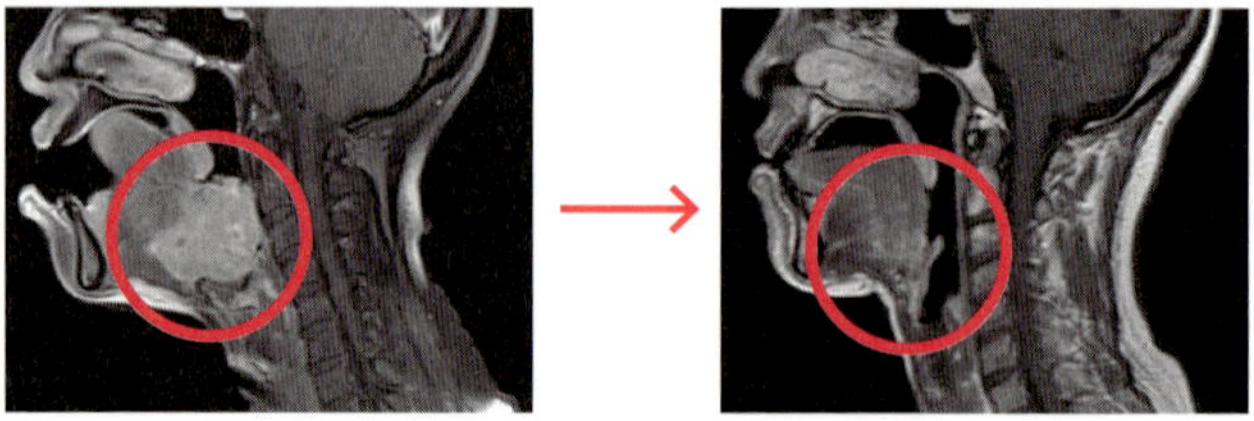

●治療費（保険適用外）について

重粒子線治療技術料として314万円です。

佐賀県では、がん先進医療の治療費に対する治療費助成制度および利子補給制度があります。お問い合わせは、福祉課粒子線治療普及担当（0942-87-3072）まで。

福岡県では、重粒子線治療費利子補給制度があります。お問い合わせは、健康増進課保健事業係（092-643-3270）まで。

●治験・臨床研究中のがんについて

- 治験：特になし。
- 臨床研究：骨軟部腫瘍などのがんに行っています。詳しくはHPをご参照ください。

●施設の特徴

重粒子線がん治療は、副作用が少なく、体を切らない治療法であるため、通院治療が可能です。

サガハイマットは九州新幹線およびJR長崎本線の新鳥栖駅に近接し、九州自動車道の鳥栖ICから車で約10分と通院しやすい優れた立地を誇ります。また、症状により入院が必要な場合は、九州各県の大学病院をはじめ、がん診療連携拠点病院や近隣の医療機関と連携・協力により対応いたします。

●施設からのPR

サガハイマットは、佐賀県を中心とした「産・学・官」による共同プロジェクトとしてスタートし、日本で４番目、民間主体では日本初の重粒子線がん治療施設です。

オール九州の医療連携体制を構築し、最新の治療機器を整備することに加え、落ち着いた環境で治療を受けられるように内装にも工夫を施し、患者さんの心と体にやさしい重粒子線がん治療を目指しています。

●関係のある医療機関（セカンドオピニオン、診療科、治療受付クリニックなど）

- 粒子線治療外来がある九州の大学病院
  九州大学病院、久留米大学病院、福岡大学病院（福岡県）、佐賀大学医学部附属病院（佐賀県）
- 粒子線がん相談クリニック（東京都千代田区）

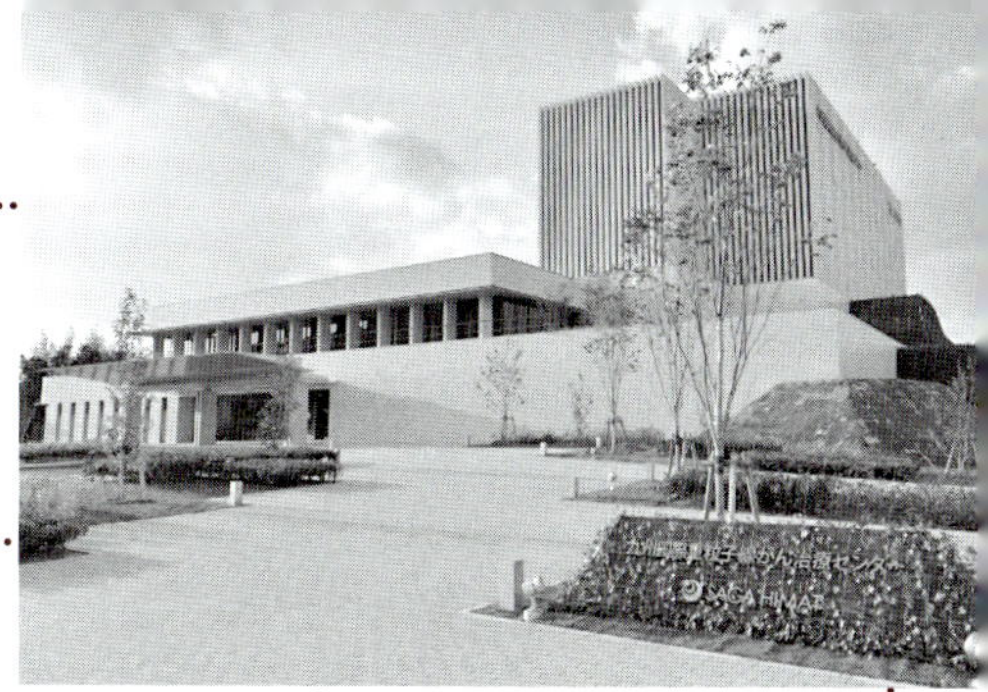

九州国際重粒子線がん治療センター（サガハイマット）

〒841-0071
佐賀県鳥栖市原古賀町3049番地
TEL 0942-50-8812、FAX 0942-81-1905
http://www.saga-himat.jp/

●受診の申込方法　主治医に当センターへ受診予約を依頼してください。既に主治医から初診時に必要な書類等（下記）をもらっている方は、本人またはご家族の方による予約が可能です。
0942-50-8812（地域連携室）
予約受付時間：平日9時～12時、13時～17時
※なお、新患の方の診察日は、原則 月·水·金の午前になります。

●初診時に患者さんが持参するもの
- 紹介状（診療情報提供書）
- 検査結果資料（CTやMR、PETなどの画像、採血や病理などの検査結果）

※返却の要・不要の確認をしてお持ちください。
- 保険証
- 内服薬の内容がわかるもの（お薬手帳など）

●相談・質問等の問い合わせ
0942-50-8812　平日：9時～12時、13時～17時

●施設の治療開始年
平成25年8月

●治療担当医
センター長
塩山 善之先生

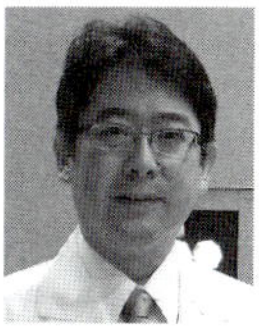

●治療実績データ（平成28年3月末現在）

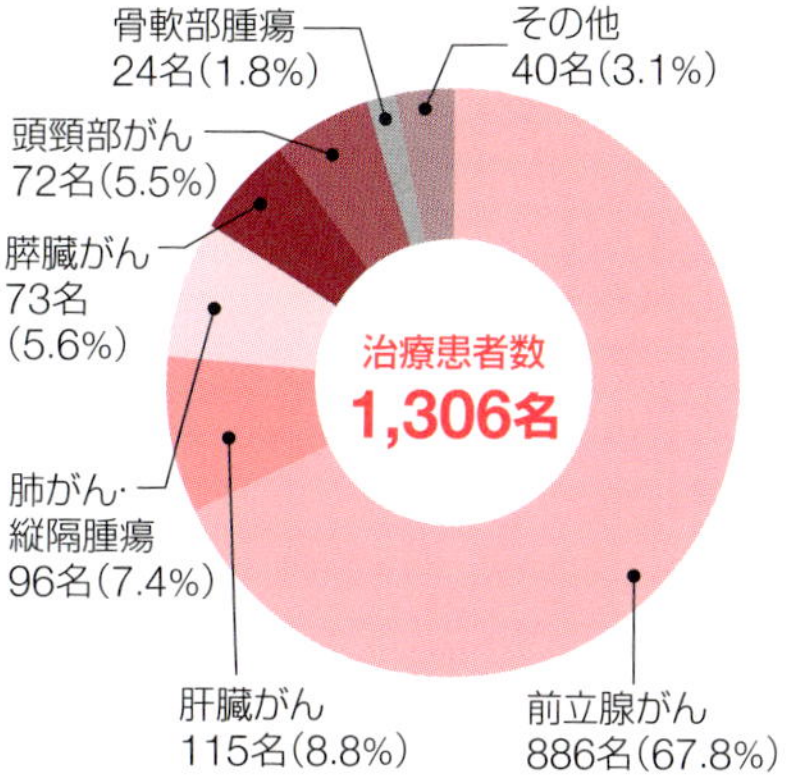

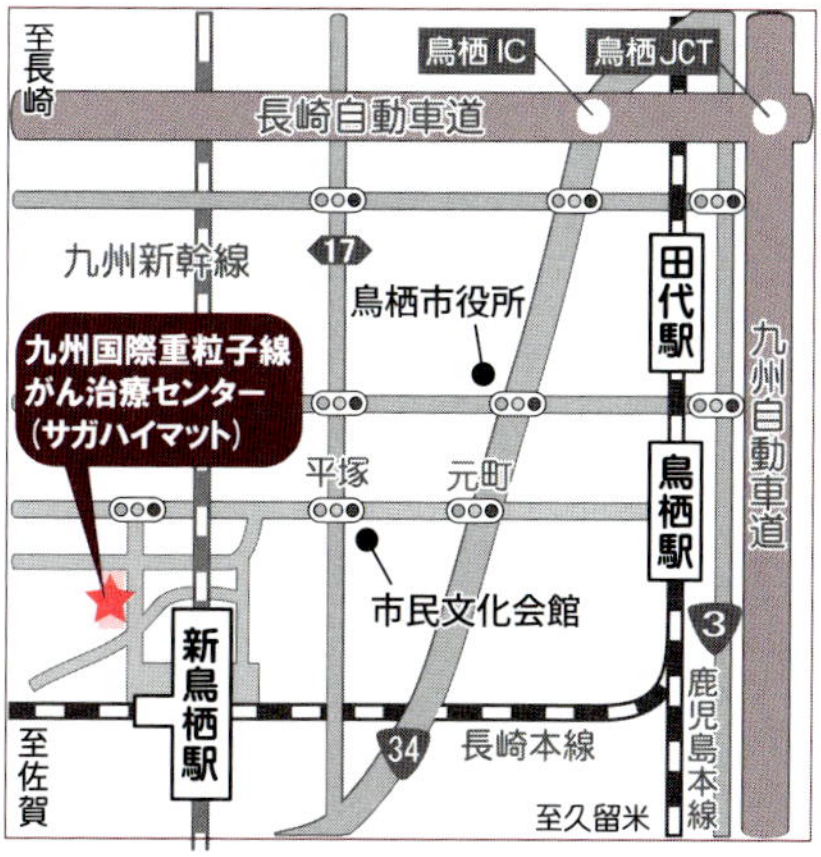

●アクセス
JR九州新幹線・長崎本線・新鳥栖駅下車、徒歩3分
車▶九州自動車道・鳥栖ICから約10分。
福岡空港から約35分、
九州佐賀国際空港から約55分

●陽子線治療室数、照射方法

治療室1室（回転ガントリー）、スポットスキャニング法、動体追跡照射システム、IGRT用コーンビームCT撮像装置

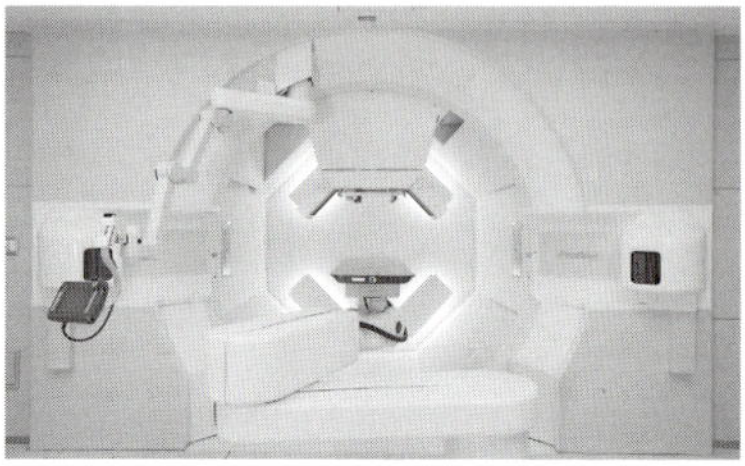

●照射前後の画像データ

肝臓がん

治療前

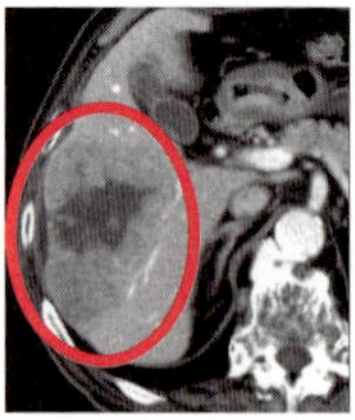

治療後（3カ月後）

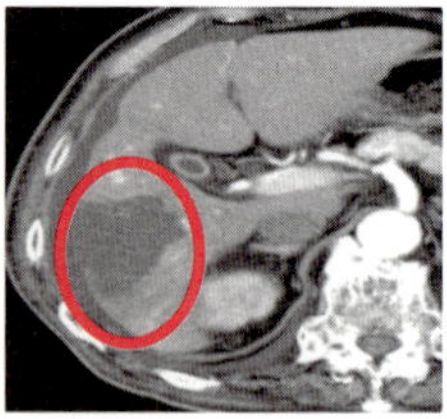

●治療費（保険適用外）について

284万円が基本となります。

●治験・臨床研究中のがんについて

- 肺がんに対する動体追跡陽子線治療に関する臨床研究（1日1回、計10回照射）
- 肝臓がんに対する動体追跡陽子線治療に関する臨床研究（1日1回、計20回照射）
- 前立腺がんに対する動体追跡陽子線治療に関する臨床研究（1日1回、計30回照射）

●施設の特徴

当院の陽子線治療は、腫瘍の形により適切に合わせて照射が可能となる次世代型のスポットスキャニング法で全ての治療を行っています。

また、1999年よりX線で行っている動体追跡放射線治療を陽子線と組み合わせることにより、体内の腫瘍や臓器の動きをリアルタイムで捉えながら治療を行うことが可能です。高精度かつ副作用の少ない治療を目指しています。

●施設からのPR

先進の陽子線治療機器としてアジア各国、米国を始め数多くの医療機関、研究機関から注目され、メイヨー・クリニック、ジョンズ・ホプキンス大学病院、スタンフォード大学等との共同研究を行いつつ、国内外多くの施設からの見学、研修を受け入れている国際色あふれる大学病院の陽子線治療センターです。

●関係のある医療機関（セカンドオピニオン、診療科、治療受付クリニックなど）

- 北海道大学病院（北海道札幌市）

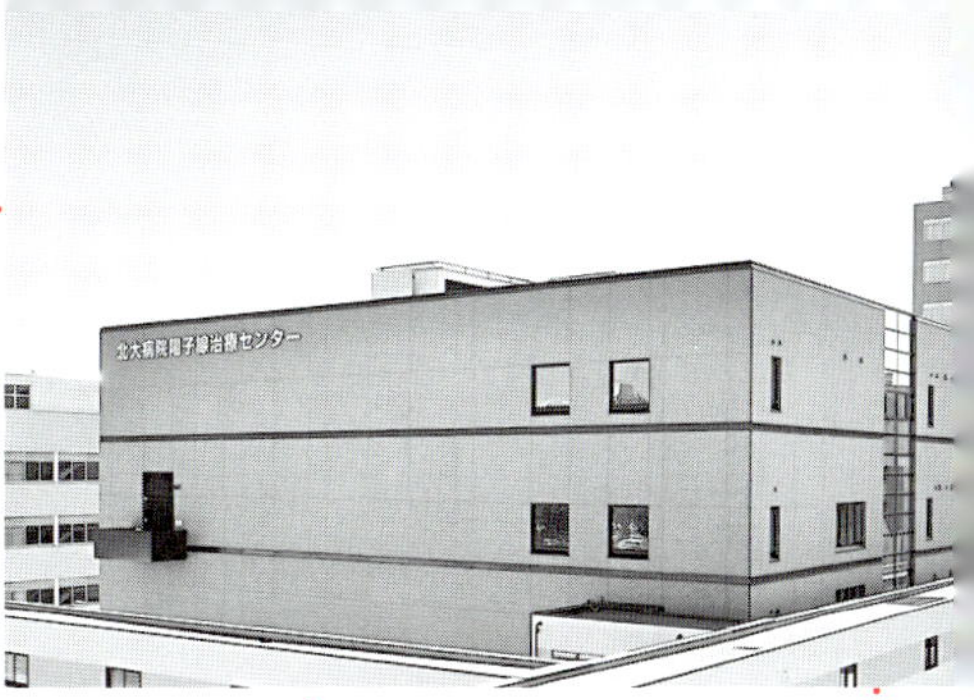

国立大学法人
北海道大学病院 陽子線治療センター

〒060-8648
札幌市北区北14条西5丁目
TEL 011-716-1161（病院代表）、FAX 011-706-7945
http://www.huhp.hokudai.ac.jp/proton/

●受診の申込方法　主治医を通して、センターの放射線治療科の外来受診をFAXで予約します。予約の際は、医科・予約申込書（HPからダウンロード）や診療情報提供書（紹介状）、画像・検査結果などが必要です。
FAX送信先　医事課（新来予約受付担当）FAX 011-706-7963
平日：月～金　8時30分～17時（16時30分以降の受付は翌日対応に）※翌日の予約は15時までにお申し込みください。

●初診時に患者さんが持参するもの
- 診療情報提供書（紹介状）
- 検査結果資料（CT、MRI、PET等の画像、採血や病理などの検査結果）
- 内服薬の内容がわかるもの（お薬手帳など）
- 保険証

●相談・質問等の問い合わせ
HPの相談フォームから　https://www.huhp.hokudai.ac.jp/proton/contact/
相談用紙をHPからダウンロードし、FAX 011-706-7945へ

●治療担当医
医学研究科放射線医学分野教授　陽子線治療センター長
白土 博樹先生

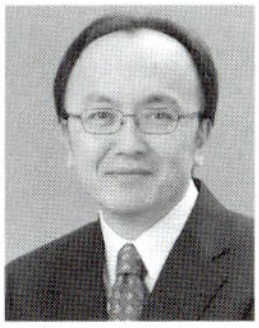

●施設の治療開始年
平成26年3月

●治療実績データ（平成28年3月末現在）
総治療数112名のうち、動体追跡による63名の内訳

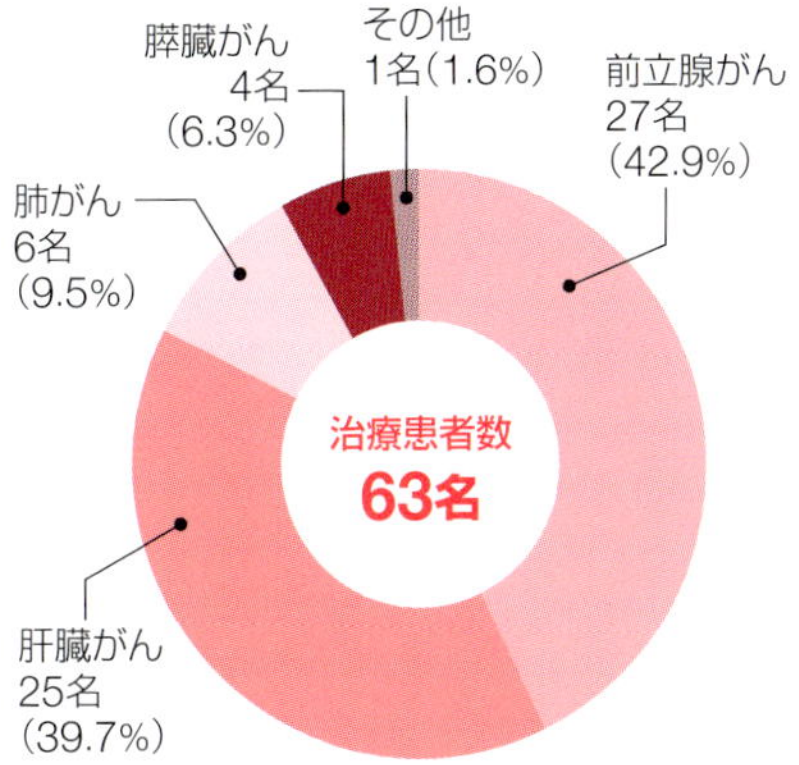

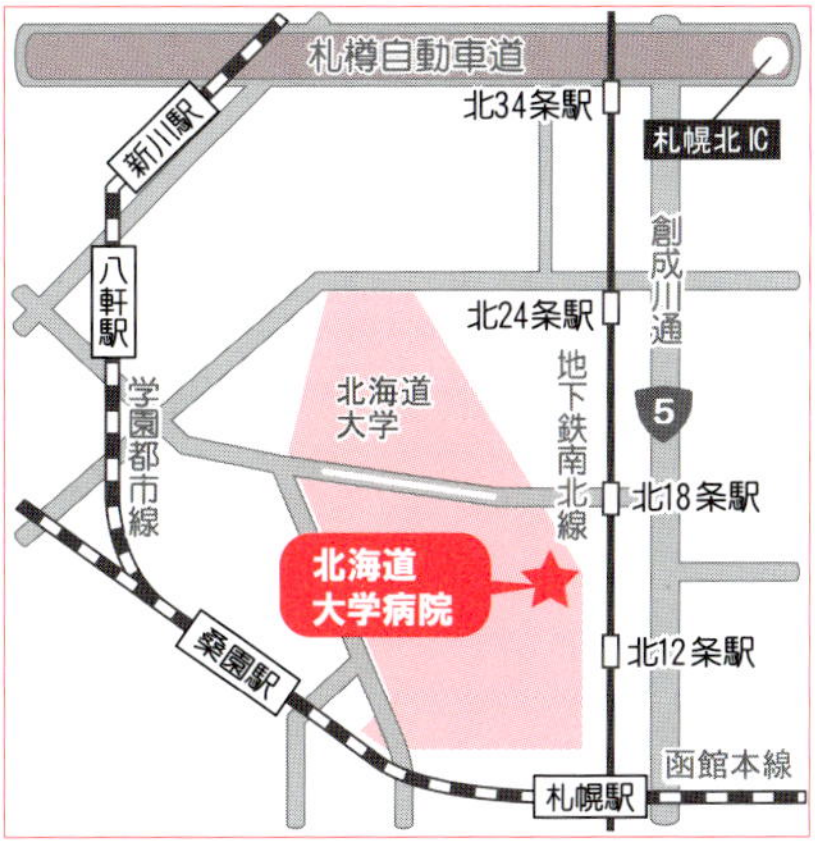

●アクセス
地下鉄南北線・北12条駅下車、徒歩約6分、
または、北18条駅下車、徒歩7分、
JR函館本線・札幌駅下車、北口より徒歩15分

●陽子線治療室数、照射方法

全3室（回転ガントリー：2、水平照射：1）
ブロードビーム法、呼吸同期照射システム

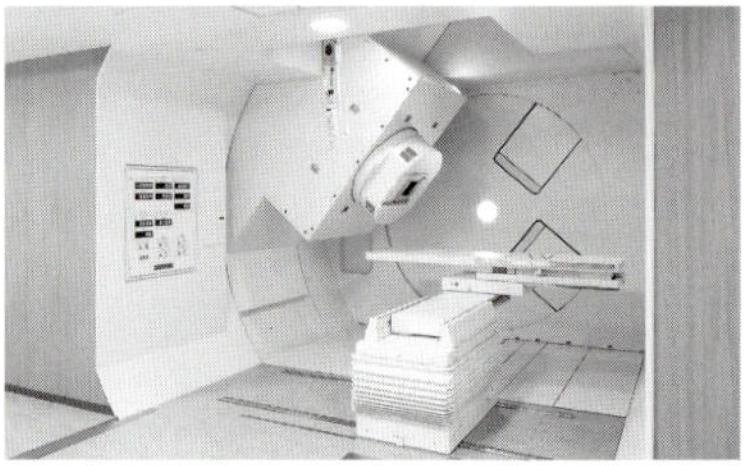

●照射前後の画像データ

上顎腺様嚢《のう》胞がん
（動注化学療法併用）

治療前　治療後（1年後）

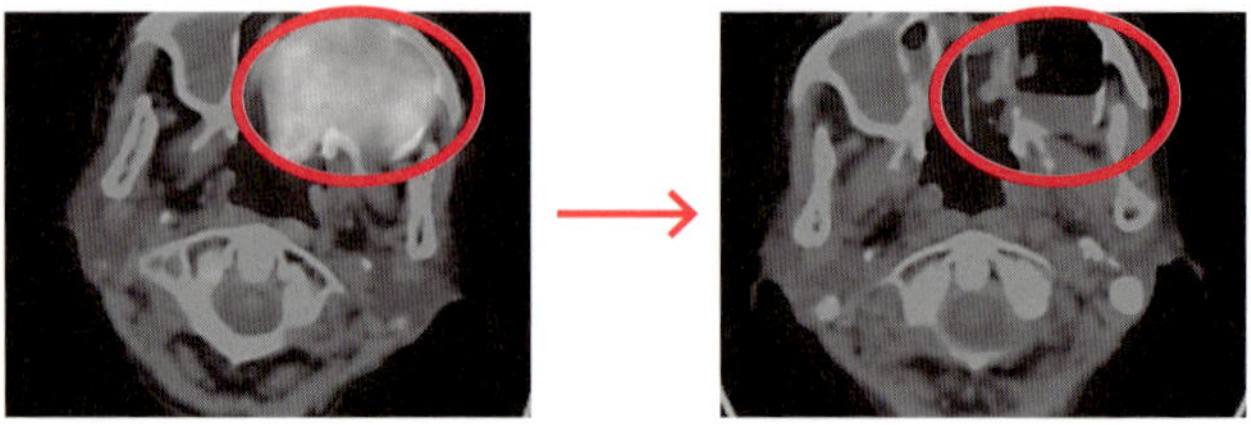

●治療費（保険適用外）について

陽子線治療技術料として288万3千円です。「先進医療費クレジット」も利用できます（HPをご覧ください）。

●治験・臨床研究中のがんについて

特になし。

●施設の特徴

- 舌がんを含む口腔がん、上顎洞がんに対して浅側頭動脈からカテーテルを挿入し、病巣部に高濃度の抗がん剤を流す抗がん剤治療と陽子線治療を組み合わせた動注化学陽子線治療により、より効果を高める工夫をしています。
- 頭頸部がんや食道がんの例では、リニアックでの通常照射も併せて行うことでリンパ節転移も同時に治療しています。
- 放射化PET-CT撮影（計画通りに照射が行われたことをPET-CTにて確認）

●施設からのPR

総合南東北病院、南東北医療クリニックと隣接しており、外科・内科・耳鼻科など他科と連携した総合的ながん治療を行うことができます。

さらに、リニアックやサイバーナイフなど他の放射線治療装置も設置しており、症状に合わせた適切な放射線治療を提供することができます。

●関係のある医療機関（セカンドオピニオン、診療科、治療受付クリニックなど）

- 東京クリニック（東京都大手町）
- 新百合ヶ丘総合病院（川崎市麻生区）
- 総合東京病院（東京都中野区）
- 東京総合保健福祉センター 江古田の森（東京都中野区）
- 総合南東北病院（福島県郡山市）
- 南東北福島病院（福島県福島市）
- 総合南東北病院（宮城県岩沼市）

一般財団法人 脳神経疾患研究所附属 南東北がん陽子線治療センター

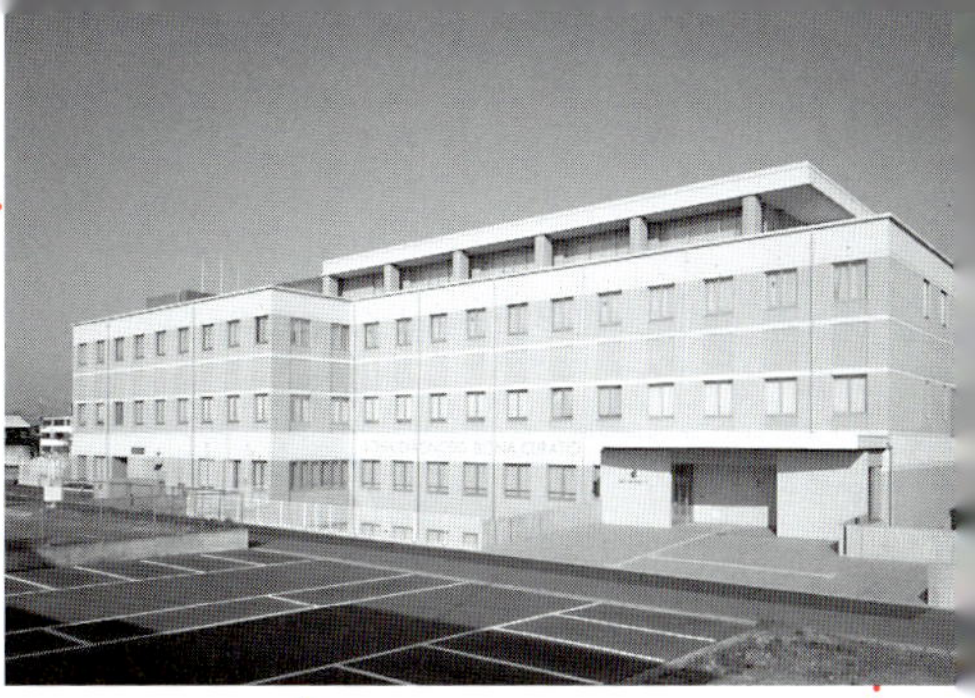

〒963-8052
福島県郡山市八山田7-172
TEL 024-934-3888、FAX 024-934-5393
http://www.southerntohoku-proton.com/

●受診の申込方法　患者さんご本人（家族）、または医療機関から直接電話にて予約をお取りください。

- 南東北がん陽子線治療センター
  TEL 024-934-3888、月～土曜日、8時30分～17時
- 東京クリニック　TEL 03-3516-7151
  月～土曜日、9時30分～17時

●初診時に患者さんが持参するもの

- 診療情報提供書（紹介状）
- 検査結果資料
- 画像検査データ
- 保険証

●施設の治療開始年

平成20年10月

●相談・質問等の問い合わせ

024-934-3888
HPからの相談は http://www.southerntohoku-proton.com/conditions/contact.html

●治療担当医

センター長
菊池 泰裕先生

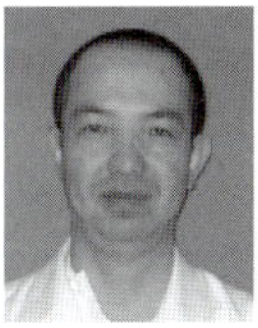

●治療実績データ（平成28年3月末現在）

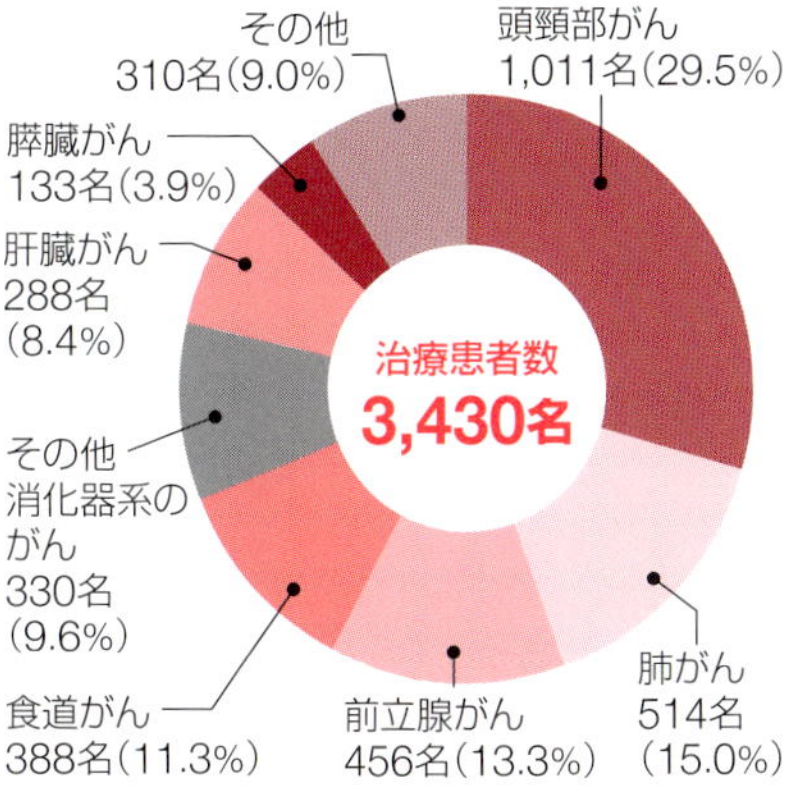

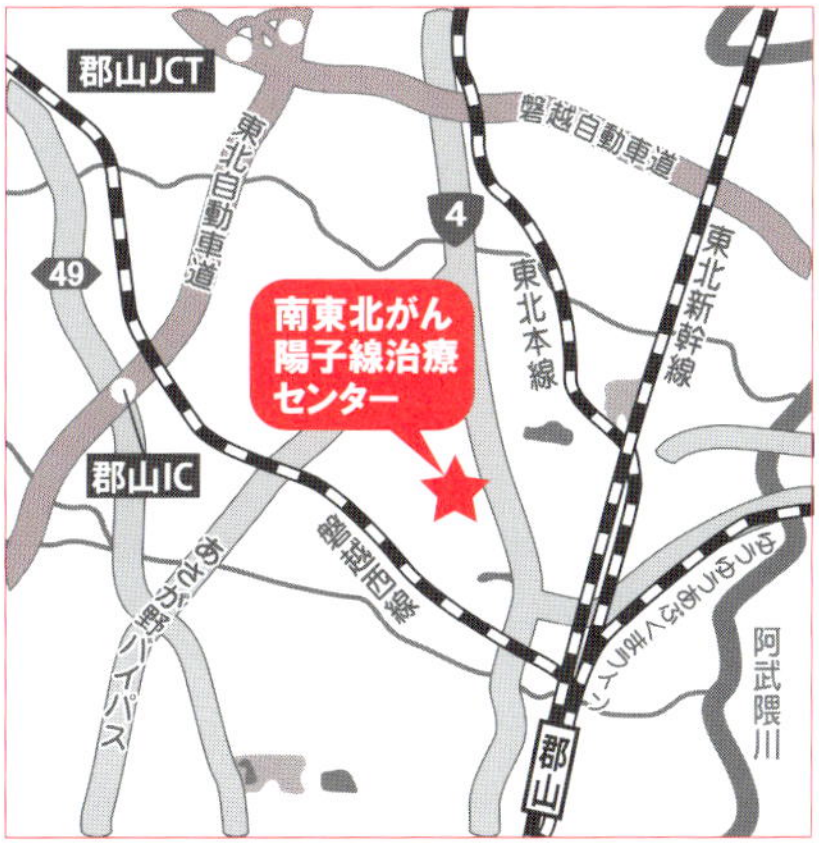

●アクセス

JR東北本線・東北新幹線・郡山駅下車
　バス▶新国道経由「日和田・フェスタ」行き、勝木沢・南東北病院前下車／約15分
　「八山田循環」、勝木沢・南東北病院前下車／約15分
　タクシーで約10分
車▶東北自動車道・郡山ICから約20分、本宮ICから約15分　鹿児島市内から約60分

●陽子線治療室数、照射方法

全3室（回転ガントリー：2室、基礎研究照射室：1室〈水平〉）、ブロードビーム法、呼吸同期照射システム

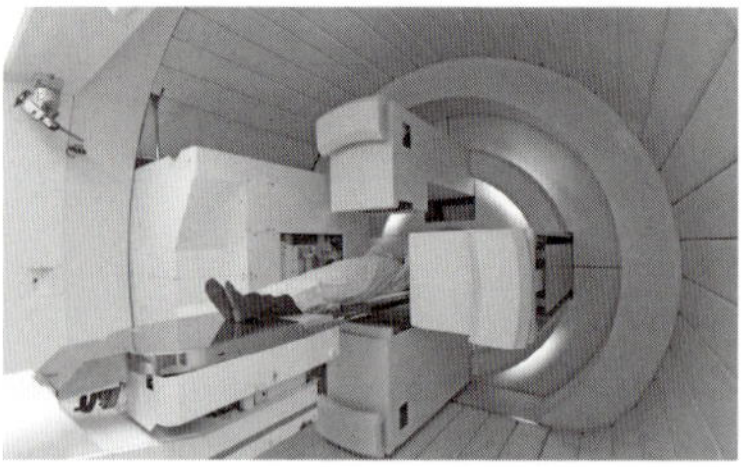

●照射前後の画像データ

肝細胞がん

治療前　治療後（5年後）

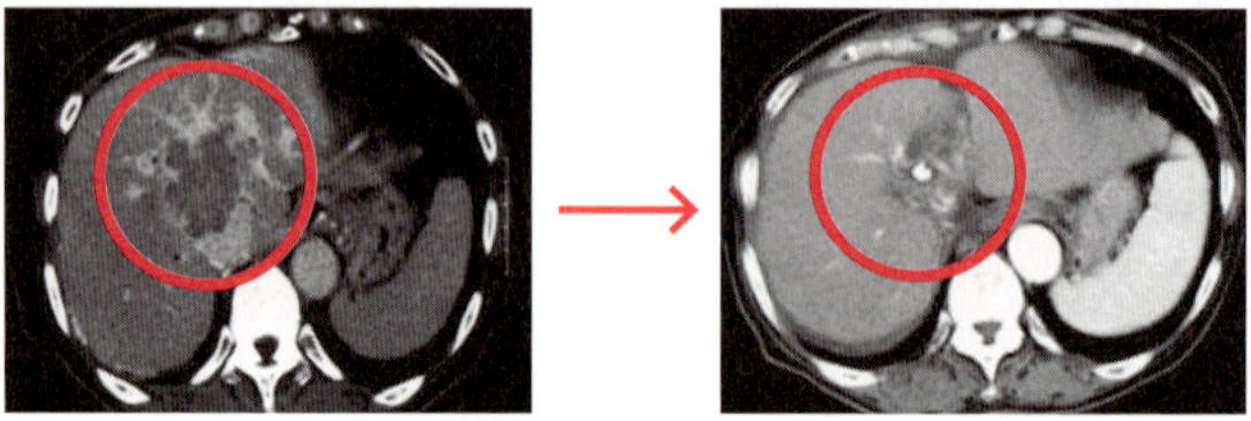

●治療費（保険適用外）について

陽子線治療の技術料として293万8千円です。

●治験・臨床研究中のがんについて

- 短期照射法を用いた
  前立腺がんに対する陽子線治療
- 脳動脈奇形に対する陽子線治療
- 肝内胆管がんに対する陽子線治療

●施設の特徴

昭和58年より陽子線治療の本格的臨床試験を開始し、世界でも長い歴史と多くの優れた実績があります。特に、肝臓がんなどに対しては、世界に先駆けて陽子線治療を行っており、その治療法は現在、世界のスタンダードとして高い評価を受けています。また、大学病院に併設している治療施設という強みを生かし、小児科や脳神経外科との連携をとりながら小児がんの陽子線治療にも積極的に取り組んでいます。

●施設からのPR

筑波大学附属病院は、国内でも最も歴史と経験を有する陽子線治療のグループです。また各診療科と協同し、治療に伴う必要なケアを行えるのも当院の強みです。当診療グループは陽子線治療に加えてＸ線治療も行っており、患者さんの状態に合わせて最善の放射線治療がご提案可能です。放射線治療を検討している医療関係者または患者様はメールまたは電話にてぜひお気軽にご相談ください。

●関係のある医療機関（セカンドオピニオン、診療科、治療受付クリニックなど）

- 八重洲クリニック　放射線治療科・セカンドオピニオン外来（東京都中央区）
- 筑波メディカルセンター病院
  放射線治療科（茨城県つくば市）
- 土浦協同病院　放射線科（茨城県土浦市）
- つくばセントラル病院　放射線科（茨城県牛久市）
- 茨城県立中央病院　放射線治療科（茨城県笠間市）
- 水戸協同病院　放射線部（茨城県水戸市）
- 水戸医療センター　放射線治療科（茨城県茨城郡）
- 日立総合病院　放射線科（茨城県日立市）
- 西南医療センター　放射線治療科（茨城県猿島郡境町）

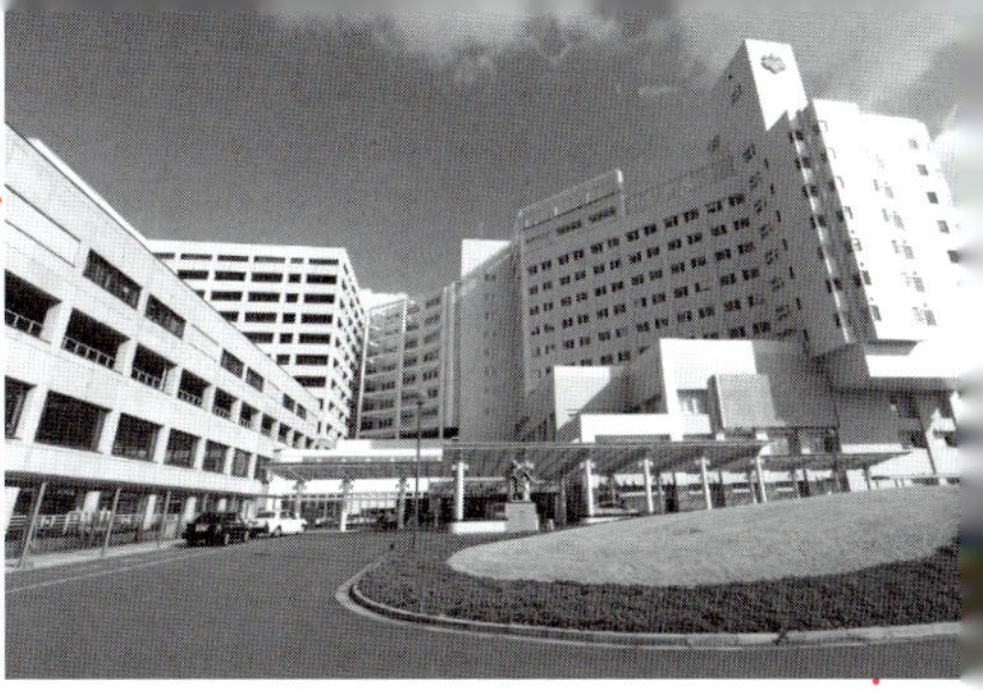

国立大学法人
筑波大学附属病院 陽子線治療センター

〒305-8576
茨城県つくば市天久保2-1-1
TEL 029-853-7100（代）、FAX 029-853-7102
http://www.pmrc.tsukuba.ac.jp/

●**受診の申込方法**　主治医と相談し、センターを受診したいことを伝え、必要書類（診療情報提供書や検査結果資料など）を準備のうえ、初診予約をお取りください。
029-853-3570　平日 8時30分～17時

●**相談・質問等の問い合わせ**　問い合わせ票をHPからダウンロードし、FAX 029-853-7102または
proton_therapy@pmrc.tsukuba.ac.jp
宛てにご送付ください。
※HPよりオンラインフォームでも
問い合わせ票を送付可能です。

●**治療担当医**
副病院長
放射線腫瘍学教授
陽子線治療センター 部長
櫻井 英幸先生

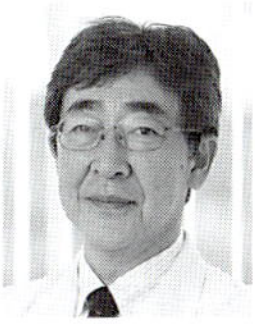

●**治療実績データ**（平成28年3月末現在）

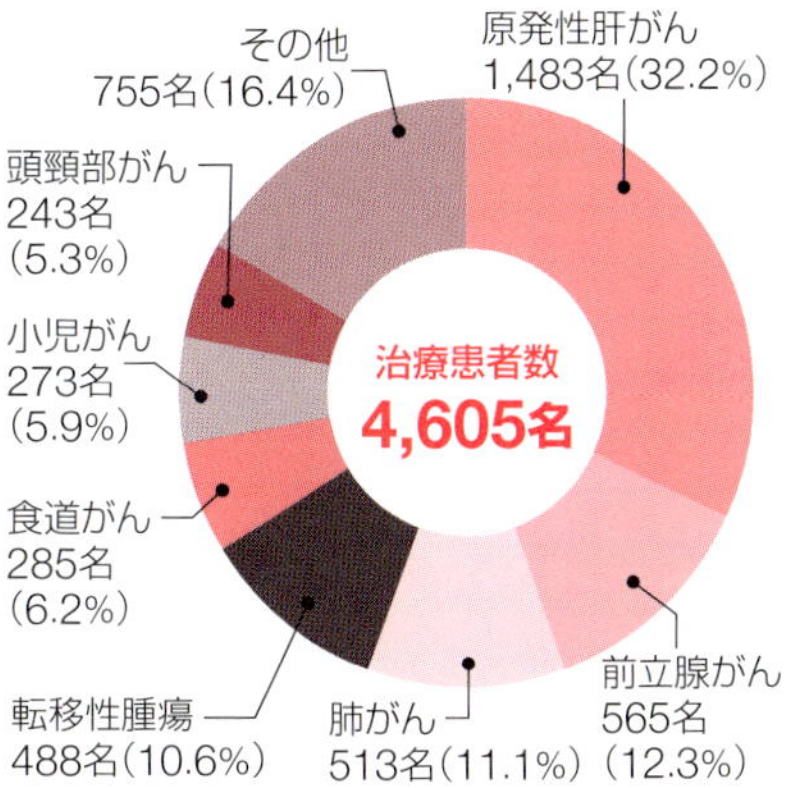

●**初診時に患者さんが持参するもの**
- 診療情報提供書（紹介状）
- 直近のCT、MRIなどの診断画像や検査結果、病期（TNM分類）など病状が詳細にわかるデータ
- 保険証

●**施設の治療開始年**
平成13年9月（現施設）

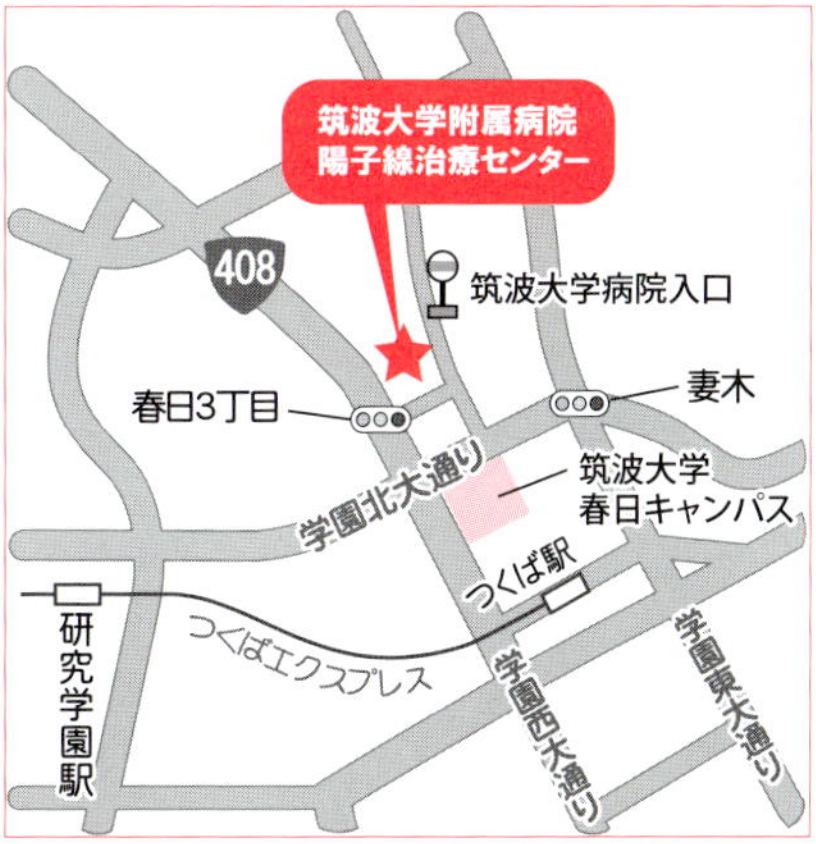

●**アクセス**
つくばエクスプレス線に乗車、つくば駅下車、
バス▶バスターミナル6番から
「筑波大学循環（右回り）」か「筑波大学中央」行き乗車、「筑波大学病院入口」下車／約10分
車▶常磐自動車道・桜土浦ICから／約20分
首都圏中央連絡自動車道（圏央道）・つくば牛久ICから／約25分

●陽子線治療室数、照射方法

全3室（回転ガントリー：2室、固定ポート：1室）、照射法：拡大ビーム法、ラインスキャニング法

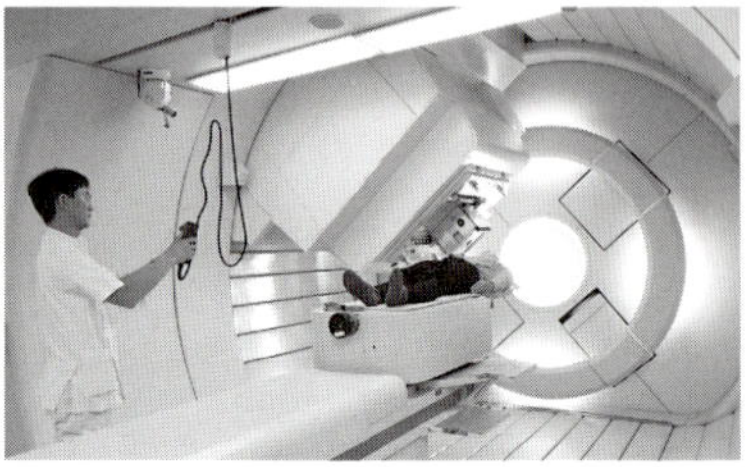

●照射前後の画像データ

肝臓がん

治療前　　治療後（9カ月後）

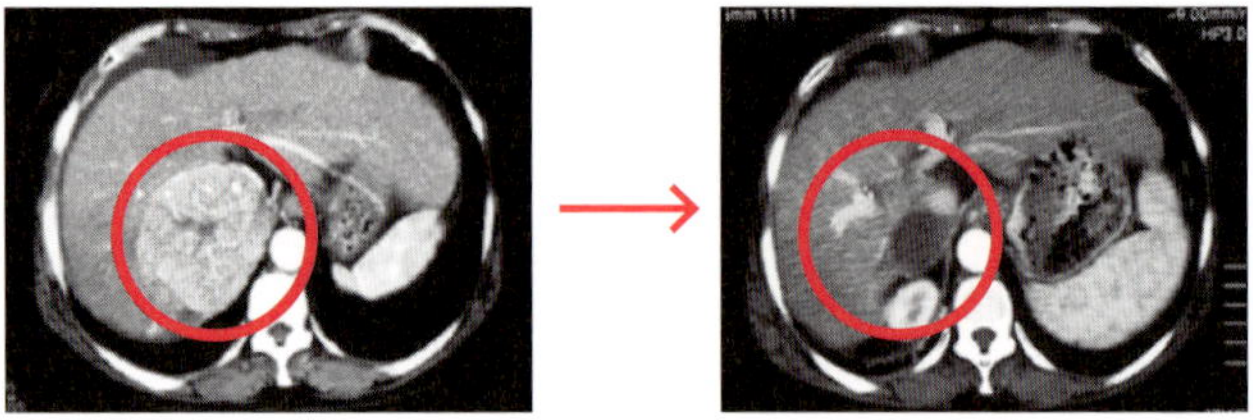

●治療費（保険適用外）について

陽子線治療費として288万3千円です。

分割（3回以内）払いでの相談もお受けしています。詳しくは外来6番窓口までご相談ください。

●治験・臨床研究中のがんについて

- 食道がんに対する線量増加による有効性検証試験
- 切除不能肝細胞がんに対する有効性検証試験（先進医療B）
- 小児がんに対する陽子線治療の長期合併症観察研究

●施設の特徴

- 世界初の陽子線ラインスキャニング照射法による治療を開始しました（平成28年1月）。

●施設からのPR

平成28（2016）年4月から小児がんの陽子線治療が保険適用となりました。当院では平成24（2012）年に陽子線治療を開始し、約40人の患者さんを治療してきました。今後は当院の小児科や地域の医療機関と、さらなる連携を図りながら治療にあたります。不明な点はお気軽にお問い合わせください。04-7134-8678（粒子線医学開発分野 分野長 直通）

●関係のある医療機関（セカンドオピニオン、診療科、治療受付クリニックなど）

- 国立がん研究センター中央病院（東京都中央区）放射線治療科・相談外来

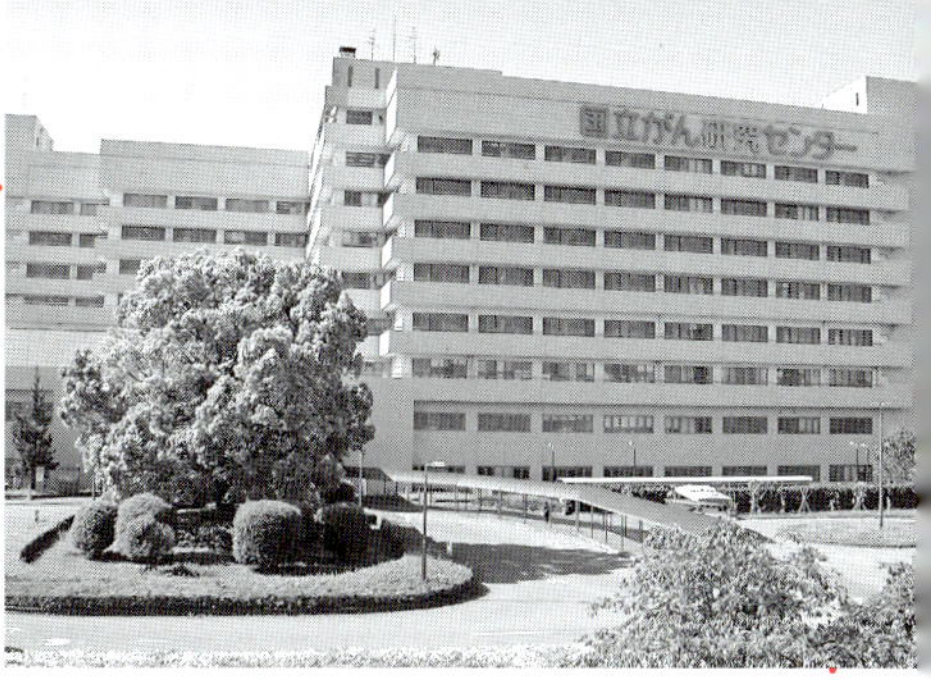

国立研究開発法人
国立がん研究センター東病院

〒277-8577　千葉県柏市柏の葉6-5-1
TEL 04-7133-1111、FAX 04-7131-9960
http://www.ncc.go.jp/jp/ncce/consultation/pbt.html

●受診の申込方法　主治医に相談のうえ、医師または医療機関から診療情報提供書をFAXしてください。FAX受領後、数日以内に陽子線治療の適応になるかどうかの回答をします。
送信先 FAX 04-7134-6918

●初診時に患者さんが持参するもの
- 診療情報提供書（紹介状）
- 検査結果資料（CT、MRI、PET等の画像、採血や病理などの検査結果）
- 保険証

●相談・質問等の問い合わせ
04-7134-8678（粒子線医学開発分野 分野長 直通）
受付時間 平日8時30分～17時15分

●施設の治療開始年
平成16年1月

●治療担当医
副院長、粒子線医学開発分野 分野長、放射線治療科長
秋元 哲夫先生

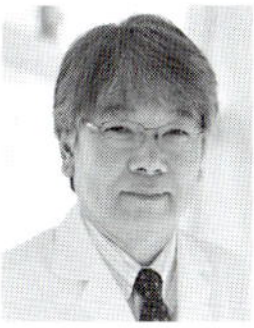

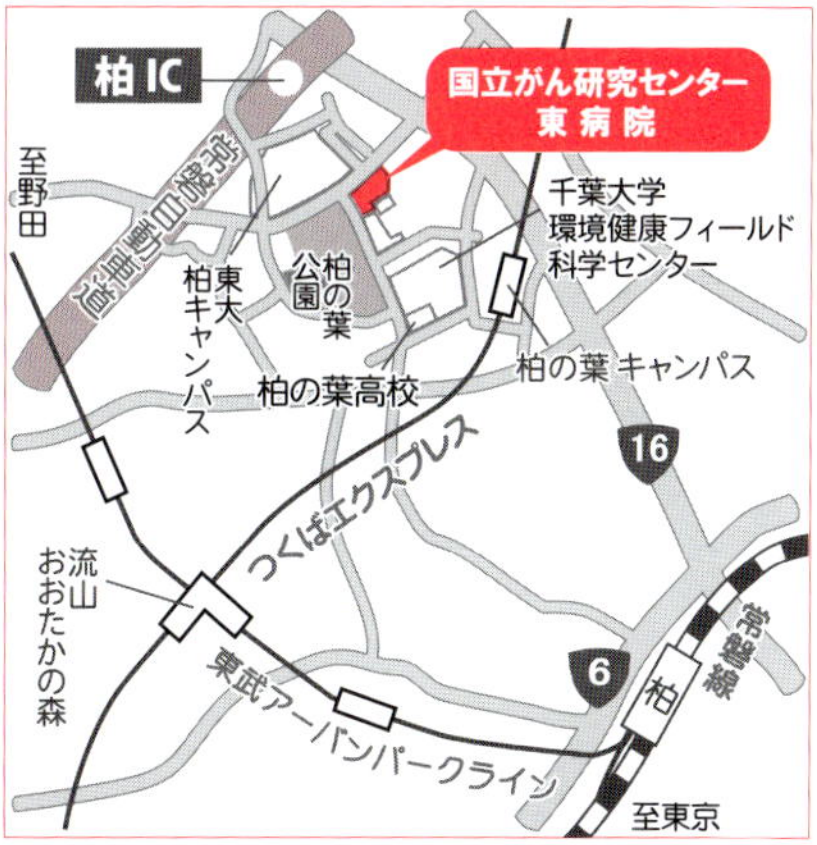

●アクセス
つくばエクスプレス「柏の葉キャンパス駅」下車
バス▶西口より東武バス・流山おおたかの森駅東口乗車、「国立がん研究センター」下車、他／約6分
タクシーで約4分
JR常磐線・柏駅下車
バス▶西口より東武バス・国立がん研究センター乗車／約30分
タクシーで約20分
車▶常磐自動車道 柏ICより／約5分

●治療実績データ（平成28年3月末現在）

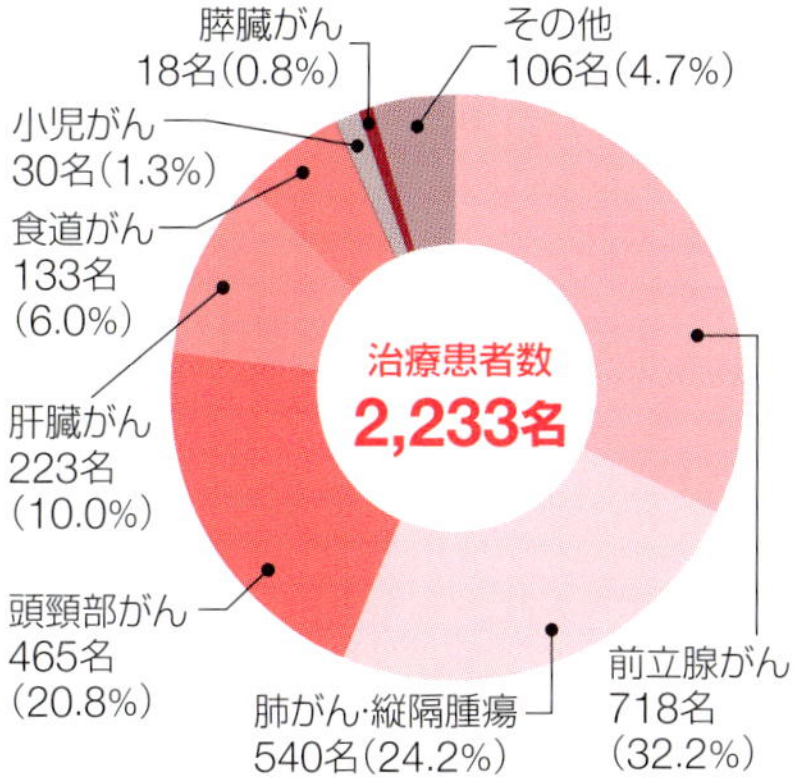

●陽子線治療室数、照射方法

全1室（回転ガントリー・1室）

ブロードビーム法、ラインスキャニング法

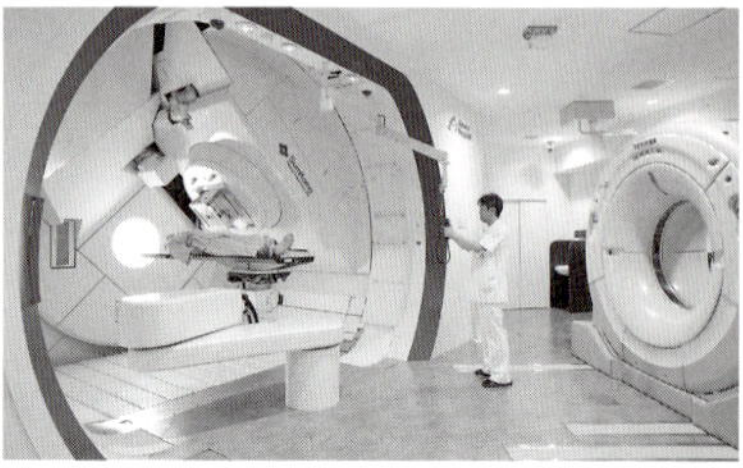

●照射前後の画像データ

横紋筋肉腫

治療前

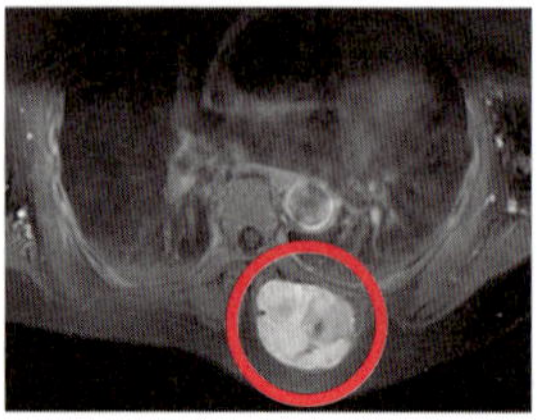

→

治療後（9カ月後）

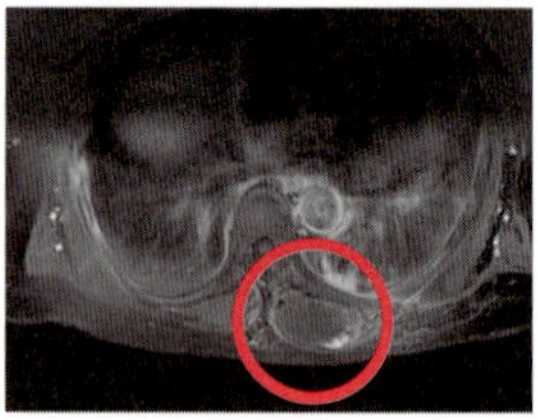

●治療費（保険適用外）について

陽子線治療技術料として300万円です。

長野県がん先進医療費利子補給制度があります（長野県在住など、対象者に限りあり）。026-235-7150（長野県健康福祉部保健・疾病対策課 がん・疾病対策係）

●治験・臨床研究中のがんについて

特になし。

●施設の特徴

- 治療施設が集学的がん治療の拠点「がん集学治療センター」に併設されているため、単一の施設で他の治療法との併用が可能。
- サイクロトロンによる高線量率照射が可能。
- ブロードビーム法に加え、ラインスキャニング法を採用しており、がん種や形状に合わせた、より精度の高い治療を実現。
- 呼吸による動きの大きな病変に対しては、呼吸同期システムや高線量率照射の特性を活かした呼吸停止下照射が可能。
- 小児腫瘍に対しては、長野県内の連携する医療機関において入院または通院による診療を受けながら、通院での陽子線治療が可能。

●施設からのPR

患者さん一人ひとりに合った治療の実現を目指す、相澤病院のがん治療。療養の場となる長野県松本市は、文化の薫り高く、自然の豊かな場所であり、療養環境としては最適といえます。また、大都市圏からのアクセスもよく、滞在期間は信州の魅力を存分に楽しめる機会にもなります。

●関係のある医療機関（セカンドオピニオン、診療科、治療受付クリニックなど）

- 山梨大学医学部附属病院　放射線科（山梨県中央市）
- 信州大学医学部附属病院（長野県松本市）
- 長野県立こども病院（長野県安曇野市）
- 北京天壇普華医院（中国・北京市）

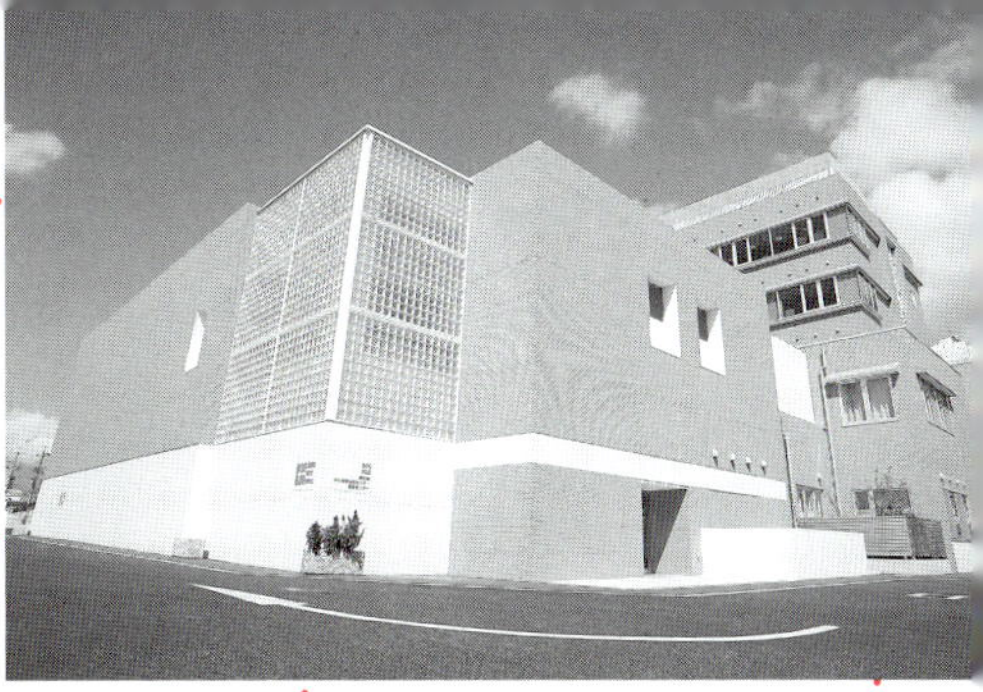

社会医療法人財団 慈泉会
相澤病院

〒390-8510
長野県松本市本庄2-5-1
TEL 0263-33-8600（代）、FAX 0263-32-6763
http://w3.ai-hosp.or.jp/ptc/

●受診の申込方法
主治医の医療機関よりお問い合わせください。
0263-33-8640（直通）、受付時間：平日9時～17時

●相談・質問等の問い合わせ
0263-33-8640（直通）、受付時間：平日9時～17時
インターネットでの相談は
https://w3.ai-hosp.or.jp/ptc/inquiry_form.html

●施設の治療開始年
平成26年9月

●初診時に患者さんが持参するもの
- 主治医からの紹介状（診療情報提供書）
- 直近（1ヵ月以内）の画像データ（CTは必須、その他MRI、PET、骨シンチなど）
- 検査報告書のコピー（採血、病理所見、画像所見など）
- 病理標本（プレパラート）
- チェックシート
- 保険証

●治療担当医
陽子線治療センター長
荒屋 正幸先生

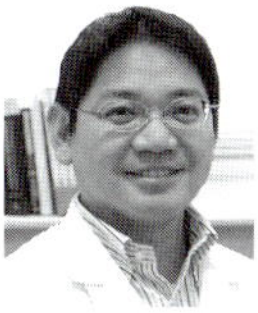

●治療実績データ（平成28年3月末現在）

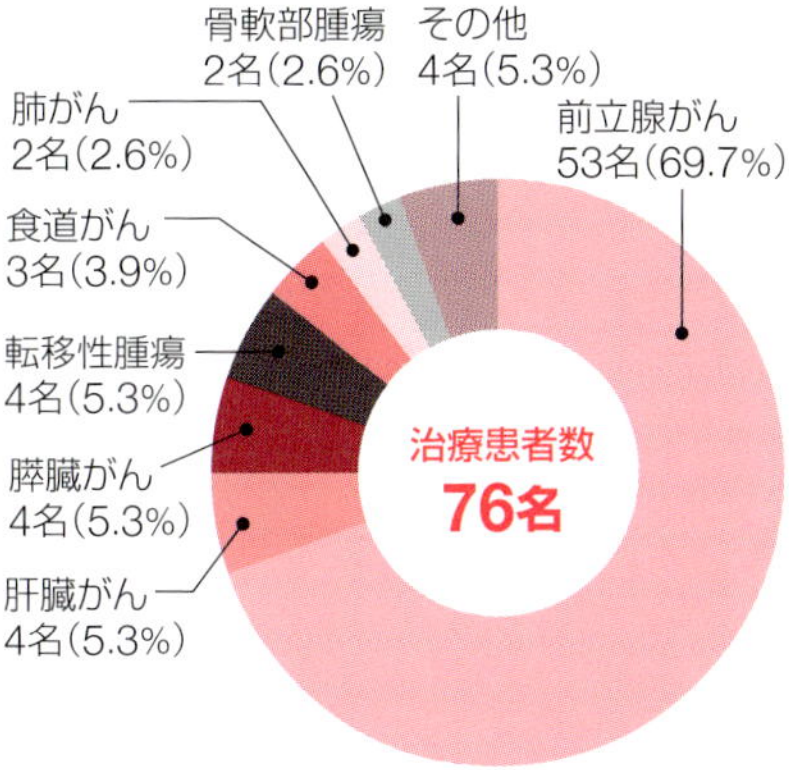

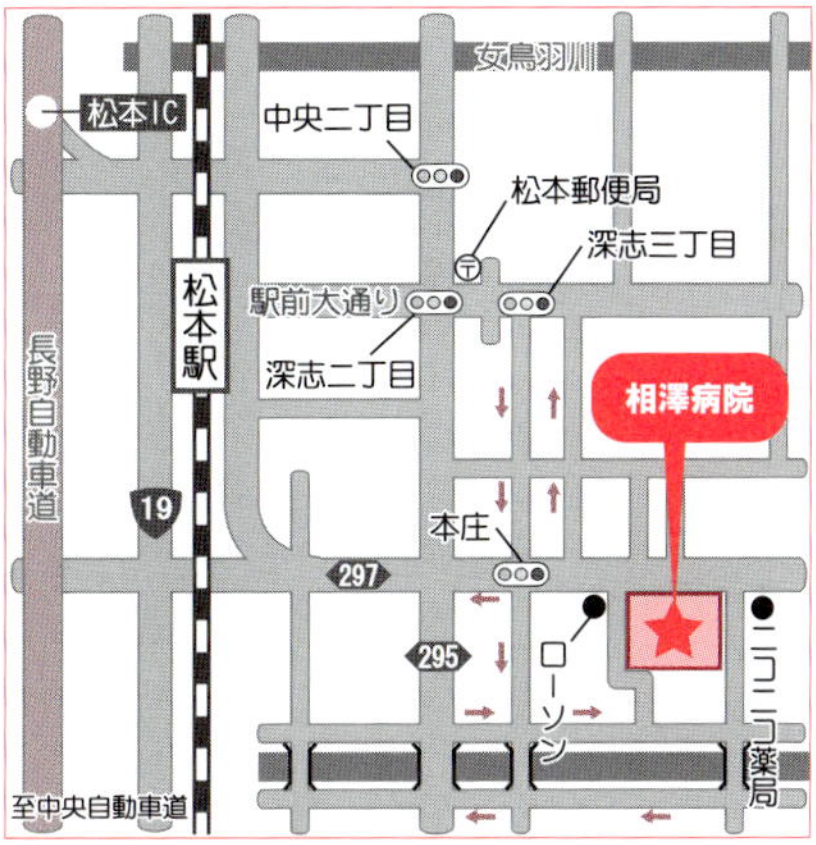

●アクセス
- JR中央本線・篠ノ井線・大糸線 松本駅下車
  タウンスニーカー（市内周遊バス）南コースで17分
  タクシーで5分、徒歩で20分
- 長野自動車道・松本ICより車で約15分

●陽子線治療室数、照射方法

全2室（回転ガントリー：2室）、ブロード・ビーム法（照射野形成：マルチリーフ・コリメータまたは患者コリメータ、深部線量分布形成：患者ボーラス）、呼吸同期照射法

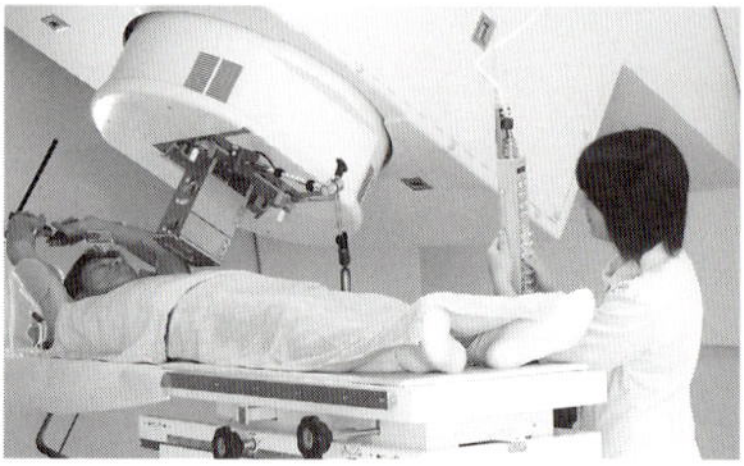

●照射前後の画像データ

副鼻腔がん

治療前　→　治療後（1年後）

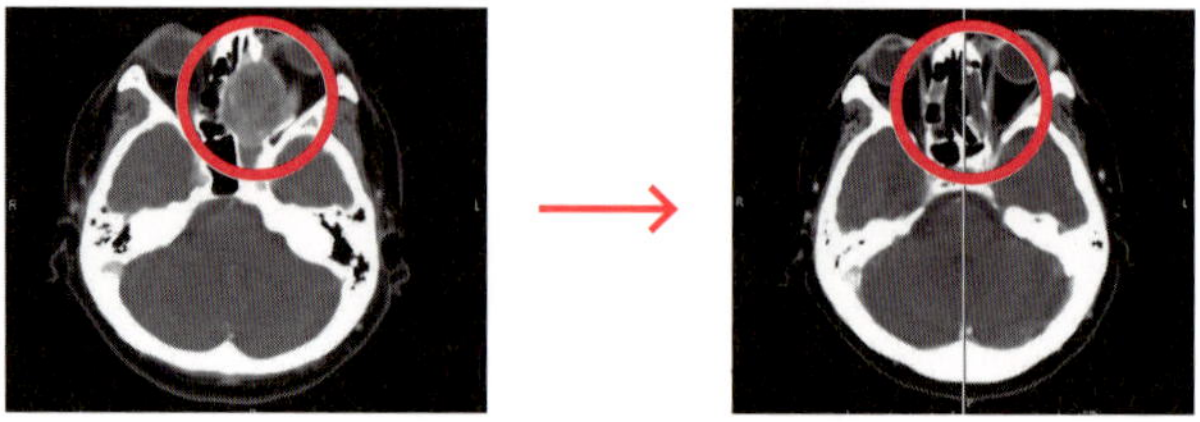

●治療費（保険適用外）について

陽子線治療技術料として240万円（料金上限は280万円）です。

静岡県民（陽子線治療開始前1年以上県内在住者、同一世帯を含む）の方は20万円の減免措置があります。また、静岡県陽子線治療資金利子補給制度があります。

●治験・臨床研究中のがんについて

先進医療B・臨床試験（参加予定のもの「切除不能、局所療法不適の肝細胞癌に対する陽子線治療の多施設共同臨床試験」（IRB承認済み））

●施設の特徴

2002年、「患者さんの視点の重視」を基本理念として開院し、翌年から治療開始した陽子線治療施設は、がんセンター全診療科の共有財として、「がんを上手に治す」という患者さんへの約束（理念）の達成に大きく貢献しています。2015年、放射線治療と陽子線治療の一体化を目指して新たに発足した“放射線・陽子線治療センター”（陽子線治療科、放射線治療科、小線源治療科）では、より一層、陽子線治療の真価を発揮することで「患者さんと家族を徹底支援する」というもう一つの理念を実現します。

●施設からのPR

当センターの小児科は、小児固形がんに対する陽子線治療の実施を第一の使命とし、これまでに数多くの小児腫瘍に対する陽子線治療を実施しています。陽子線治療科では、全身のあらゆる部位に発生し極めて多様な病態を示す小児腫瘍の陽子線治療に必要不可欠なさまざまな照射技術を蓄積してきました。小児科を中心に医師、看護師、診療放射線技師、医学物理士、チャイルド・ライフ・スペシャリスト（CLS）などの多職種によるチーム医療を実践しています。

●関係のある医療機関（セカンドオピニオン、診療科、治療受付クリニックなど）

特になし。

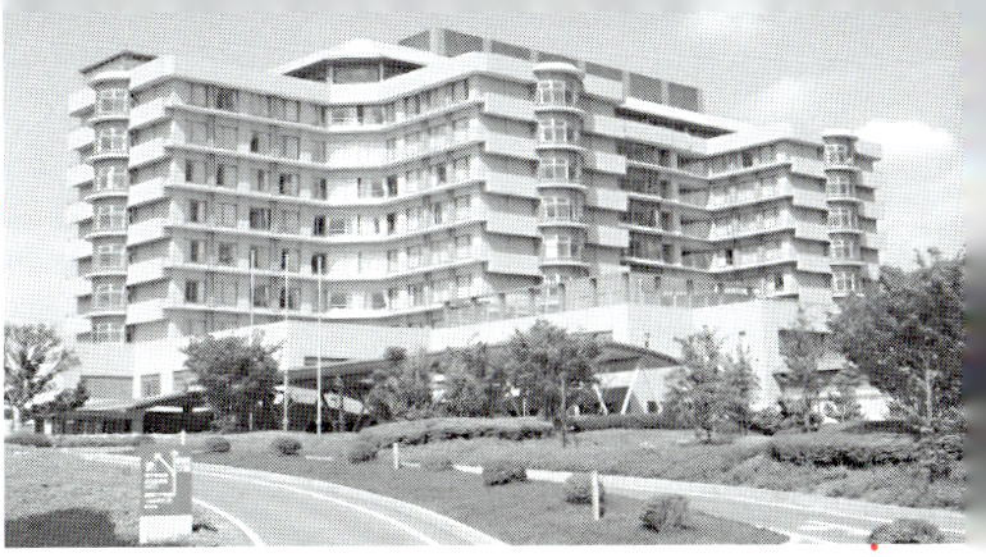

静岡県立
静岡がんセンター

〒411-8777
静岡県駿東郡長泉町下長窪1007
TEL 055-989-5222、FAX 055-989-5783
http://www.scchr.jp/

●受診の申込方法

055-989-5680（予約センター）、受付時間：平日8時30分～17時

●相談・質問等の問い合わせ

『よろず相談（2階⑳番カウンター）』で、「来訪による対面相談」および「電話相談」に対応します。
055-989-5710（よろず相談直通）
平日：8時30分～17時

●施設の治療開始年

平成15年7月

●治療担当医

放射線·陽子線治療センター
陽子線治療科部長
村山 重行先生

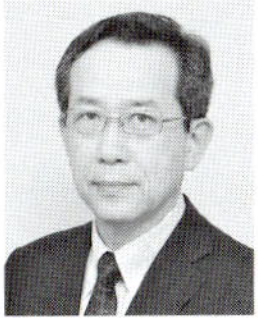

●治療実績データ（平成28年3月末現在）

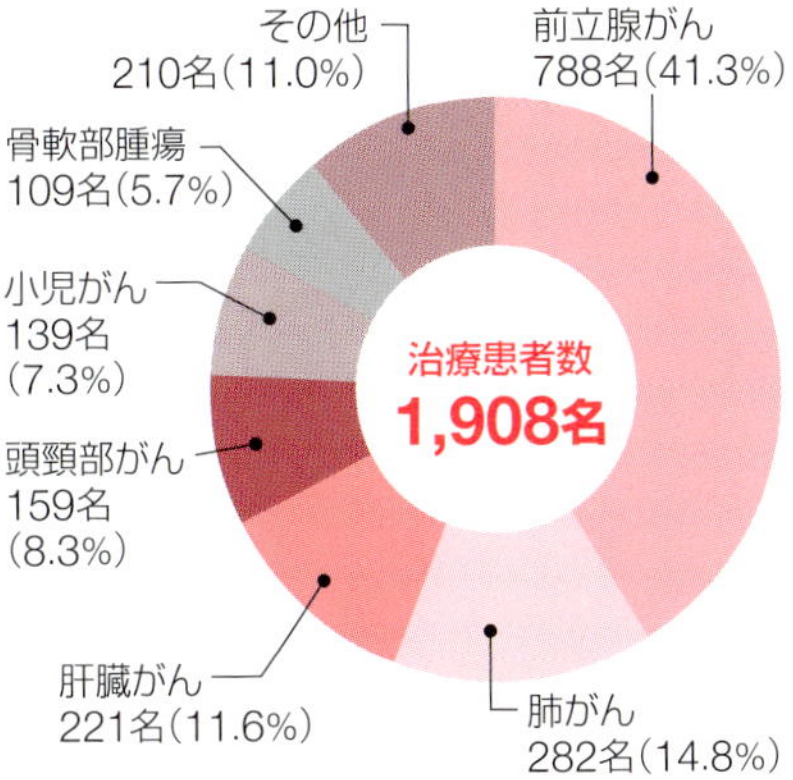

●初診時に患者さんが持参するもの

1）診療情報提供書（紹介状）
2）保険証
3）診断用画像：CT・MRI・PET検査などの画像
4）病理診断のための資料：病理標本（プレパラート）または病理診断報告書の写し
ただし、3）、4）は必須ではありません。

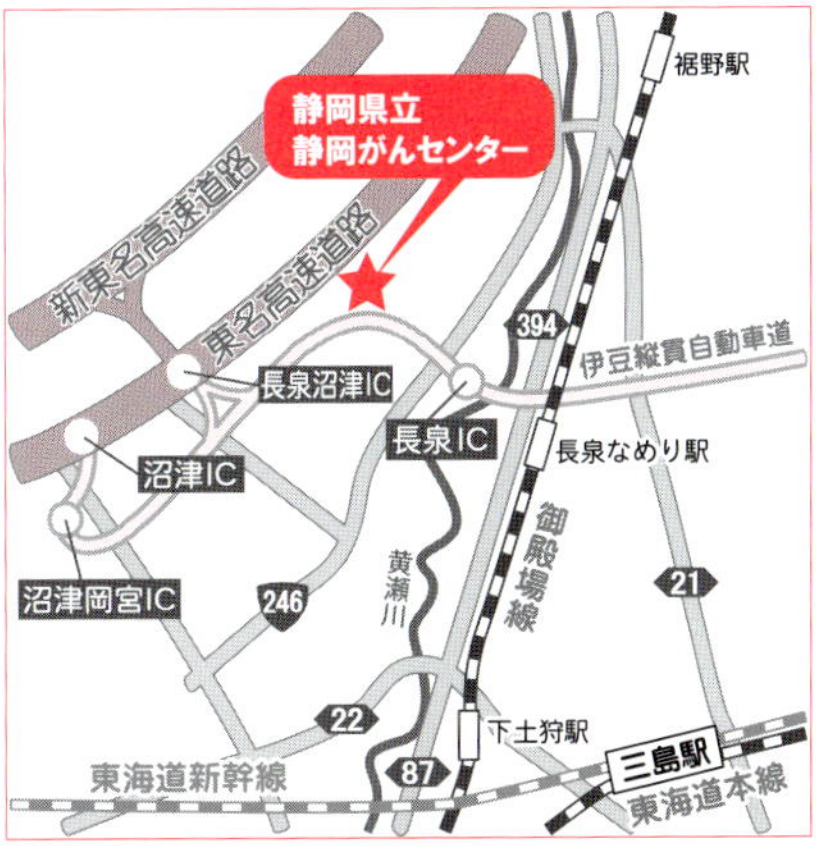

●アクセス

JR東海道本線・新幹線・三島駅下車
　バス▶南口バスターミナル3番で乗車、「静岡がんセンター」下車
　北口タクシー乗り場から約15分
JR御殿場線・長泉なめり駅下車
　バス▶西口バスターミナル2番で乗車、「静岡がんセンター」下車
　西口タクシー乗り場から約5分
車▶新東名高速道路 長泉沼津ICから約9分、東名高速道路 沼津ICから約11分、伊豆縦貫道 長泉ICから約7分

●陽子線治療室数、照射方法

全3室（回転ガントリー：2室、スポットスキャニング照射、二重散乱体照射）、（水平：1室、二重散乱体照射）

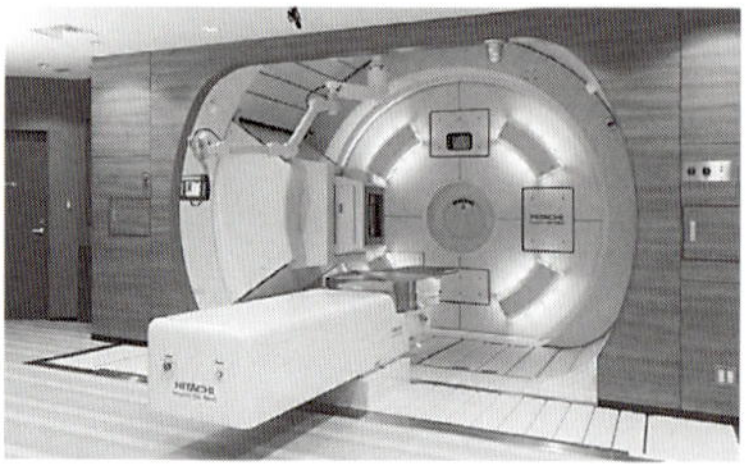

●照射前後の画像データ

肝臓がん

治療前

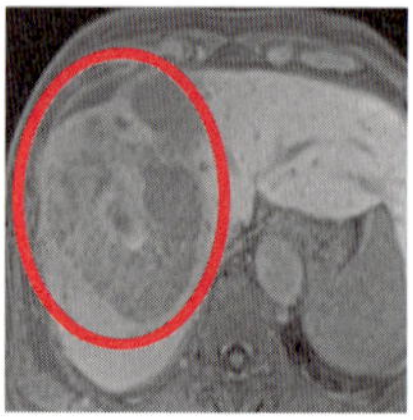

→

治療後（1年後）

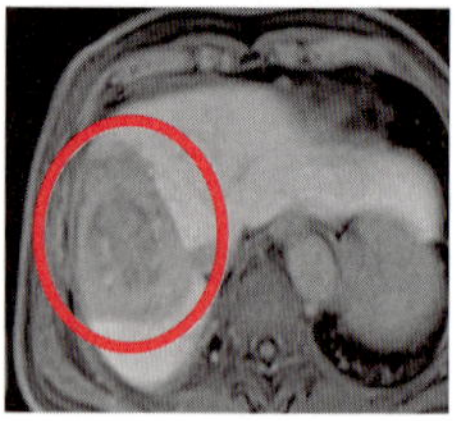

●治療費（保険適用外）について

照射回数に関係なく、１つの治療部位に対して288万3千円です（平成28年4月現在）。

※名古屋市民（治療開始前1年以上在住）を対象とした定額減免制度や利子補給制度があります。詳しくは、お問い合わせください。

●施設の特徴

主に通院治療となる陽子線治療ですが、名古屋の中心部に近いため、各所から通院がしやすい立地です。また、がん診療拠点病院の名古屋市立西部医療センターの一部門であることから、さまざまな治療法の組み合わせができるため、Ⅲ期肺がん・膵臓がんの抗がん剤併用陽子線治療を行っています。

前立腺がんでは、平成26年10月から1回の照射線量を増加することで治療期間を2ヵ月から1ヵ月に短縮する治療を開始しました。

●治験・臨床研究中のがんについて

最新の照射法である強度変調陽子線治療（IMPT）の臨床適用に向けて、線量測定や検証を進めています。IMPTとは、スポットスキャニング照射の発展形であり、従来の照射法に比べて、正常組織への照射線量をさらに軽減することが期待される新しい陽子線治療法です。複雑な形状の頭頸部腫瘍等や、腫瘍が重要臓器を取り囲むような、より複雑な形状の腫瘍にも対応していく予定です。

●施設からのPR

当センターは、平成25年2月に治療を開始した比較的新しい陽子線治療施設ですが、治療を受けた患者さんは1,200人を超え、平成28年4月時点で愛知・岐阜・三重の東海3県で唯一の陽子線治療施設として、東海3県を中心とした患者さんが治療を受けています。最新の照射法の導入など、今後も新しい情報はウェブサイト等を通して積極的に提供してまいります。

●関係のある医療機関（セカンドオピニオン、診療科、治療受付クリニックなど）

東海３県（愛知・岐阜・三重）のがん診療連携拠点病院等を中心に、患者さんをご紹介いただいています。

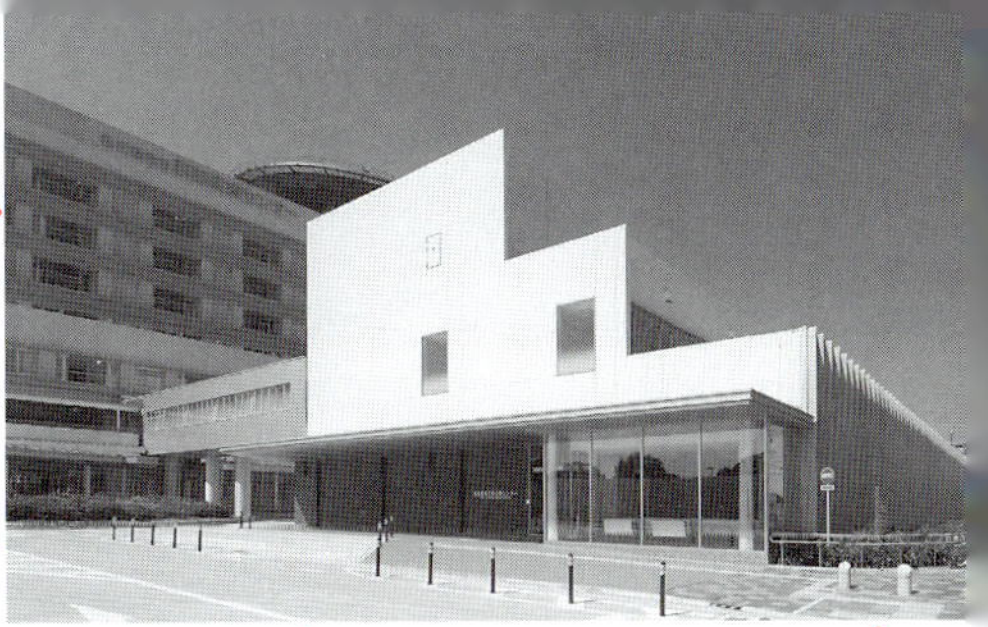

名古屋市立西部医療センター
名古屋陽子線治療センター

〒462-8508
愛知県名古屋市北区平手町1-1-1
TEL 052-991-8121（西部医療センター）、FAX 052-991-8599
http://www.nptc.city.nagoya.jp/

●初診時に患者さんが持参するもの
- 診療情報提供書（紹介状）
- 画像診断フイルムやCD-R等（CTやMRI、レントゲンなどを撮影している場合）
- 組織標本
- 検査の結果（情報提供書に記載があれば必要なし）
- 医療証
- 保険証

●受診の申込方法　主治医の先生からの診療の申込、または名古屋市立西部医療センターのセカンドオピニオン外来を予約し、受診します。予約にはセカンドオピニオン申込書（HPからダウンロード）と診療情報提供書を郵送または持参してください（郵送先は、名古屋市立西部医療センター 地域医療連携室あて）。申込後、セカンドオピニオン外来の予約日は改めて病院より連絡があります。予約日には、画像診断のフイルムやCD-Rなど、組織標本、検査結果、医療証、保険証を持参してください。

●施設の治療開始年
平成25年2月

●相談・質問等の問い合わせ
052-991-8121（西部医療センター代表）

●治療担当医
陽子線治療科部長
荻野 浩幸先生

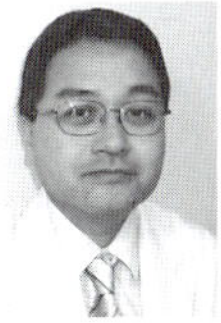

●治療実績データ（平成28年3月末現在）

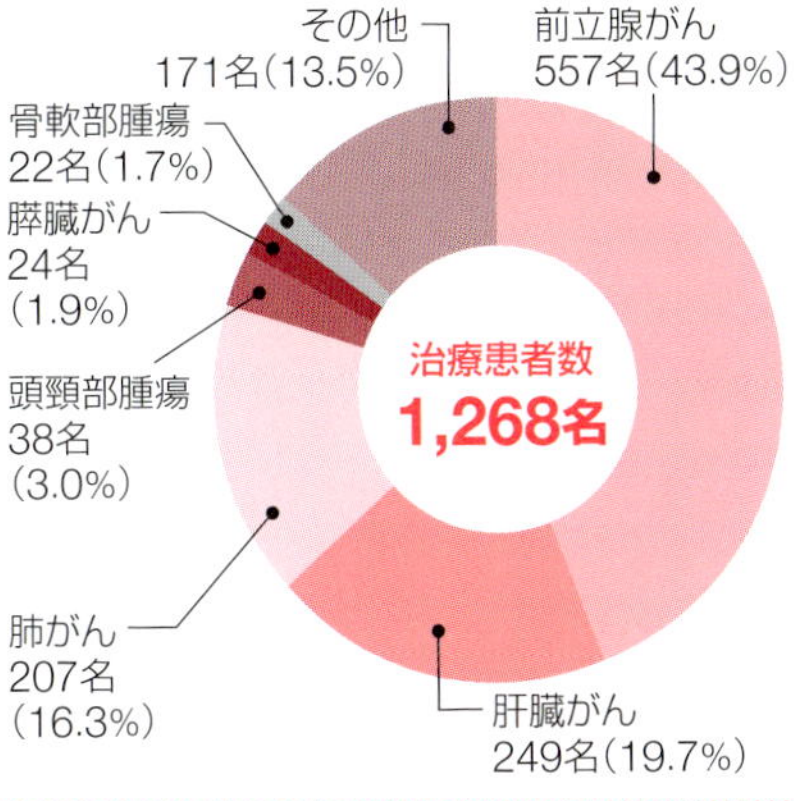

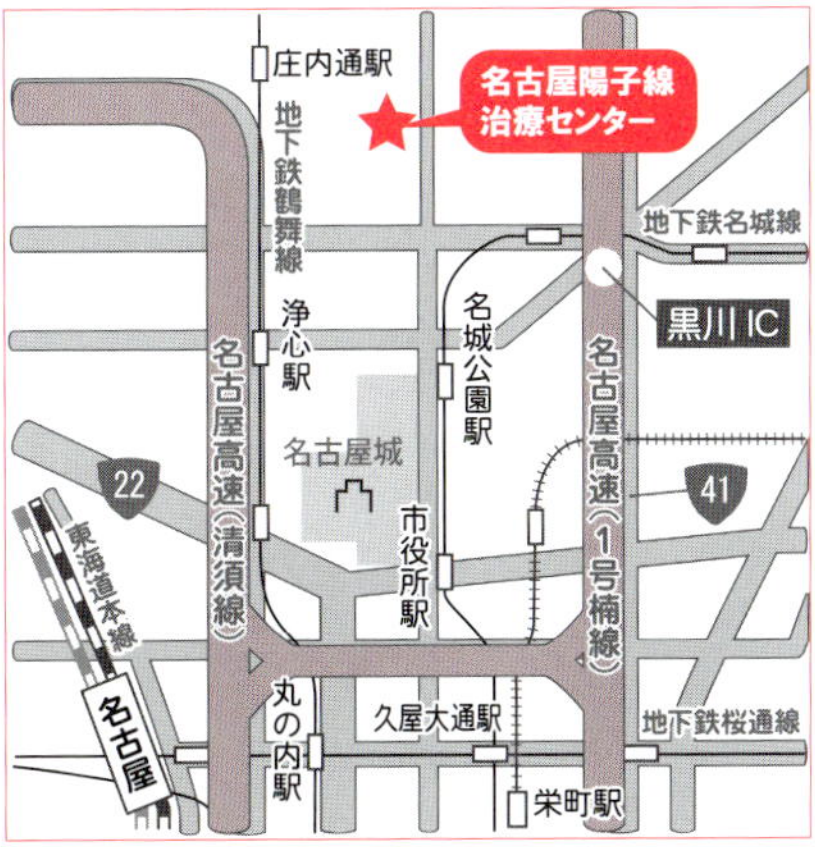

●アクセス
JR・近鉄・名鉄の各名古屋駅より
　バス▶市バス名駅15「西部医療センター」行き、「西部医療センター」下車／約30分
　タクシー／約15分
名古屋市営地下鉄・栄駅下車
　バス▶市バス栄11、「西部医療センター」下車／約25分
車▶名古屋高速道路「黒川」出口下車／約5分

●陽子線治療室数、照射方法

全3室（回転ガントリー:2室、水平・垂直:1室）、ブロードビーム法＋積層原体照射法

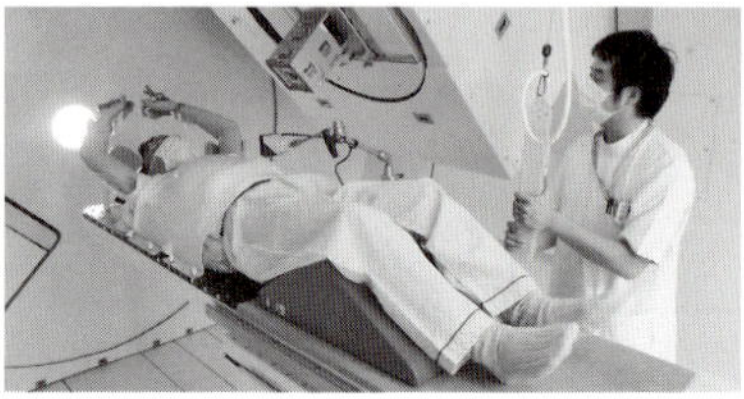

●照射前後の画像データ

肝臓がん

治療前　　治療後（2年後）

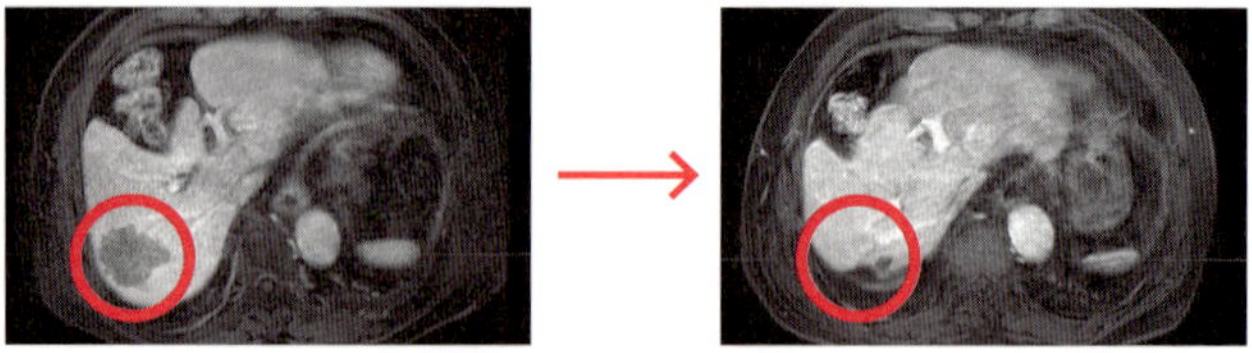

●治療費（保険適用外）について

陽子線治療にかかる治療費は照射回数により異なり、20回までは240万円、21～25回は250万円、26回以上は260万円です。

福井県内に1年以上お住まいの方に優遇制度があります。

①陽子線治療料（240～260万円）について、1治療あたり25万円を助成

②嶺南地域にお住まいの方に対する通院交通費の助成（通院1回当たり3,000円）

③治療資金を借り入れた方に対する利子補給（対象利率限度：年利率6%以内）

●施設の特徴

当センターは周囲の正常組織への照射線量を抑え、より病巣に集中し照射するために、世界初の試みとして、①CT位置決めシステムと②積層原体照射システムを導入しています。

①は前立腺がんを中心に、乳がんの臨床試験にも生かされ、②はとくに放射線に弱い臓器が複雑に散在する頭頸部（鼻や顔面、のど等）のがんを中心に行っています。

●治験・臨床研究中のがんについて

平成26年10月より、乳がんの臨床試験を開始しました。対象となる患者さんは、50歳以上の低リスクI期乳がん（腫瘍サイズは2cm以下）で、リンパ節転移がないなどの諸条件をすべて満たすこと。詳しくはHPをご覧ください。

乳がんの臨床試験：https://fph.pref.fukui.lg.jp/yosisen/y/clinical-trial/

●施設からのPR

総合病院にある陽子線治療施設という条件を生かし、他の診療科と協同し、抗がん剤を用いる化学療法や広範囲なX線照射などを併用して、治療効果を一層高める方法にも取り組んでいます。

平成27年7月に陽子線治療研究所を設置し、医師や医学物理士が中心となり、より照射精度の高い治療や患者さんの身体的負担軽減につながる研究を進めています。

●関係のある医療機関（セカンドオピニオン、診療科、治療受付クリニックなど）

福井県敦賀市以西の方にも治療の適否について診察等を受けられるよう、敦賀市内の市立敦賀病院（0770-22-3611）、国立病院機構敦賀医療センター（0770-25-1600）において、毎月第2・第4金曜日の午後（※予約制）、外来診察を行っています。

福井県立病院 陽子線がん治療センター

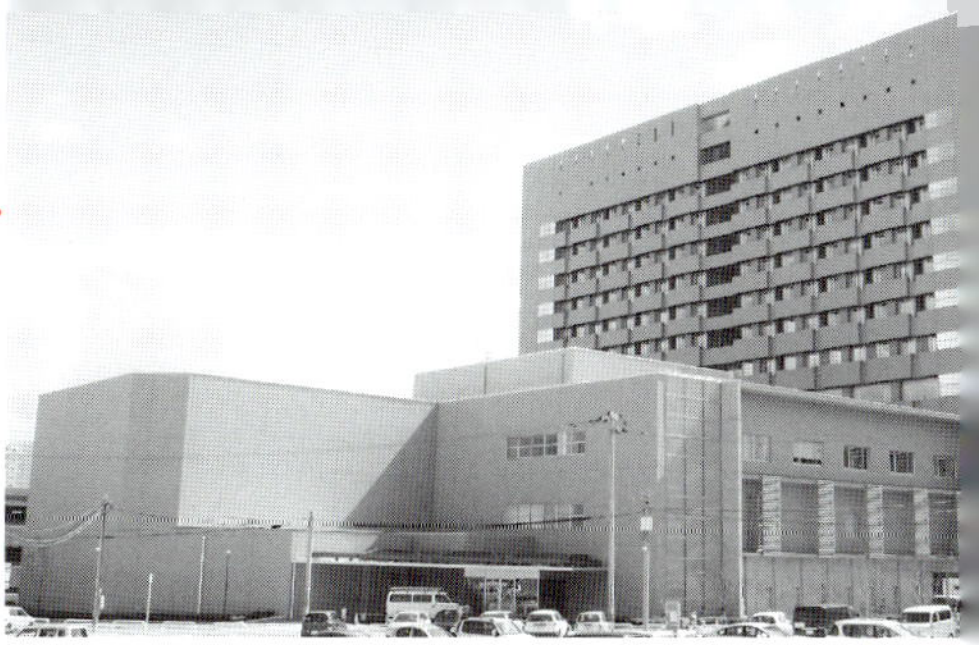

〒910-8526
福井県福井市四ッ井2-8-1
TEL 0776-57-2980、FAX 0776-57-2988
https://fph.pref.fukui.lg.jp/yosisen/

●受診の申込方法　主治医と相談のうえ、陽子線治療の適応判断に必要な検査を受けてください。検査後、主治医からセンターあてにチェックシート（HPからダウンロード）を送っていただき、折り返し陽子線治療の可否、診察予約日等を返信します。紹介状等を持参してセンターでも受診できます。また、陽子線治療に関するセカンドオピニオンにも対応しています。
・送り先：福井県立病院 陽子線がん治療センター
・FAX 0776-57-2987またはyoushisen@pref.fukui.lg.jp

●初診時に患者さんが持参するもの
- 主治医の診療情報提供書（紹介状）
- 画像診断のフイルム、CD-Rなど（PETやCT、MRI、レントゲン等）
- 組織標本（情報提供書に記載がある場合は不要）
- 各種検査結果（情報提供書に記載がある場合は不要）
- 健康保険証

●相談・質問等の問い合わせ
0776-57-2981、平日 8時30分～17時（土日祝日は除く）

●施設の治療開始年
平成23年3月

●治療担当医
センター長
玉村 裕保先生

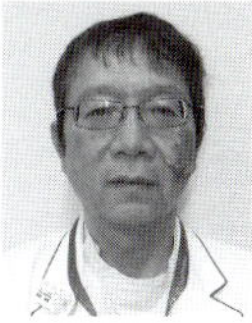

●治療実績データ（平成28年3月末現在）

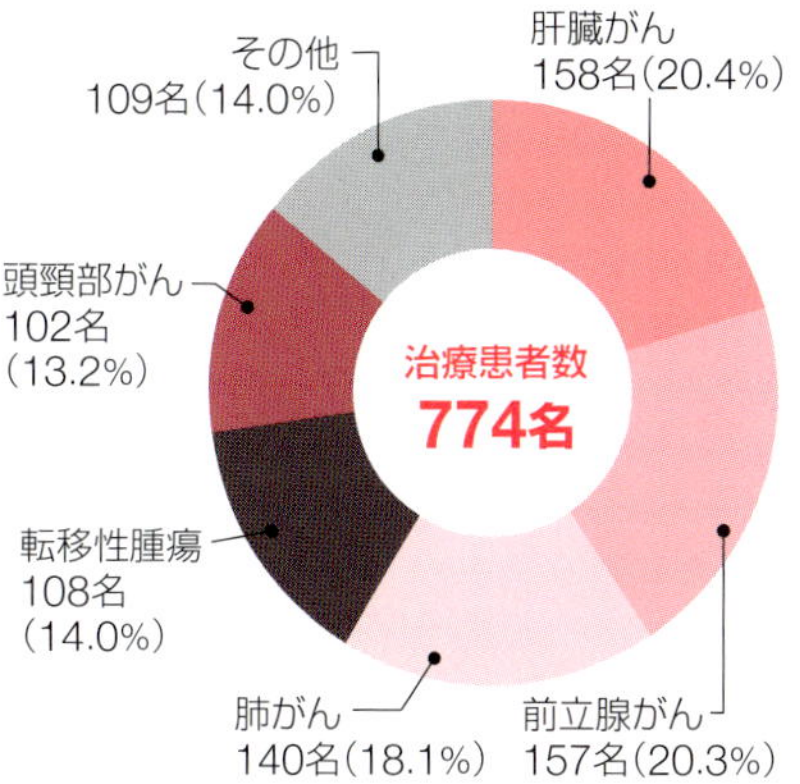

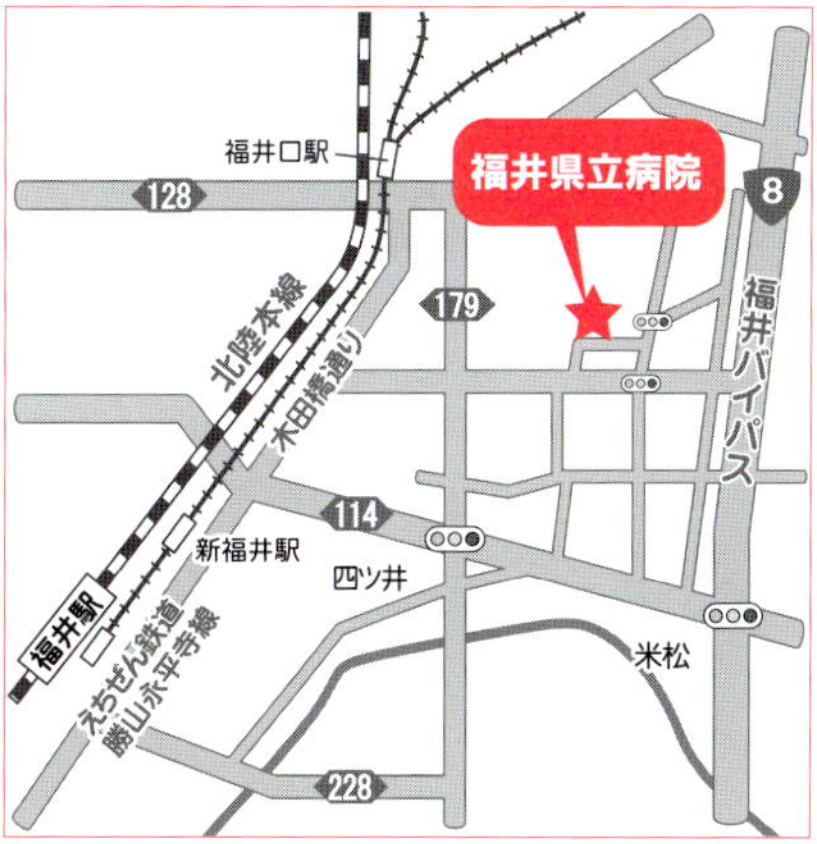

●アクセス
JR北陸本線・九頭竜線・福井駅から
バス▶県立病院線に乗車、「県立病院口」下車／約10分
タクシー／約10分
車▶北陸自動車道・福井ICまたは福井北ICから約10分

●治療（照射）室数、照射方法

全1室（回転ガントリー：1室）、ブロードビーム法、スポットスキャニング法（平成29年6月開始予定）、呼吸同期照射システム

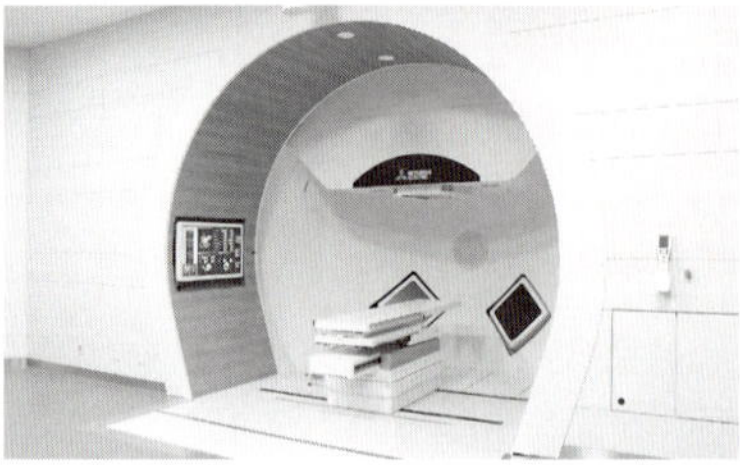

●照射前後の画像データ

治療開始直後のため、画像はありません。

●治療費（保険適用外）について

陽子線治療として288万3千円です。

●治験・臨床研究中のがんについて

治験・臨床研究が始まりましたらHP上などで順次お知らせいたします。

●施設の特徴

陽子線治療機器の導入は中国四国地方では初、総合病院では九州地方も含めて初です。総合病院のメリットとしてがんの性質や全身状態を見極め、手術や化学療法、放射線治療などを組み合わせた集学的治療を行います。また、高齢の患者さんには呼吸器や循環器の疾患、糖尿病など合併症をおもちの方も多くおられるため、専門の先生と連携をとりながら、がん以外の治療が疎かにならないように治療を進めることができます。

さらに共同運用をしている岡山大学病院には岡山県を中心に北は北海道から、南は沖縄まで、全国約250の関連病院がありますので、そのネットワークを活かすことで他県にお住まいの方も安心して治療が受けられます。

●施設からのPR

全国的にはあまり知られていませんが、津山市は、江戸時代後期から幕末、明治初期にかけて、内科医学のほか、さまざまな蘭学（洋学）を日本に紹介し近代日本の礎を築いた医人、偉人たちを多数輩出する「蘭学先進地」だったのです。

宇田川家や箕作家《みつくりけ》をはじめとして、進取の気質にあふれた医者・学者たちを育てた地、津山。時は流れ、今その津山で、日本の医学の最先端医療技術である“切らずに治すがん治療”「がん陽子線治療センター」が産声を上げました。

高齢化、人口減少などにより地方の医療環境はますます厳しさを増しますが、激動の時代に海外文化との懸け橋となり、日本の近代化に貢献した当地の先人たちのパイオニア精神を受け継ぎ、がんで苦しむ患者さんを一人でも多く救えるよう努めてまいります。

●関係のある医療機関（セカンドオピニオン、診療科、治療受付クリニックなど）

- 岡山大学病院 放射線治療・陽子線治療外来（岡山県岡山市）
- 津山中央記念病院（岡山県津山市）
- 津山中央クリニック（岡山県津山市）

岡山大学•津山中央病院共同運用 がん陽子線治療センター

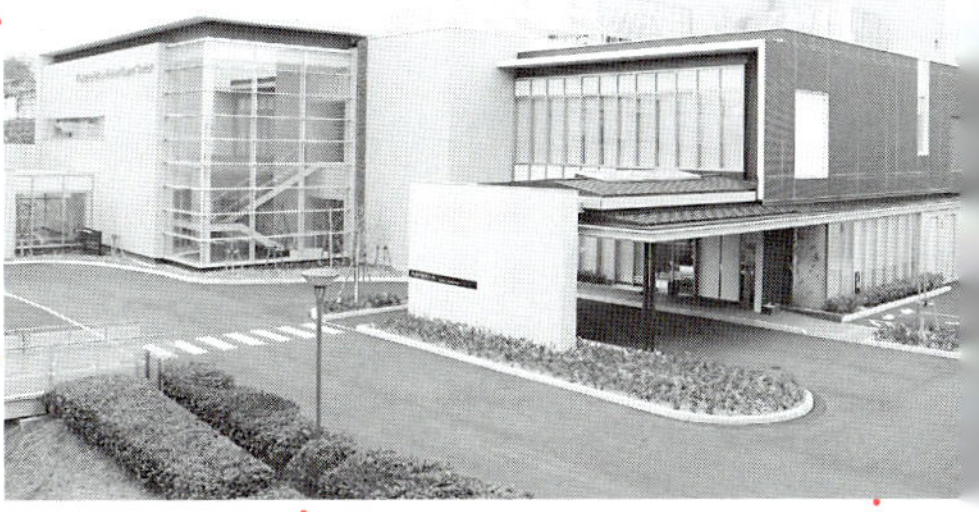

〒708-0841
岡山県津山市川崎1756
TEL 0868-21-8150、FAX 0868-21-8151
http://top.tch.or.jp/

●初診時に患者さんが持参するもの

- 診療情報提供書（紹介状）
- 服用中のお薬
- 保険証

●受診の申込方法　主治医にご相談のうえ、診療情報提供書（紹介状）とセンター指定の予約申込FAX用紙（HPからダウンロード）をお送りください。折り返し、センターから予約日時の連絡をいたします。FAX 0868-21-8151　平日8時30分～17時30分

- 岡山大学病院　放射線治療・陽子線治療外来の場合

　主治医にご相談のうえ、岡山大学病院　地域医療連携室へ岡山大学病院指定の予約申し込みFAX（HPからダウンロード）をお願いいたします。FAX 086-235-6761 平日 8時30分～16時

●施設の治療開始年

平成28年4月

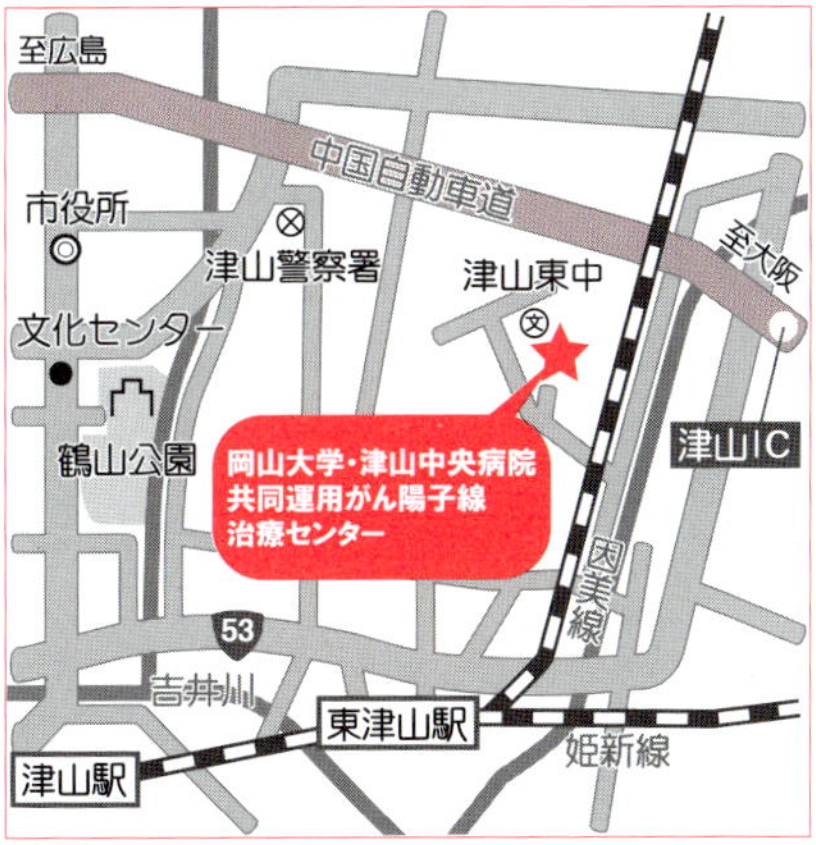

●相談・質問等の問い合わせ

陽子線治療外来（センター内）
TEL 0868-21-8150、FAX 0868-21-8151、平日 8時30分～17時30分

●治療担当医

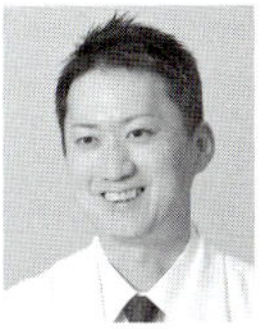

津山中央病院
放射線治療センター
副センター長
脇 隆博先生

●アクセス

JR津山線快速・津山駅で下車
　バス▶市内循環ーごんごバスで「津山中央病院」で下車（約20分）
　タクシーで約15分
車▶中国自動車道　津山ICから／約5分
　山陽自動車道岡山ICから岡山道経由中国自動車道津山ICまで／約1時間
　山陽自動車道広島ICから岡山道経由中国自動車道津山ICまで／約2時間30分

●治療実績データ

　治療開始直後のため、治療実績はありませんが、今後適時HPなどでご報告いたします。

●陽子線治療室数、照射方法

全3室（回転ガントリー：3室）

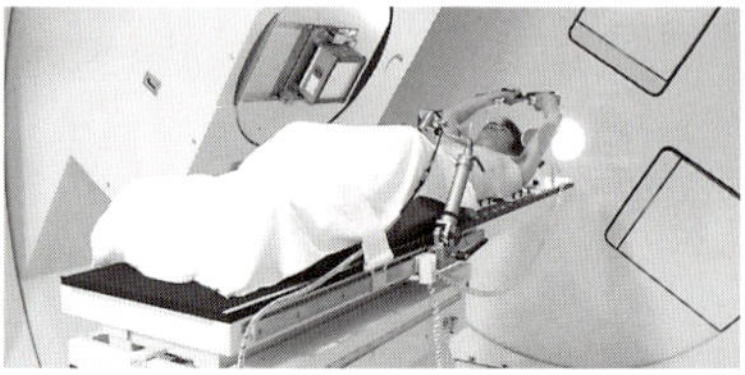

●照射前後の画像データ

頭頸部扁平上皮がん

治療前

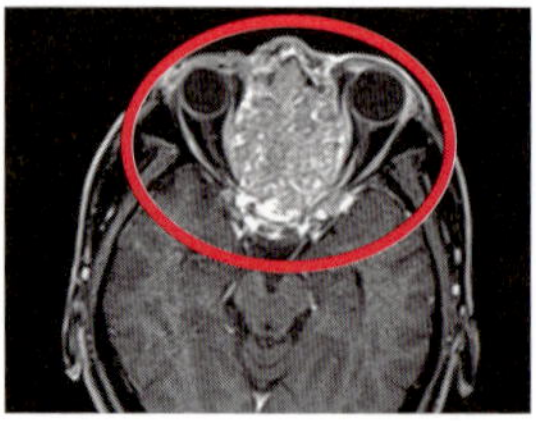

→

治療後（3カ月後）

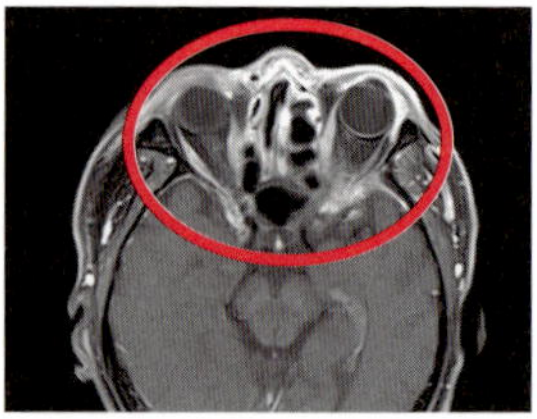

●治療費（保険適用外）について

陽子線治療技術料として288万3千円です。

鹿児島県では「粒子線がん治療費利子補給事業」が開始（平成23年4月より）。

対象者は患者本人（鹿児島県民）または家族等で、銀行などから治療費の借入の場合の利子を一部助成。対象借入金は、借入金のうち陽子線治療費相当分。

●治験・臨床研究中のがんについて

早期乳がんを対象とした、臨床研究を進めています。乳房は形が変わりやすく、呼吸などの影響でがんの位置が動いてしまうため、ピンポイントの照射が難しいのですが、当センターでは、乳房固定システムを独自に開発。平成28年5月末日、4名の患者さんに陽子線治療を行い、画像では確認できないほど、がんが小さくなっています。今後も研究を進めてまいります。

●施設の特徴

- 早期乳がんの治療を研究中です。
- 膵臓がん治療に関しては、治療実績が良好です。

●施設からのPR

当センターでは隣接する温泉施設「指宿ベイテラスHOTEL&SPA」に滞在しながら、治療を受けることができます。日本有数の温泉地・指宿の明るい陽光あふれた、リゾート施設で心身ともにリラックスしながら、がん治療が行えます。

●各地相談窓口

- メディポリス東京クリニック（東京都中央区）
- オフィス大阪（大阪府大阪市）
- 九州大学先端医療イノベーションセンター【陽子線治療相談窓口】（福岡県福岡市）
- 鹿児島大学病院【セカンドオピニオン外来】（鹿児島県鹿児島市）
- オフィス鹿児島（鹿児島県鹿児島市）
- オフィス宮崎（宮崎県宮崎市）
- オフィス福岡（福岡県福岡市）
- 粒子線医療上海相談センター（中国・上海）

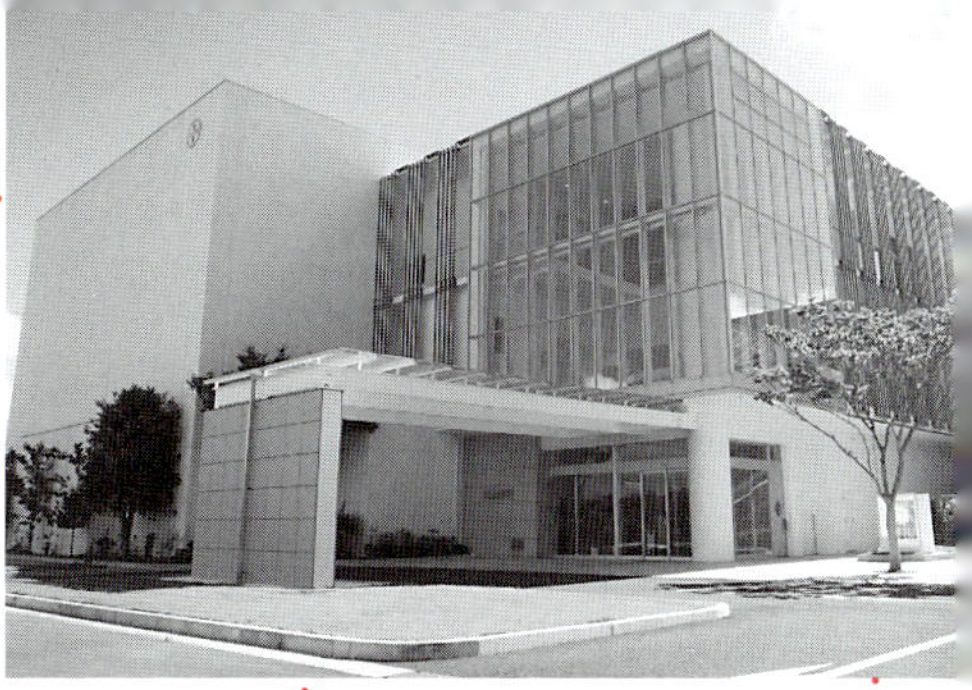

一般財団法人メディポリス医学研究財団　メディポリス国際陽子線治療センター

〒891-0304
鹿児島県指宿市東方5188番地
TEL 0993-23-5188、FAX 0993-24-3450
http://www.medipolis-ptrc.org

●受診の申込方法　主治医の先生に右記の「初診時に患者さんが持参するもの」を依頼した後、電話やFAX、疾患別のメールフォーム（上記HPお問合せページ）のいずれかで、最初のお問合せをお願いします（TEL 0993-24-3456、FAX 0993-24-3450）。

●初診時に患者さんが持参するもの

- 紹介状（診療情報提供書）
- 検査結果資料
- 画像検査データ
- 保険証

●施設の治療開始年

平成23年1月

●相談・質問等の問い合わせ

上記電話番号やFAX、メールフォームからお問合せください（平日:10時～16時）。

各地相談窓口（146ページ下参照）の連絡先はHPをご参照ください。

なお、セカンドオピニオンは完全予約制です。

●治療担当医

センター長
菱川 良夫先生

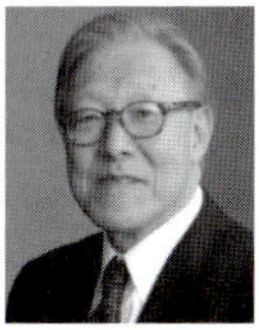

●治療実績データ（平成28年3月末現在）

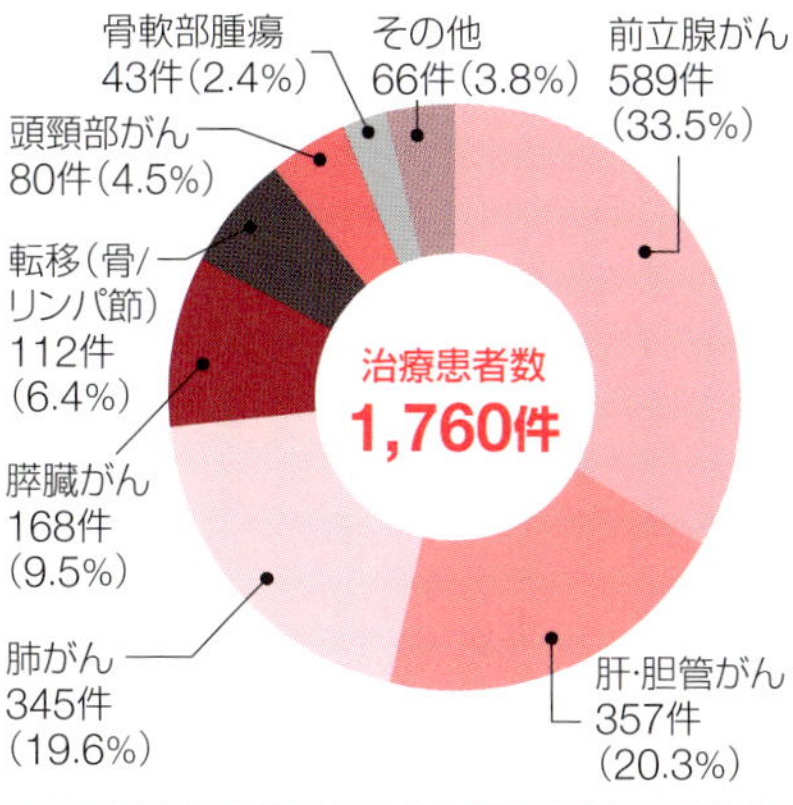

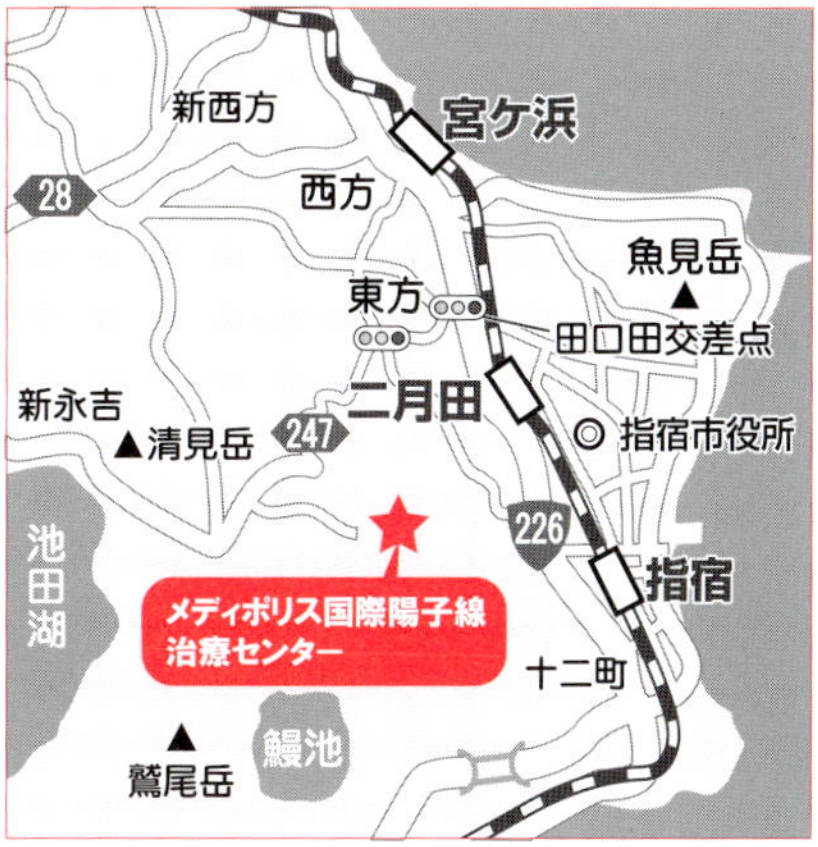

●アクセス　※ナビ等で検索は、東方4423番地。

JR指宿枕崎線・指宿駅下車
　バス▶無料のシャトルバスで「メディポリス指宿」下車／約35分
　タクシーで約20分
車▶鹿児島空港から九州自動車道・指宿スカイライン経由、池田湖畔左折でメディポリス指宿／約85分、鹿児島市内から約60分

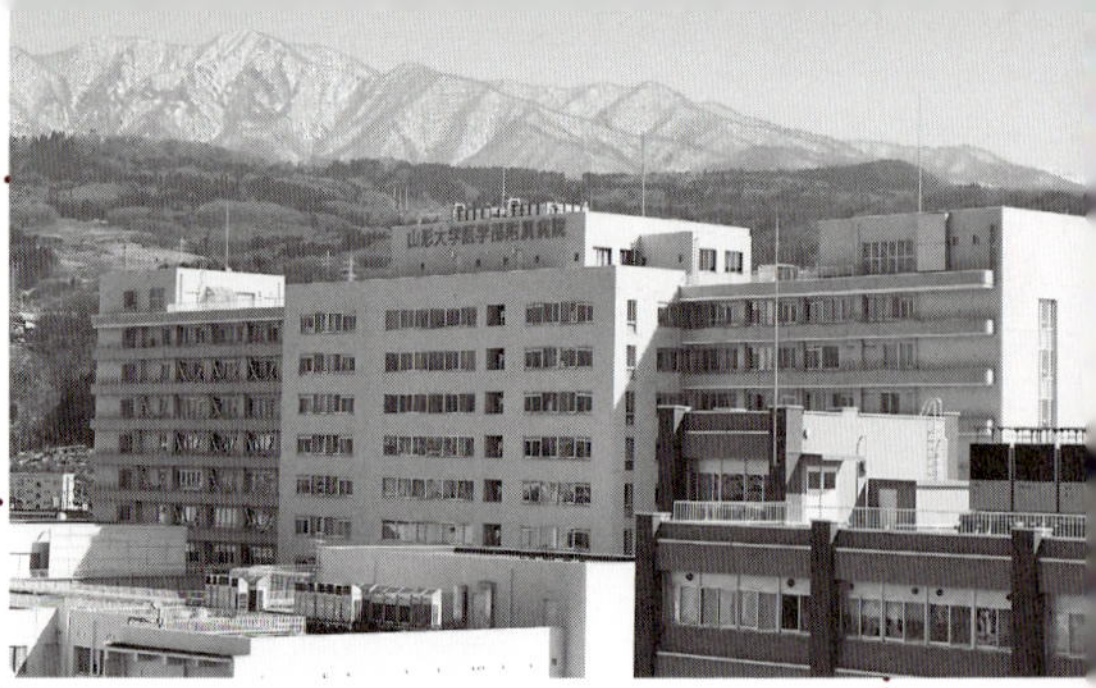

国立大学法人
山形大学医学部附属病院

〒990-9585
山形県山形市飯田西2-2-2
TEL 023-633-1122、FAX 023-628-5019
http://www1.id.yamagata-u.ac.jp/MIDINFO/nhpb/

●重粒子線治療室数、照射方法

全2室（回転ガントリー：1室、水平：1室）、ペンシルビームスキャニング法、呼吸同期照射システム

●施設の治療開始年月

平成31年度（予定）

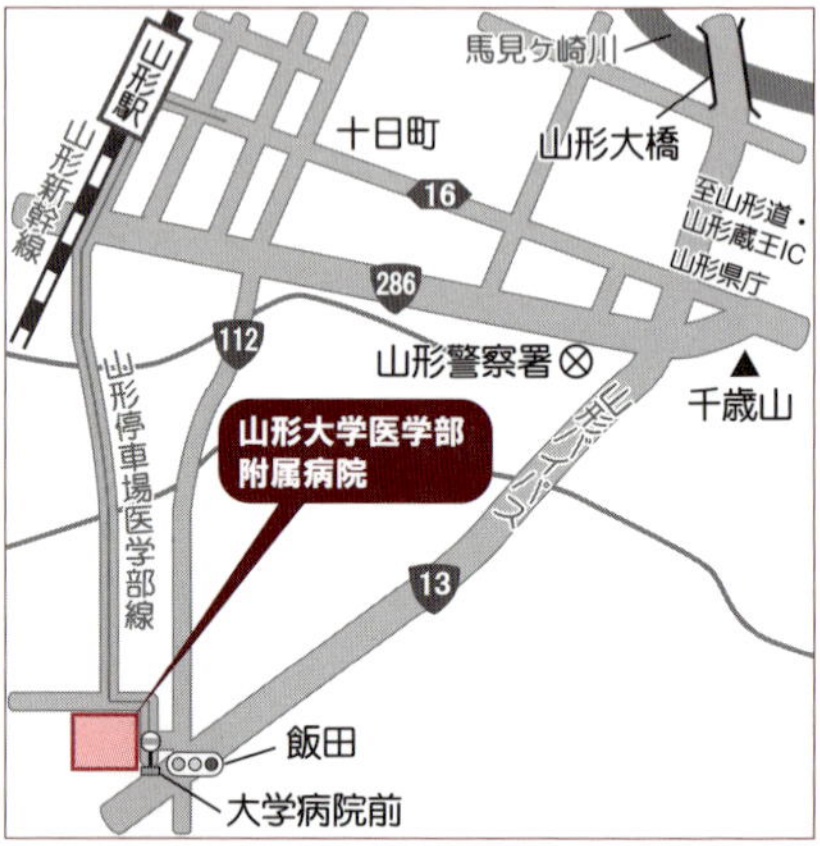

●アクセス

JR山形新幹線・奥羽本線・仙山線・左沢線 山形駅下車
バス▶山形交通・大学病院行きに乗車、「大学病院」で下車／約20分
タクシーで約20分
車▶東北中央自動車道・山形上山ICから約10分

●相談・質問等の問い合わせ

023-635-5100（時間外）、023-628-5500（テレフォンサービス）。がん相談（無料）023-628-5159　平日8時30分～17時

●施設の特徴

医学部附属病院と直結しており、高齢の患者さんや、障害・既往症のある患者さんも安心して重粒子線治療を受けていただけます。また、「集学的がん医療」を実践し、患者さんの症状に合せたオーダーメードの“がん医療”を提供いたします。重粒子線治療装置は最新のスキャニング照射方式による回転ガントリー治療室を備え、安全で効果の高い重粒子線治療を楽な姿勢で受けていただけます。

●施設からのPR

治療は長くて3週間程度の滞在となりますが、付近には蔵王温泉や山寺などの観光資源が豊富で、山形牛やそば、さくらんぼなどおいしい食べ物が数多くあり、治療以外の時間も充実して過ごしていただけます。

治療開始は平成31年度ですが、重粒子線治療のご相談は、東北地域の60病院と遠隔診療相談が可能となっており、遠方の方は最寄りの連携病院からの適用相談が可能です。

●関係のある医療機関（セカンドオピニオン、診療科、治療受付クリニックなど）

青森・弘前大学医学部附属病院、ほか10施設
秋田・秋田大学医学部附属病院、ほか8施設
岩手・岩手医科大学附属病院、ほか10施設
宮城・東北大学病院、ほか12施設
山形・山形大学医学部附属病院、ほか6施設
福島・福島県立医科大学附属病院、ほか8施設
千葉・放射線医学総合研究所病院

大阪国際重粒子線がん治療施設
（仮称）

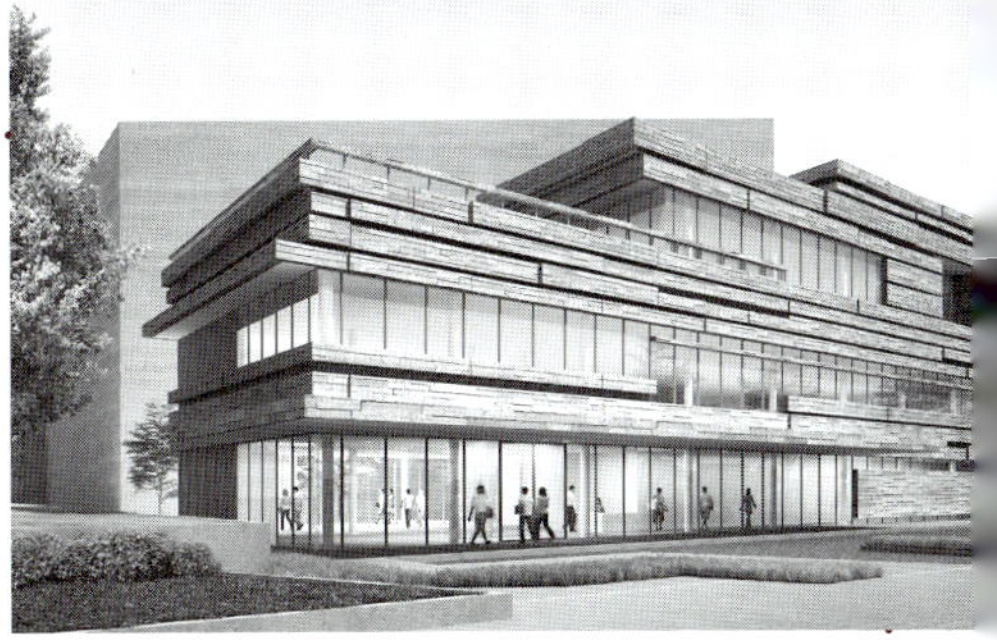

〒540-0008
大阪府大阪市中央区大手前3丁目3-8
TEL 06-6369-0094（仮）、FAX 未定
HPは作成中

●重粒子線治療室数、照射方法

全3室（水平・垂直：2室、水平・45度：1室）

- 高い治療精度の高速スキャニング照射を採用
- 動体追跡型呼吸同期システム、斜めX線撮像システム、呼吸同期システムを採用

●アクセス

地下鉄谷町線・中央線「谷町四丁目駅」下車、徒歩約6分
地下鉄谷町線・京阪線「天満橋駅」下車、徒歩約8分

●初診時に患者さんが持参するもの

- 紹介状（診療情報提供書）
- 検査結果資料　・画像検査データ
- 保険証

●施設の特徴

- 6関節ロボットアームとX線位置決めシステムを組み合わせた世界最小の最新鋭重粒子線治療装置
- 高い治療精度の高速スキャニング照射を採用し、不要な被ばくを低減し、最大の治療効果を実現
- 動体追跡型呼吸同期システムを採用し、呼吸による照射のずれを無くし、より高い治療精度を実現、さらに適応症例を拡大
- 大阪府立成人病センター（大阪国際がんセンターへ名称変更）と連携し、患者さまの状態に応じて最良の治療選択が可能
- 都心に位置し、勤務しながら通院治療が可能

●施設の治療開始年月

平成30年度（予定）

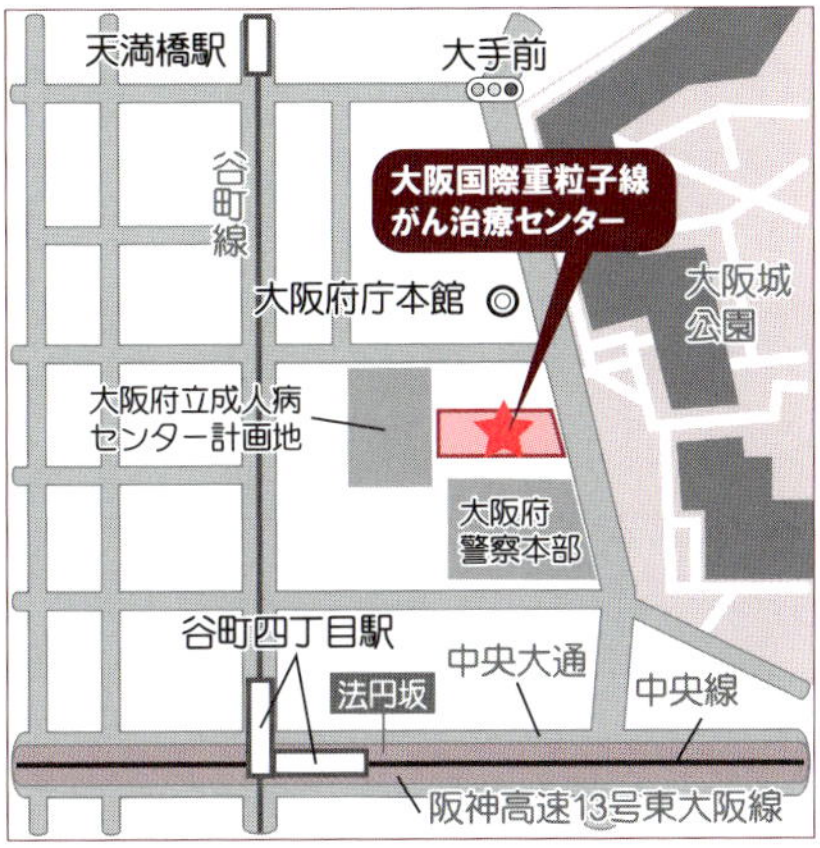

●施設からのPR

大阪府立成人病センター（大阪国際がんセンターへ名称変更）の建て替えに伴う本施設のプロジェクトは、最新鋭の重粒子線装置、経験豊富なスタッフ、都心という立地環境の三拍子がそろった事業で、全国で6番目の重粒子線治療施設となります。鉄筋コンクリート3階建て（延べ床面積約8,800㎡）を予定し、日立製作所製の最新鋭の照射装置を設置して、最先端のがん治療施設を通じ、社会に貢献してまいります。

●関係のある医療機関（セカンドオピニオン、診療科、治療受付クリニックなど）。

大阪大学医学部附属病院、大阪府立病院機構、ならびに大阪府立成人病センター。

社会医療法人禎心会

札幌禎心会病院 陽子線治療センター

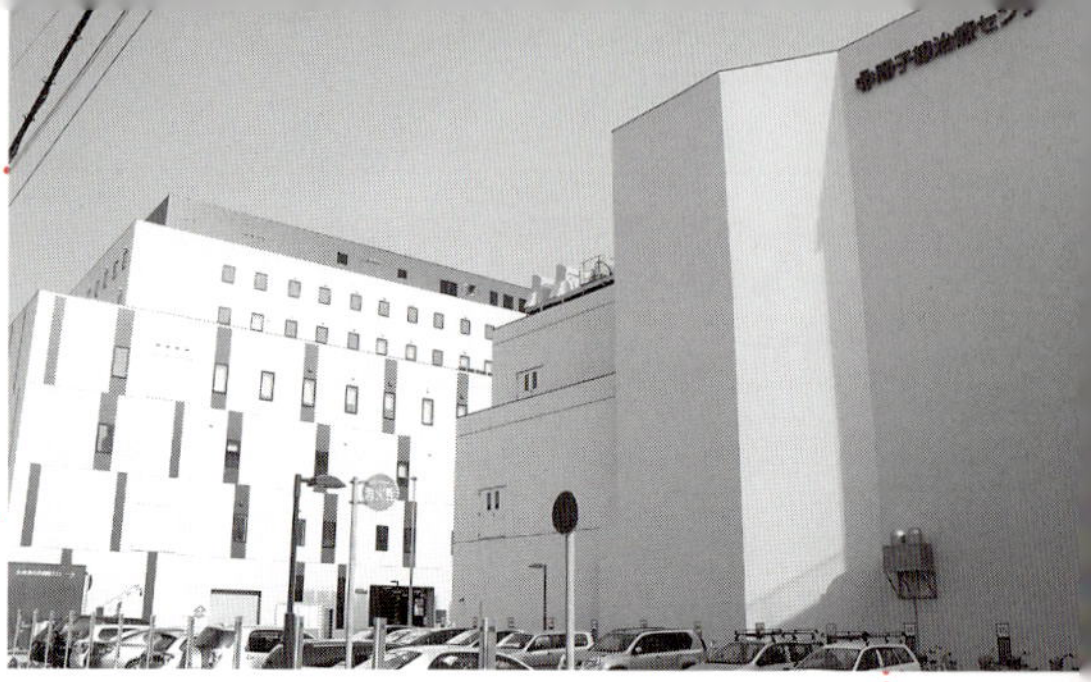

〒065-0033
北海道札幌市東区北33条東1丁目3-1
TEL 011-712-1131、FAX 011-751-0239
http://www.teishinkai.jp/thp/

●初診時に患者さんが持参するもの

- 診療情報提供書（紹介状）
- 病理レポート
- 検査画像
- 画像診断レポート（あれば）

●アクセス

地下鉄南北線・北34条駅下車、2番出口から徒歩5分
バス▶地下鉄東豊線・新道東駅から中央バス東76・東78乗車、札幌禎心会病院下車、中央バス・札幌ターミナルから02・22・28・33・36乗車、札幌禎心会病院下車　ほか
飛行機▶新千歳空港から中央バス・北24条・麻生行き乗車、札幌禎心会病院下車（所要時間約50分）
車▶札樽自動車道・札幌北IC各出口から約1分

●治療担当医

センター長
晴山 雅人先生

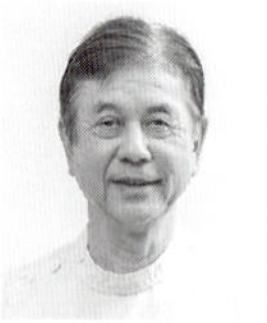

●施設の特徴

回転ガントリー照射装置1台（将来は2治療室）、サイクロトロンと上下に配置しています。実績と信頼性を有する拡大ビーム法（ワブラー法）と最先端の照射方法であるスキャニング照射法の両方を行います。同室のCT装置も含め3次元画像による高精度画像誘導システムを有し、画像誘導陽子線治療を重要視した治療を行います。

●施設の治療開始年月

平成28年秋以降治療開始（予定）

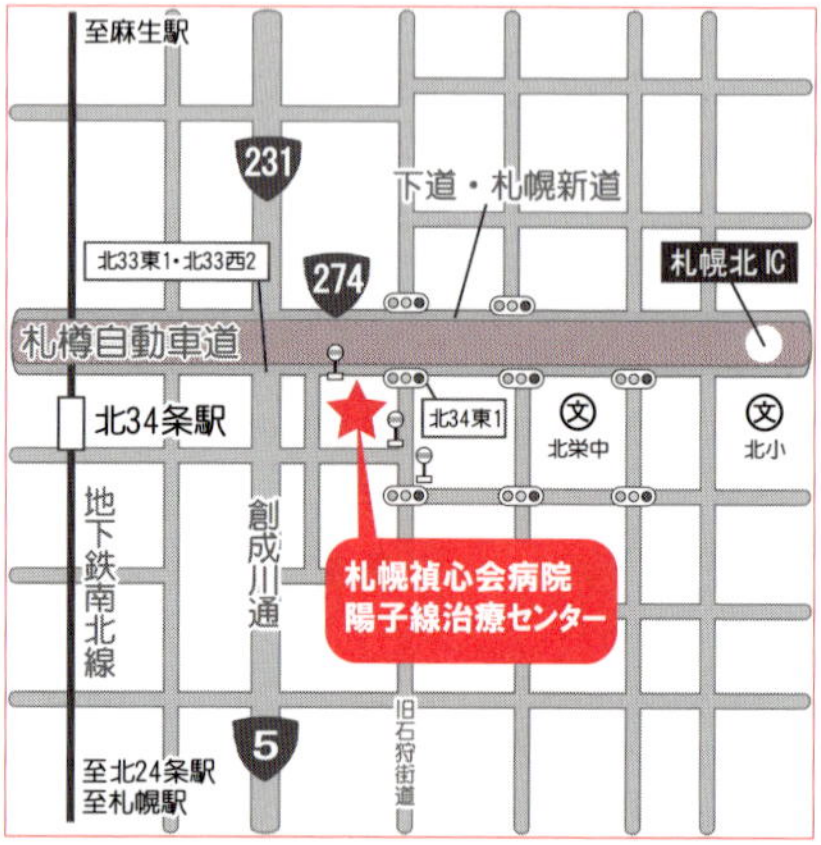

●施設からのPR

北海道民間初の陽子線治療センターです。同じ建物にIMRTやピンポイント治療などを行う高精度放射線治療装置を設置し、患者様にとって利便性の良い放射線治療施設となっています。治療開始は平成28年秋を予定し、頭頸部腫瘍、肝がん、膵臓がん、肺がん、前立腺がん、術後骨盤内リンパ節転移などを中心に治療を考えております。

●関係のある医療機関（セカンドオピニオン、診療科、治療受付クリニックなど）

- 札幌医科大学附属病院（北海道札幌市中央区）（予定）

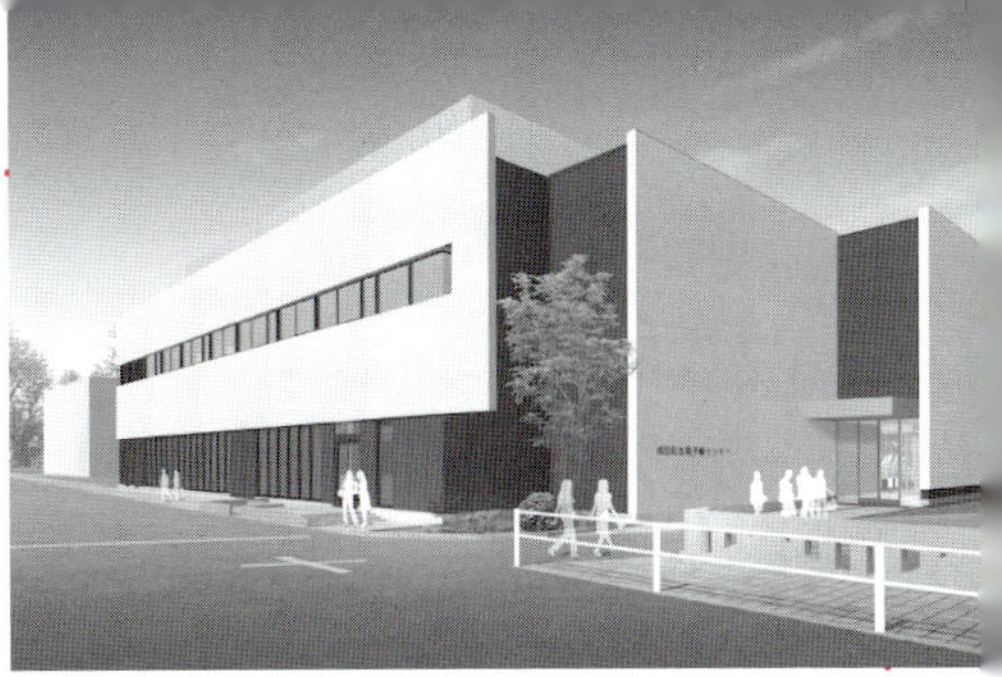

社会医療法人 明陽会

成田記念陽子線センター

〒441-8021
愛知県豊橋市白河町78
TEL 0532-33-0033（設立準備室）、FAX 0532-33-0023（同）
http://pro.meiyokai.or.jp/proton/

●陽子線治療室数、照射方法

全1室（回転ガントリー：１室）、ペンシルビームスキャニング法

●施設の治療開始年月

平成29年度開設（予定）

●相談・質問等の問い合わせ

0532-33-0033（設立準備室）、平日：9時～17時

●アクセス

JR東海（本線、新幹線、飯田線）・名古屋鉄道 豊橋駅下車、豊橋鉄道 新豊橋駅下車、豊橋駅西口（新幹線側）から徒歩3分
車▶東名高速道路　豊川I.Cから約30分

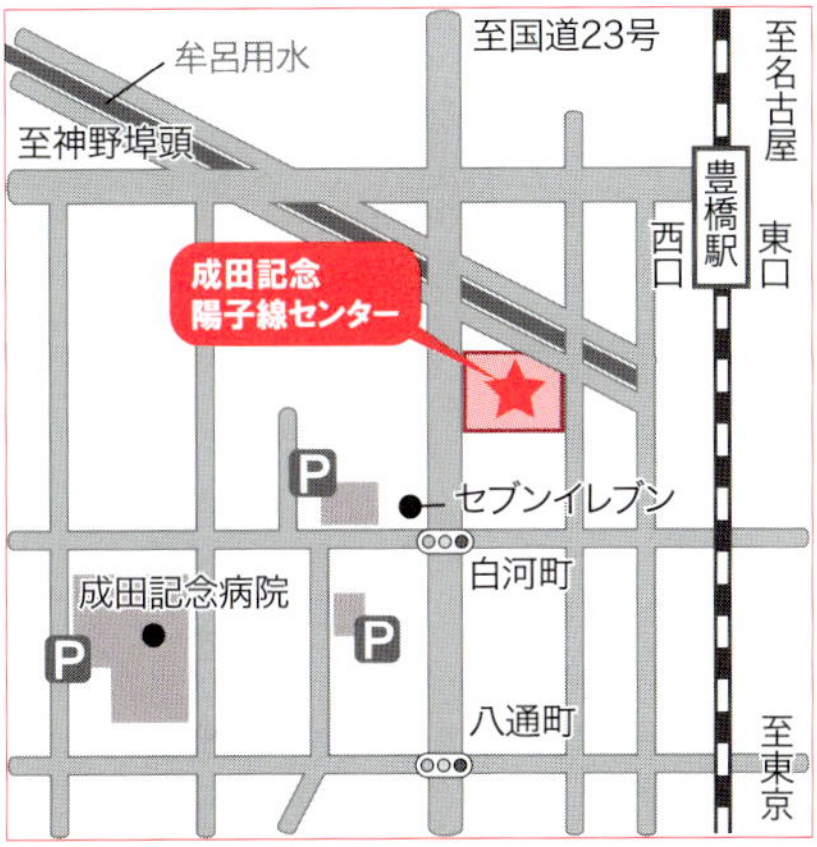

●施設の特徴

最新の技術（ペンシルビームスキャニング法）で複雑な形状の腫瘍でも正確に陽子線の照射を可能とし、正常組織へのダメージ・副作用を低減します。

JR豊橋駅新幹線口から徒歩3分で社会生活を重視した通院治療を可能とし、患者様には生活の環境を変えることがなく可能な限りストレスがない治療を目指します。

●施設からのPR

陽子線治療を希望される患者様には変わらぬ社会生活を重視した優しい先進の治療を提供できるよう、職員一同誠心誠意努めることをマニフェストとし地域医療に貢献したいと考えております。また本施設は、確実な治療成績と安定稼働を目的としており、世界に通じる陽子線治療と人材育成・教育にも力を注ぎたいと考えております。

●関係のある医療機関（セカンドオピニオン、診療科、治療受付クリニックなど）

- 成田記念病院（愛知県豊橋市）
- 名古屋市立大学 放射線医学教室（愛知県名古屋市）

京都府立医科大学永守記念最先端がん治療研究センター（仮称）

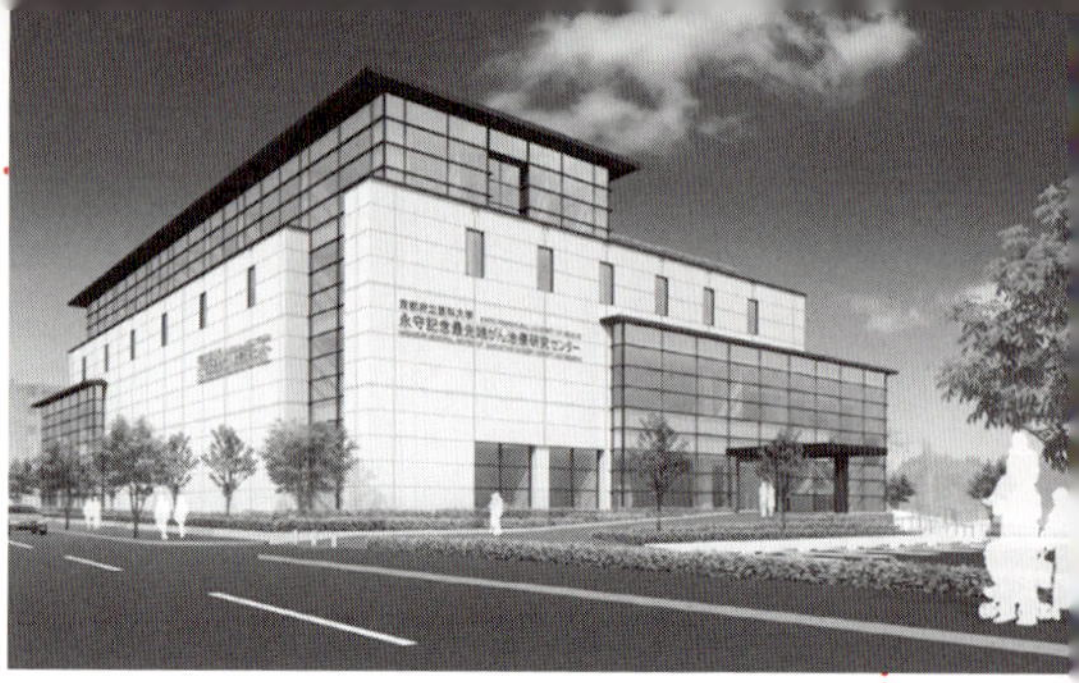

〒602-8566　京都府京都市上京区
河原町通広小路上ル梶井町465
TEL075-251-5111（病院代表）、FAX未定
http://www.kpu-m.ac.jp/

●陽子線治療室数、照射方法

全2室（回転ガントリー：2室）、スポットスキャニング照射技術と動体追跡照射技術

●施設の治療開始年月

平成30年度治療開始予定

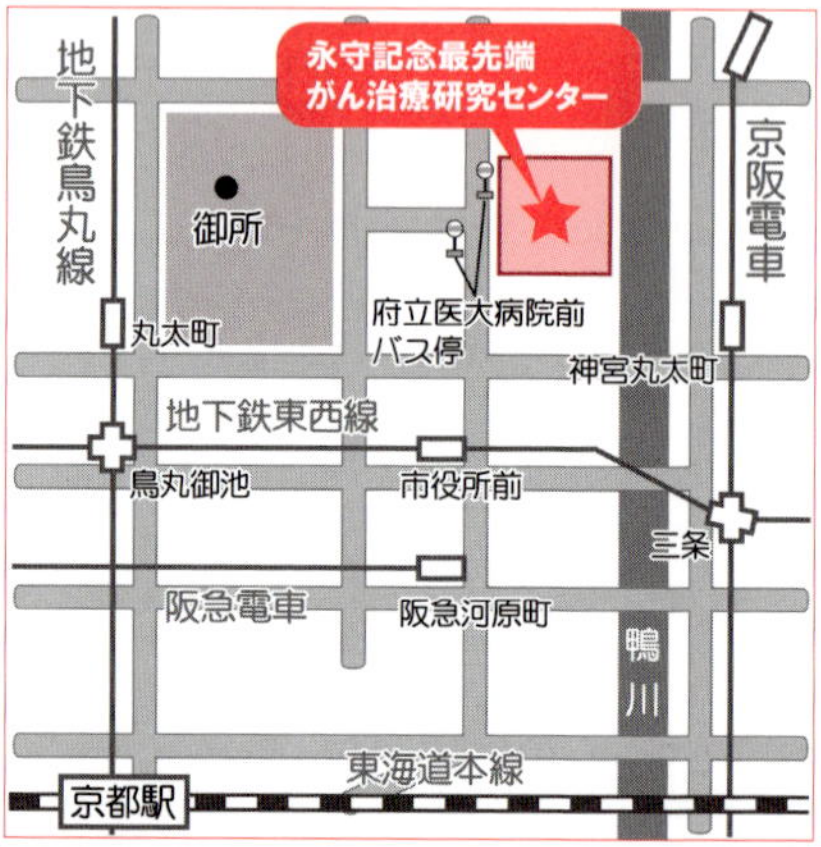

●アクセス

JR東海道本線・東海道新幹線・京都駅下車
バス▶市バス　4, 17, 205系統に乗車,「府立医大病院前」下車
阪急電鉄▶「河原町駅」から市バス 3, 4, 17, 205系統に乗車,「府立医大病院前」下車
京阪電鉄▶「三条京阪駅」から市バス37, 59系統に乗車,「府立医大病院前」下車
京都バス▶21, 23, 41, 43系統に乗車,「府立医大病院前」下車
京阪電鉄▶「神宮丸太町駅」下車，徒歩10分
京阪電鉄▶「出町柳駅」下車，徒歩15分

●施設の特徴

永守日本電産株式会社会長兼社長から、最先端がん治療研究施設および機器の寄附の申し出をいただき、平成29年11月完成・30年度治療開始を予定しています。

地下1階地上4階、鉄筋コンクリート造り、延べ床面積5,770.74m^{2}の施設に陽子線治療装置、高精度放射線治療装置、化学療法室、治療計画室、診察・処置室および共同研究室等を集約した建物になります。

●施設からのPR

京都府立医科大学永守記念最先端がん治療研究センターは、「がん」の種類や進行度に応じて、陽子線治療をはじめ、高精度放射線治療装置による放射線治療、化学療法、温熱療法など、さまざまな治療法を組み合わせることにより、患者さんにより高い治療効果のある治療法を提供できるセンターを開設予定です。

●関係のある医療機関（セカンドオピニオン、診療科、治療受付クリニックなど）

- 京都府立医科大学附属病院（京都府京都市）

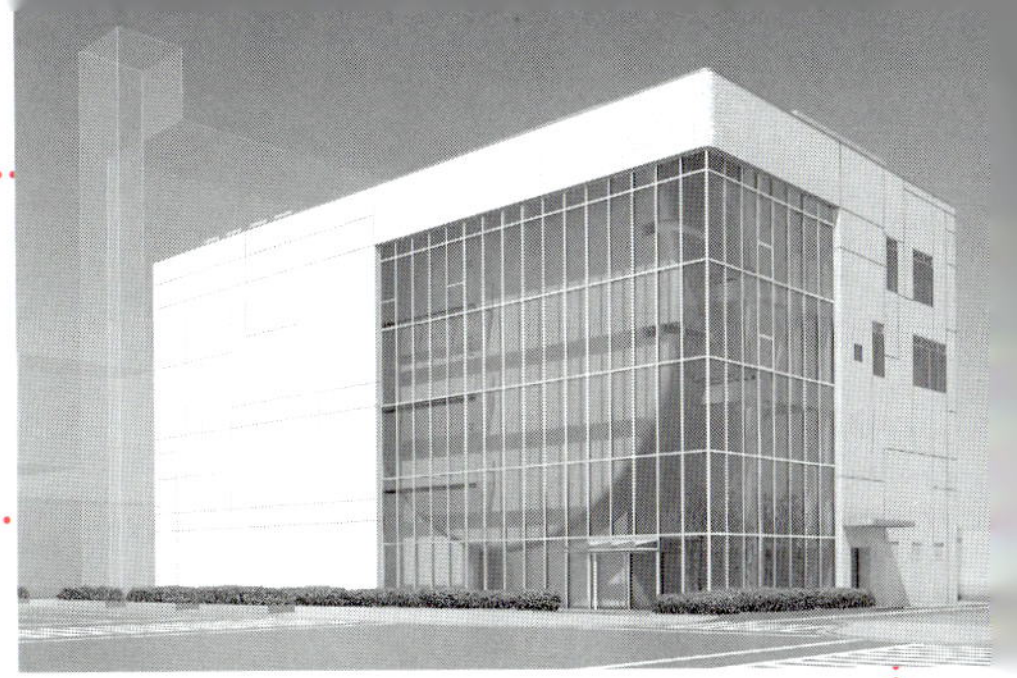

医療法人 伯鳳会

大阪陽子線クリニック（仮称）

〒554-0022
大阪府大阪市此花区春日出中1-27
TEL 06-6462-1888（大阪暁明館病院内 大阪陽子線クリニック準備室）、FAX未定
http://hakuho.jp/opc/

●陽子線治療室数、照射方法

全1室（回転ガントリー：1室）

補償フィルタおよびコリメータを用いた拡大ビーム法、ペンシルビームスキャニング法、呼吸同期照射可能（スキャニング法は開院後対応予定）

●施設の治療開始年月

平成29年夏治療開始（予定）

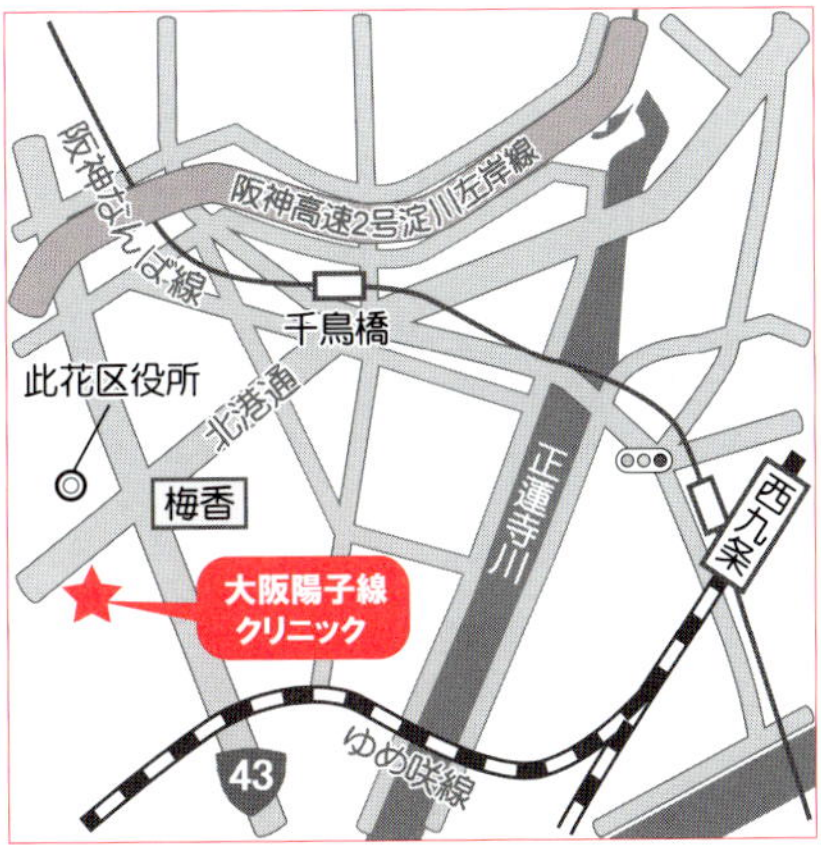

●アクセス

JR大阪環状線・ゆめ咲線西九条駅下車、徒歩約20分
阪神なんば線千鳥橋駅下車、徒歩約10分
バス▶大阪市営バス・西島車庫前行きに乗車、「此花区役所」下車、徒歩約2分

●初診時に患者さんが持参するもの

- 紹介状（診療情報提供書）
- 検査結果資料、画像検査データ等
- 保険証

●施設の特徴

ノンコプラナ照射（3次元的に任意の角度から照射を行う方法）に対応し、拡大ビーム法・積層原体法・スキャニング法が１つのノズルで対応できるユニバーサルノズルを採用しており、症例に合わせて適切な照射方法を選択してご提供いたします。

●施設からのPR

当施設は大阪初の粒子線治療施設で、最新の陽子線治療装置と強度変調放射線治療（IMRT）装置を備え、安全で適切な放射線治療をご提供いたします。

また、立地的に交通などの利便性もよく、陽子線治療を「がん治療の選択肢の一つ」として検討していただくことが可能となりました。

●関係のある医療機関（セカンドオピニオン、診療科、治療受付クリニックなど）

- 大阪暁明館病院（大阪府大阪市）粒子線治療外来
- 赤穂はくほう会病院・赤穂中央病院（兵庫県赤穂市）
- はくほう会セントラル病院（兵庫県尼崎市）

小児がんに重点を置いた新粒子線治療施設（仮称）

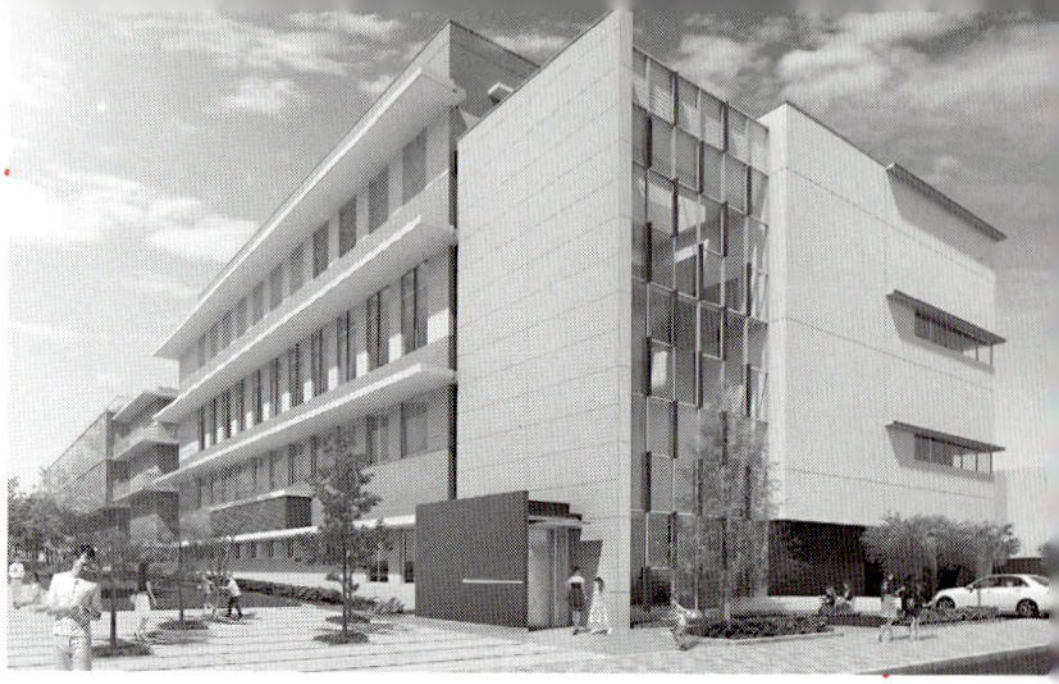

〒650-0047
兵庫県神戸市中央区港島南町1-6-8
TEL 未定、FAX 未定
http://web.pref.hyogo.lg.jp/bk01/ryushi_pamphlet.html

●陽子線治療室数、照射方法

全2室（回転ガントリー：2室）、ブロードビーム法、積層原体法、スポットスキャニング法

●相談・質問等の問い合わせ

078-362-3223（施設整備事業について）

●アクセス

ポートライナー北埠頭行きまたは中埠頭行きに乗車、「南公園」駅下車、徒歩5分。

ポートライナー神戸空港行きに乗車、「医療センター」駅下車、徒歩5分。

車▶神戸大橋を渡り、神戸空港方面へ。神戸ヘリポート手前を南公園方面へ左折し、南公園駅手前を右折、県立こども病院隣り。

●施設の特徴

- 小児がん拠点病院であり、全ての小児患者の窓口となる、兵庫県立こども病院と直結。
- 抗がん剤治療により免疫力の低下した小児患者に配慮し、小児患者と外来成人患者の動線を分離したゾーニング。小児の麻酔導入・回復室の整備。
- 成人患者に対して、神戸市立医療センター中央市民病院等、近隣の医療施設と連携し化学療法・手術等との組み合わせによる高度な治療を提供。

●施設の治療開始年月

平成29年度下期開院（予定）

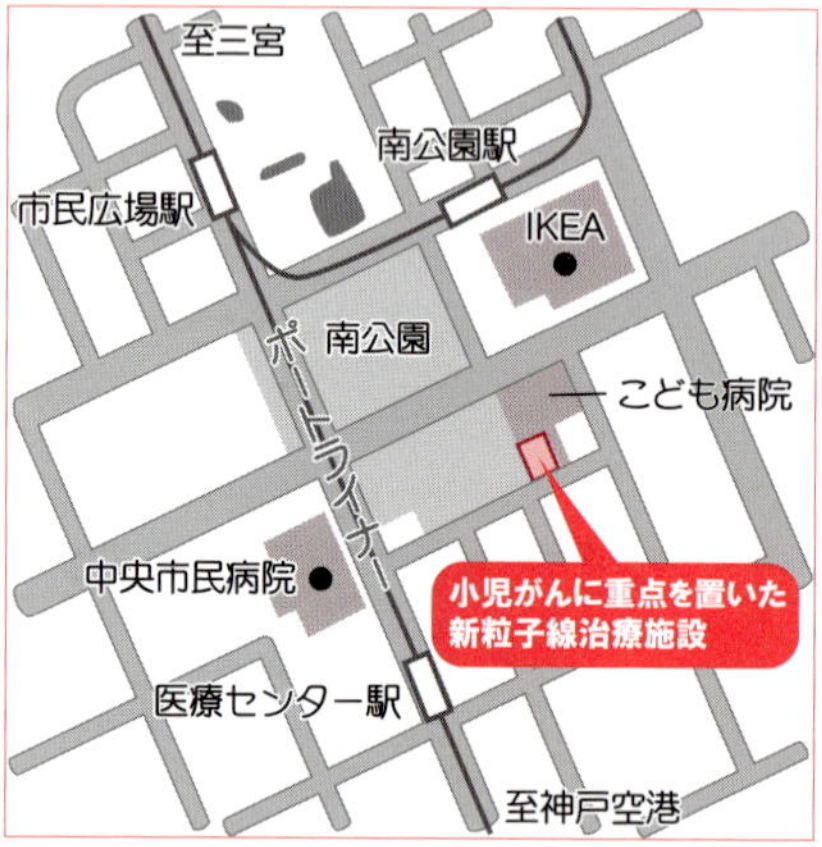

●施設からのPR

本施設は兵庫県立こども病院に隣接し、一体的に小児がんに対する陽子線治療を行う全国初の施設で、西日本では初めて小児がんに対する陽子線治療に取り組みます。

また、開設以来7,000例を超える治療実績を誇る兵庫県立粒子線医療センターと一体となり、成人患者に対しても高度な陽子線治療を提供します。

●関係のある医療機関（セカンドオピニオン、診療科、治療受付クリニックなど）

- 兵庫県立こども病院（兵庫県神戸市）
- 兵庫県立粒子線医療センター（兵庫県たつの市）
- 兵庫県立がんセンター（兵庫県明石市）

重粒子線治療、陽子線治療の疾患別統一治療方針

●重粒子線治療

（2016／1／14）

	疾患名	適応	照射方法	併用療法
1.頭頸部腫瘍	頭頸部非扁平上皮癌及び涙腺癌	頭頸部非扁平上皮癌及び涙腺癌	1日1回、週4回法 1）頭頸部非扁平上皮癌、総線量57.6−64.0Gy(RBE)/16回 2）涙腺癌、総線量52.8−55.2Gy(RBE)/12回	規定しない
	頭頸部悪性黒色腫(眼球を含む)	切除非適応及び手術拒否の頭頸部粘膜悪性黒色腫及び脈絡膜悪性黒色腫	1日1回、週4回法 1）粘膜悪性黒色腫、総線量57.6−64.0Gy(RBE)/16回 2）脈絡膜悪性黒色腫、総線量60.0−70.0Gy(RBE)/5回	粘膜悪性黒色腫ではDTICを含めた化学療法の併用を推奨する
	頭頸部扁平上皮癌	切除非適応の鼻副鼻腔、聴器原発の扁平上皮癌	1日1回、週4回法 ・頭頸部非扁平上皮癌、総線量57.6−64.0Gy(RBE)/16回	規定しない
2.肺・縦隔腫瘍	限局性肺癌	切除不能または手術拒否臨床病期Ⅰ期及びcT2b-3N0原発性肺癌	1）末梢型、1日1回 週4回照射法 ・cT1-T2aN0、総線量54.0−60.0Gy(RBE)/4回、50.0Gy(RBE)/1回、64.0−72.0Gy(RBE)/12回(線量制約で上記分割が困難な場合) ・cT2b-T3N0、総線量64.0−72.0Gy(RBE)/16回 2）中枢型 ・気管支壁外腫瘤形成型、1日1回週4回照射法、総線量68.4Gy(RBE)/12回 ・気管支壁内表層浸潤型、1日1回週3回照射法、総線量54.0Gy(RBE)/9回	併用療法に関する制約なし
	局所進行非小細胞肺癌	臨床病期Ⅱ、Ⅲ期の原発性非小細胞肺癌	1日1回 週4回照射法 総線量64−72Gy(RBE)/16回	肺癌診療ガイドラインに準じる
3.消化管腫瘍	局所進行食道癌	胸部食道扁平上皮癌	1）Ⅰ期根治照射 1日1回 週4回照射法、総線量48.0−50.4Gy(RBE)/12回 2）Ⅱ期及びⅢ期(術前照射) 1日1回 週4回照射法、総線量33.6Gy(RBE)/8回からの線量増加	
	局所再発性直腸癌	再手術非適応の直腸癌術後骨盤内再発	1日1回 週4回照射法 総線量73.6Gy(RBE)/16回	
	大腸癌術後骨盤内再発	再手術非適応の大腸癌術後骨盤内再発	1日1回 週4回照射法(病巣の部位大きさにより) 総線量70.4−73.6Gy(RBE)/16回 または総線量52.8−60.0Gy(RBE)/12回 または総線量48.0−56.0Gy(RBE)/8回	
4.肝胆膵腫瘍	肝細胞癌	既存の根治的治療が困難な肝細胞癌	1日1回 週4回照射法 1）末梢型、総線量48.0Gy(RBE)/2回または総線量60.0Gy(RBE)/4回 2）消化管近接型、総線量60.0Gy(RBE)/12回 3）肝門部型総線量52.8−60.0Gy(RBE)/12回	同時併用なし
	肝内胆管癌	切除不能または再発性肝内胆管癌	1日1回 週4回照射法 1）末梢型、総線量48.0Gy(RBE)/2回 総線量66.0Gy(RBE)/4回 2）消化管近接型、総線量60.0Gy(RBE)/12回 3）肝門部型、総線量52.8−60.0Gy(RBE)/12回	胆管癌診療ガイドラインに記載された標準化学療法
	切除可能膵癌(術前)	臨床病期Ⅰ、ⅡA、ⅡB期の切除可能膵癌	1日1回 週4回照射法 総線量36.8Gy(RBE)/8回	ガイドラインで推奨されている標準的な化学療法
	局所進行膵癌	他の根治的治療が適応困難な臨床病期Ⅰ、ⅡA、ⅡB、Ⅲ期原発性膵癌	1日1回 週4回照射法 総線量55.2Gy(RBE)/12回	ガイドラインで推奨されている標準的な化学療法

	疾患名	適応	照射方法	併用療法
5.泌尿器腫瘍	前立腺癌	病理学的に診断されたNOMO前立腺癌	1日1回 週4回照射法 総線量57.6Gy(RBE)/16回または総線量 51.6Gy(RBE)/12回	
	腎癌	生検または画像により診断された腎細胞癌	1日1回 週4回照射法 総線量66.0−72.0Gy(RBE)/12回	
6.乳腺・婦人科腫瘍	局所進行子宮頸癌	臨床病期(FIGO)Ⅱ−ⅣA期の子宮頸部腺癌または巨大(6cm以上)扁平上皮癌	1日1回 週4回照射法 1) 扁平上皮癌、総線量72.0Gy(RBE)/20回または腔内照射併用、総線量 73.2Gy(RBE) 2) 腺癌、総線量74.4Gy(RBE)/20回または腔内照射併用、総線量73.2Gy(RBE)	
	局所進行子宮体癌	合併症等で外科切除不能もしくは手術拒否症例の臨床病期Ⅰ−ⅣA期の原発性子宮体癌	1日1回 週4回照射法 総線量74.4Gy(RBE)/20回	原則重粒子線治療単独治療
	婦人科領域悪性黒色腫	限局性婦人科領域悪性黒色腫	1日1回 週4回照射法 総線量57.6−64.0Gy(RBE)/12回	原則併用しない
7.骨軟部腫瘍	頭蓋底腫瘍	切除非適応の頭蓋底腫瘍(脊索腫、軟骨肉腫、嗅神経芽細胞腫など)	1日1回 週4回照射法 総線量60.8Gy(RBE)/16回	規定しない
	骨軟部肉腫	骨軟部肉腫と病理学的に診断されたもので切除非適応と判断されたもの(頭蓋底・頭頸部原発を除く)	1日1回 週4回照射法(病巣の大きさ、部位により) 総線量64.0−70.4Gy(RBE)/16回または 総線量57.6−67.2Gy(RBE)/12回または 総線量48.0−56.0Gy(RBE)/8回	照射前2週までの化学療法併用は許容
	頭頸部骨軟部腫瘍	切除非適応の頭頸部骨軟部腫瘍	1日1回、週4回法　総線量70.4Gy(RBE)/16回	規定しない
8.転移性腫瘍	転移性肺腫瘍	少数転移性肺腫瘍(oligometastatic, 3個以下)	1日1回 週4回照射法 総線量60Gy(RBE)/4回または50Gy(RBE)/1回	
	転移性肝腫瘍	少数転移性肝腫瘍(oligometastatic, 3個以下)	1日1回 週4回照射法 総線量60.0Gy(RBE)/4回または 総線量60.0Gy(RBE)/12回	各疾患に対する標準化学療法に従い併用を許容
	転移性リンパ節	少数リンパ節転移	1日1回 週4回照射法 総線量48.0−55.2Gy(RBE)/12回または 57.6Gy(RBE)/16回	

●陽子線治療

(2016／1／14)

	疾患名	適応	照射方法	併用療法
1.脳脊髄腫瘍	神経膠腫	広範な播種のない神経膠腫	1) Low Grade Glioma、総線量54GyE/30回 2) High Grade Glioma、総線量60GyE/30回	外科的切除、化学療法
	神経膠芽腫	広範な播種のない神経膠芽腫	総線量60.0GyE/30回(一部をX線治療と併用も可) 総線量96.6GyE/56回(2回/日、浮腫領域50.4GyE/28回)	外科的切除、化学療法
	胚細胞腫瘍	胚細胞腫瘍(①ジャーミノーマ群、②中等度悪性群intermediate prognosis群、高度悪性群poor prognosis群)	発生部位と播種の有無により照射範囲を決定 総線量50.4−61.2GyE/28−34回、局所照射と全脳室照射と全脳全脊髄照射の組み合わせ(全脳室照射または全脳照射または全脳全脊髄照射23.4GyE/13回)	外科的切除、化学療法
	髄膜腫	切除困難または悪性、退形成性髄膜腫	1) Atypical, Anaplastic、総線量 61.6GyE/28回 2) benign、総線量 54GyE/30回	外科的切除
	下垂体腫瘍	切除困難または術後遺残、再発性下垂体腫瘍	総線量54.0GyE/30回	外科的切除
	頭蓋咽頭腫	切除困難または術後遺残、再発性頭蓋咽頭腫	総線量54.0GyE/30回	外科的切除
	髄芽腫	髄芽腫	50−59.4GyE/25−33回 (全脳全脊髄照射と局所照射)	外科的切除、化学療法
	上衣腫	上衣腫	1) 成人例 総線量60GyE/30回(Anaplastic ependymoma)、50.4GyE/28回(low grade ependymoma)	外科的切除、化学療法

	疾患名	適応	照射方法	併用療法
1. 脳脊髄腫瘍	上衣腫	上衣腫	2) 小児例(3歳以上) 59.4GyE/33回(Anaplastic pendymoma)、 50.4GyE/28回(low grade ependymoma) 3) 小児例(3歳未満) 54GyE/30回(Anaplastic ependymoma)、 50.4GyE/28回(low grade ependymoma)	外科的切除、 化学療法
	非定型奇形腫様/ラブドイド腫瘍	非定型奇形腫様/ラブドイド腫瘍	1) 3歳以上 総線量 54GyE/30回(全脳全脊髄照射または 局所照射36GyE/20回+局所照射18GyE/10回) 2) 3歳未満 総線量50.4GyE/28回(全脳全脊髄照射または 局所照射23.4GyE/13回+局所照射27GyE/15回)	化学療法
	原始神経外胚葉腫瘍	原始神経外胚葉腫瘍	局所総線量55.8GyE/31回 (全脳全脊髄照射または局所照射で36GyE/20回後に 局所照射19.8GyE/11回) 脊髄転移に対しては45GyE、馬尾に対して50.4GyE	化学療法
	その他の稀な脳腫瘍に対する陽子線治療	他の組織系に分類される脳腫瘍	複数の専門家が参加するキャンサーボードにおいて症例検討を行い、照射方法、線量、分割法を含めた治療方針を決定すること(年齢、腫瘍の病理、部位に応じて検討)	
2. 頭頸部腫瘍	鼻副鼻腔扁平上皮癌	X線による放射線治療でリスク臓器の線量低減が保持できない場合	1) 根治照射 ・70−74GyE/35−37回(通常分割法)* ・70.2Gy/26回(少分割法) 2) 術後照射 ・66GyE/33回(通常分割法)* *(予防照射はphoton併用可能)	化学療法併用、 手術
	頭頸部扁平上皮癌	X線による放射線治療でリスク臓器の線量低減が保持できない場合	1) 根治照射 ・70−74GyE/35−37回(通常分割法)* 2) 術後照射 ・66GyE/33回(通常分割法)* *(予防照射はphoton併用可能) 3) 再照射 ・60GyE/30回	化学療法併用、 手術
	頭頸部悪性黒色腫	非切除または完全切除できない頭頸部悪性黒色腫	1日1回 隔日照射(週3回法) 1) 根治照射、総線量60−60.8GyE/15−16回 2) 術後照射、総線量30GyE/5回	陽子線治療単独療法 術後照射
	嗅神経芽細胞腫	非切除または完全切除できない嗅神経芽細胞腫	1) 根治照射、総線量65−70.2GyE/26−32回 2) 術後照射、総線量66−70GyE/33−35回	化学療法併用、 術後照射
	腺様嚢胞癌	非切除または完全切除できない腺様嚢胞癌	1) 根治照射 ・総線量65−70.2GyE/26回 ・総線量70.4−74.8GyE/32−34回 2) 術後照射 ・総線量66−70GyE/33−35回	化学療法併用、 術後照射
	唾液腺腫瘍	高悪性度唾液腺腫瘍(リンパ節転移陽性, 予防照射あり)	1) 根治照射 ・総線量65−70.2GyE/26回 2) 術後照射およびX治療+陽子線治療ブースト ・総線量66−70GyE/33−35回	化学療法併用 (組織型による)、 術後照射
	頭頸部非扁平上皮癌	切除困難なその他の稀な頭頸部非扁平上皮癌	1) 根治照射 ・総線量65−70.2GyE/26回 ・総線量70.4−74.8GyE/32−34回 2) 術後照射 ・総線量66−70GyE/33−35回	化学療法併用、 術後照射
3. 肺・縦隔腫瘍	限局性肺癌	切除不能または手術拒否臨床病期Ⅰ期及びcT2b-3N0の原発性肺癌	1日1回 連日照射(週5回法) 1) 末梢型cT1-T2aN0、総線量66−70GyE/10回 2) 末梢型cT2b-T3N0、総線量66−70GyE/10回 または総線量80GyE/20回 3) 中枢型cT1a-T3N0、総線量80GyE/25回 または総線量72.6GyE/22回	

	疾患名	適応	照射方法	併用療法
3．肺・縦隔腫瘍	局所進行非小細胞肺癌	臨床病期Ⅱ－Ⅲ期の原発性非小細胞肺癌	1日1回 2GyE 連日照射（週5回法） ・総線量60－66Gy/30－33回 ・総線量70－74Gy/33－37回	肺癌診断ガイドラインに準じる
	縦隔腫瘍	切除困難な縦隔腫瘍	疾患に応じて、局所進行非小細胞肺癌の治療方針の範囲内の線量を用いる 1日1回 2GyE 連日照射（週5回法） ・総線量60－66Gy/30－33回 ・総線量70－74Gy/33－37	病状に応じてシスプラチンを中心とした化学療法
4．消化管腫瘍	局所進行食道癌	臨床病期Ⅰ－Ⅲ期の原発性食道癌	総線量60－70GyE/30－35回 （予防照射域36－40Gy/20回のX線併用可）	標準併用化学療法
	局所再発性直腸癌	再切除不能の直腸癌術後局所再発	1）消化管近接、総線量60－70GyE/30－35回 2）消化管非近接、総線量72－75GyE/18－25回	
5．肝胆膵腫瘍	肝細胞癌	他治療の適応困難な肝細胞癌	1）末梢型、66GyE/10回 2）肝門部型、72.6－76GyE/20－22回 3）消化管近接型、74－76GyE/37－38 回	
	肝内胆管癌	切除不能または再発性肝内胆管癌	1）肝門部型、72.6－76GyE/20－22回 2）消化管近接型、74－76GyE/37－38回	胆道癌診療ガイドラインに記載された標準化学療法
	胆道癌	切除不能または再発性胆管癌（肝門部、肝外の胆管癌）	1）肝門部－中部胆管、70.2－72.6GyE/22－26回 2）消化管近接、50－60GyE/25－30回	胆道癌診療ガイドラインに記載された標準化学療法
	局所進行膵癌	切除不能局所進行膵癌または再発性局所進行膵癌	・50－56GyE/25－28回（通常分割法） ・59.4GyE/33回（先進医療B検討中） ・60－67.5GyE/20－25回（同時ブースト法、先進医療B検討中）	膵癌診療ガイドラインに記載された標準化学療法
6．泌尿器腫瘍	前立腺癌	臨床病期T1c-T4bN0M0の原発性前立腺癌	1）74－78GyE/37－39回（通常分割法） 2）69－70GyE/28－30回（少分割法） 3）60－66GyE/20－22回（少分割法）	ホルモン療法 中リスク群（治療前・中：計6カ月） 高/超高リスク群（治療前・中・後：24ヵ月）
	膀胱癌	臨床病期Ⅱ－Ⅲ期の原発性膀胱癌	40－41.4GyE/20－23回の全膀胱照射に加えて、局所照射を下記の方法で加える 1）消化管近接、19.8－25.2GyE/10－14回（総線量59.8－66.6GyE/30－37回） 2）消化管非近接、33－36.6GyE/10－11回（総線量73－78GyE/30－34回）	化学療法（動注療法を含む）
	腎癌	医学的理由で切除不能なT1-4N0M0 原発性腎癌	1）内腹側 76－79.2GyE/20－24回 77GyE/35回 2）外背側 66GyE/10回	
	精巣腫瘍	傍大動脈・患側総腸骨動脈領域への照射を要する精巣腫瘍	1）StageⅠ、19.8－25.2GyE/10－14回 2）StageⅡA（LN径2cm未満：N1）、28.8－30.6GyE/15－17回 3）StageⅢA（LN径2cm以上5cm未満：N2）、36GyE/18－20回	高位精巣摘除術
7．乳腺・婦人科腫瘍	局所進行子宮頸癌、子宮体癌	腹部/骨盤照射の適応となる子宮頸癌、子宮体癌	1）総線量59.4GyE/33回（腫大リンパ節）、50.4GyE/28回（領域リンパ節）、1日1回 連日照射（週5回法）	
8．骨軟部腫瘍	脊索腫、軟骨肉腫	病理学的に診断され転移のない脊索腫、軟骨肉腫	1）重要臓器近接、63－70.4GyE/26－39回 2）重要臓器（非近接、70.4GyE/16回 ＊（2）は週4回法）	外科的切除を併用する場合もある

	疾患名	適応	照射方法	併用療法
8.骨軟部腫瘍	骨肉腫	病理学的に診断され 転移のない骨肉腫	1) 重要臓器近接、70.2−70.4GyE/26−32回 2) 重要臓器非近接、70.4GyE/16回 ＊(2)は週4回法)	外科的切除を併用する場合もある、化学療法
	他の稀な 骨軟部肉腫	病理学的に診断され転移のない骨軟部肉腫(及びそれに準じる疾患)	1) 重要臓器近接、65−80GyE/26−32回 (X線併用も可) 1) 重要臓器非近接、70.4GyE/16回 ＊(2)は週4回法)	外科的切除を併用する場合もある、化学療法(動注療法含む)
9.小児腫瘍	横紋筋肉腫	切除不能または術後照射が必要な横紋筋肉腫	1) 肉眼的な残存病変、総線量50.4GyE/28回 2) 顕微鏡的な残存、総線量41.4GyE/23回 3) 明かな残存なしの場合、総線量36.0GyE/20回 4) 再発、化学療法不応例、 総線量54.0−59.4GyE/28−33回	日本横紋筋肉研究グループ. Children's Oncology Groupのレジメン、外科的切除、化学療法
	神経芽腫	切除不能または術後照射が必要な神経芽腫	1) 肉眼的な残存病変, 総線量30.6GyE/17回 2) 肉眼的な残存なしの場合、骨転移巣、 総線量19.8GyE/11回 3) 再発、化学療法不応例, 総線量41.4GyE/23回	日本神経芽腫研究グループ. Children's Oncology Groupのレジメン、外科的切除、化学療法
	ユーイング 肉腫	切除不能または術後照射が必要なユーイング肉腫	1) 肉眼的な残存病変、 総線量54.0−55.8GyE/30−31回 2) 顕微鏡的な残存、 総線量45.0−50.4GyE/25−30回 3) 再発、化学療法不応例、 総線量59.4−61.2GyE/33−34回	Children's Oncology Groupのレジメン、外科的切除、化学療法
	網膜芽 細胞腫	切除不能または術後照射が必要な網膜芽細胞腫	1) 肉眼的な残存病変、 総線量45.0−50.4GyE/25−28回 2) 顕微鏡的残存、総線量39.6−45.0GyE/22−25回 3) 再発、化学療法不応例、総線量61.2GyE/34回	Children's Oncology Groupのレジメン、化学療法
	ウィルムス 腫瘍	切除不能または術後照射が必要なウィルムス腫瘍	1) 胸腹腔照射(予防照射)、 総線量10.8−12.6GyE/6−8回 2) 肉眼病巣、総線量19.8−21.6GyE/11−12回 3) 再発、転移、治療抵抗性例、 総線量30.6−41.4GyE/17−23回	日本ウィルムス腫瘍スタディのレジメン、外科的切除、化学療法
	悪性 リンパ腫	放射線治療が必要な小児悪性リンパ腫	1) 低悪性度リンパ腫：Indolent lymphomas、 総線量24−30.6GyE/12−17回 2) ホジキンリンパ腫：Favorable、 総線量20−21.6GyE/10−12回 3) ホジキンリンパ腫：Unfavorable、 総線量30−30.6GyE/15−17回 4) 高悪性度リンパ腫：Aggressive lymphomas CR例、 総線量30−30.6GyE/15−17回 5) 高悪性度リンパ腫：Aggressive lymphomas PR例、 総線量40−41.4GyE/20−23回	化学療法
	その他のきわめて稀な小児腫瘍	陽子線治療により晩期有害事象や2次癌のリスクが軽減されると予想される場合	複数の専門家が参加するキャンサーボードにおいて症例検討を行い、照射方法、線量、分割法を含めた治療方針を決定すること	
	小児転移性 腫瘍	陽子線治療により晩期有害事象や2次癌のリスクが軽減されると予想される転移性小児腫瘍	複数の専門家が参加するキャンサーボードにおいて症例検討を行い、照射方法、線量、分割法を含めた治療方針を決定すること	
10.転移性腫瘍	転移性 肺腫瘍	少数転移性肺腫瘍 (oligometastatic、 3個以下)	1) 末梢型、総線量64GyE/8回 2) 中枢型、総線量72.6GyE/22回 安全性の観点から原発性肺癌の照射方法は利用可	
	転移性 肝腫瘍	少数転移性肝腫瘍 (oligometastatic、 3個以下)	1) 末梢型、総線量64GyE/8回 2) 中枢型、総線量72.6GyE/22回 安全性の観点から原発性肝癌の照射方法は利用可	各疾患に対する標準化学療法に従い併用
	転移性 リンパ節	少数リンパ節転移	1日1回、連日照射(週5回法) 1) 再発、治療抵抗性、 ・総線量64GyE/8回 ・総線量72.6GyE/22回 2) 重要臓器近接、総線量50−70GyE/25−35回	

厚生労働省 第38回先進医療会議 資料および公益社団法人 日本放射線腫瘍学会 ウェブサイト資料より http://www.jastro.or.jp

[編集協力]

辻 比呂志

国立研究開発法人 量子科学技術研究開発機構 臨床研究クラスタ

重粒子線治療研究部 部長

櫻井 英幸

筑波大学医学医療系 放射線腫瘍学教授

筑波大学附属病院 副病院長、陽子線治療センター 部長

重粒子線治療・陽子線治療
完全ガイドブック

平成28年7月27日　第1刷発行

編　　著　研友企画出版 出版企画部
編集協力　辻 比呂志、櫻井 英幸
発 行 者　東島俊一
発 行 所　**株式会社 法 研**
〒104－8104　東京都中央区銀座1－10－1
電話03（3562）7671（販売）
http://www.sociohealth.co.jp
編集・制作　**株式会社 研友企画出版**
〒104－0061　東京都中央区銀座1－9－19
法研銀座ビル
電話03（5159）3722（出版企画部）
印刷・製本　研友社印刷株式会社　0123

ISBN 978-4-86513-268-7　定価はカバーに表示してあります。